KB195769

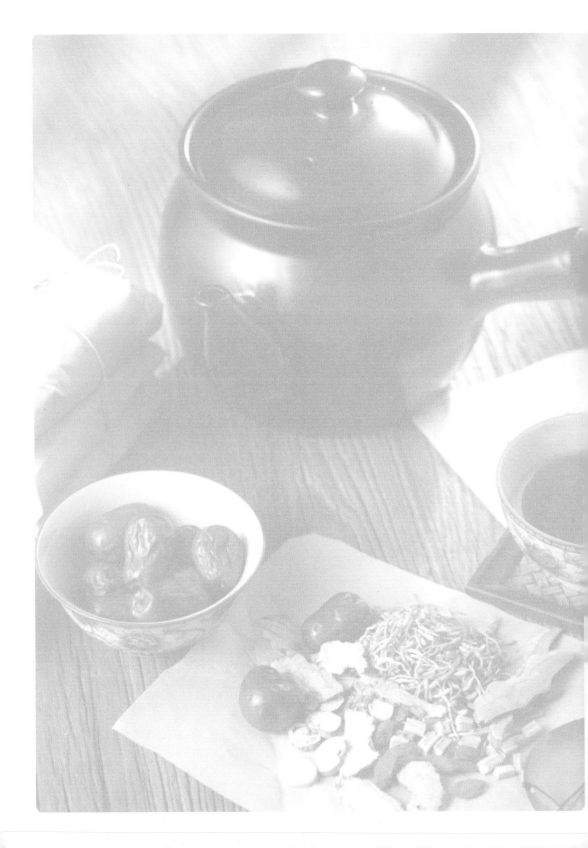

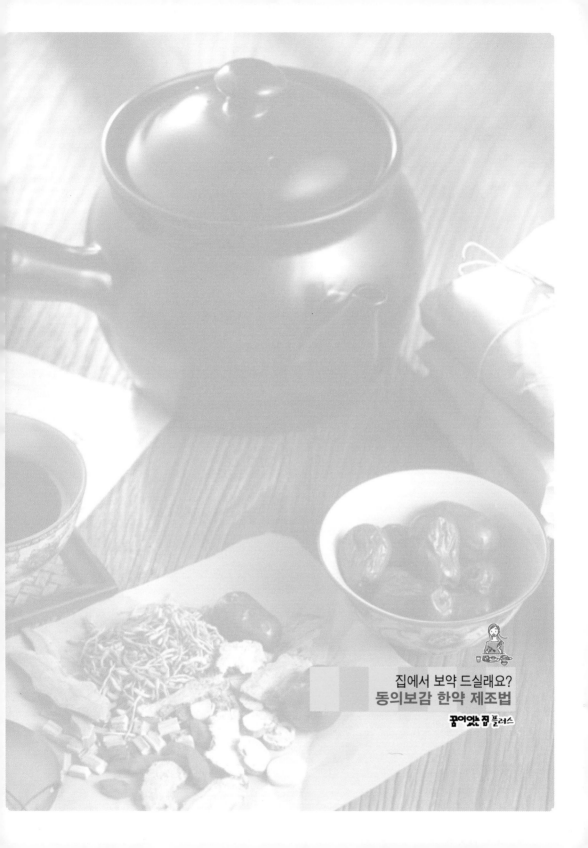

집에서 보약 드실래요?
동의보감 한약 제조법

꿈이있는집플러스

2,169 가지 약초 약재로 만든

동의보감 한약 제조법

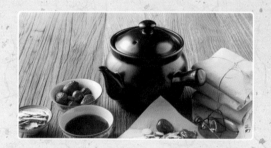

2,169 가지 약초 약재로 만드는
동의보감 한약 조제법

초판 1쇄 인쇄 - 2024년 12월 11일
저 자 - 허준
편 저 - 동의보감 약초사랑
편집 제작 - 행복을만드는세상
발행처 - 꿈이있는집플러스
발행인 - 이영달
출판등록 - 제2018-14호
서울시 도봉구 해등로 12길 44 (205-1214)
마켓팅부 - 경기도 파주시 탄현면 금산리 345-10(고려물류)
전화 - 02) 902-2073
Fax - 02) 902-2074
E-mail : bookdream@naver.com

ISBN 979-11-93706-07-7 (03510)

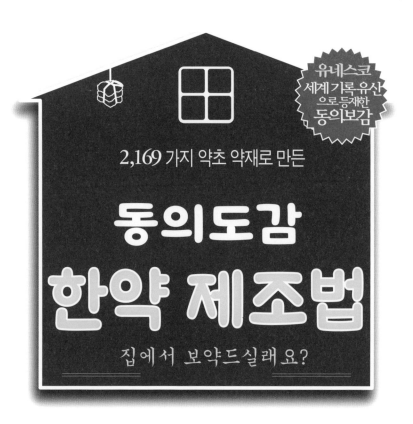

유네스코
세계 기록 유산
으로 등재한
동의보감

2,169 가지 약초 약재로 만든

동의도감
한약 제조법

집에서 보약드실래요?

꿈이있는 집 플러스

프롤로그

 동의보감은 구암 허준(1539~1615)이 자신의 평생 경험과 임상시험을 바탕으로 조선과
중국의 의학서, 치료법 등을 집대성해 1610년 펴낸 역작이다. 의학적 측면에서는 물론 역
사적, 문화적, 서지학적 등 여러 분야에서 그 가치와 의미를 인정받아 국보로 지정돼 있
다. 지난 2009년에는 인류사적 기록물로 유네스코 세계기록유산으로 등재됐다.
 동의보감은 임금의 건강을 돌보던 어의 출신인 허준이 조선 실정에 적합한 의학서를 지
향하며 1610년 완성하여 1613년에 왕실 의료기관 내의원에서 최초로 간행했다. 총 25권
25책이다. 내과학인 내경편, 외형편 4편, 유행병, 곽란, 부인병, 소아병을 다룬 잡병편 11
편, 탕액편 3편, 침구편 1편과 목차편 2편으로 되어 있고, 각 병마다 처방을 풀이한 체제
정연한 서적이다. 각 항목에 병증과 처방의 실질적인 것만을 빠짐없이 선택, 수록하였을
뿐만 아니라, 그 출전이 밝혀져 있기 때문에 각 병증에 대한 고금의 치방을 일목요연하게
파악할 수 있게 하였고, 그 밖에도 속방을 기재하였다.
 이 책은 조선 시대에 이미 중국과 일본에도 소개되었고, 현재까지 한국 최고의 한방 의
서로 인정받고 있다. 중세 동양 최고의 의서 중 하나로 국외에도 명저로 소개되었고 수 차
례 번역된 바 있다.
 동의보감은 중국에서 30여 회, 일본에서는 2회 재판 간행을 하였고 한국에서뿐만 아니
라 중국과 베트남을 비롯한 여러 아시아 나라에서도 계속 재출판되고 있으며, 일부는 각
국의 언어로 번역될 계획이다. 1897년에는 미국의 랜디스(Dr. Landis) 박사에 의해 일부 영
어 번역본으로 서양에 소개되었다. 따라서 동의보감은 의사와 학자들이 질병을 다스리거
나 현대의 연구 개발을 시행하는 데 전통적이고 체계화된 의학 정보를 제공함으로써 의
학 발달을 위한 초석 역할을 하였다.

동의보감 탕약서례

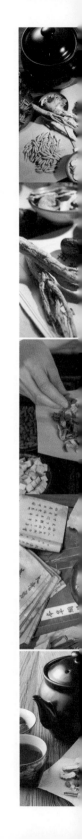

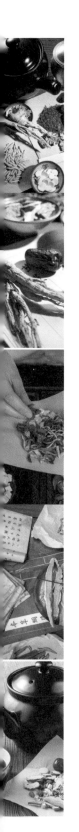

Chapter 4
거담제
가래를 삭여 치료하는 약

Chapter 5
온리약
체내의 한기를 풀어주어 몸을 따뜻하게 해주는 약

Chapter 6
이기약
기의 흐름을 잘 다스려 주는 약

Chapter 7
이혈제
어혈을 풀어주어 혈액을 잘 돌게 하여 지혈작용을 하는 약

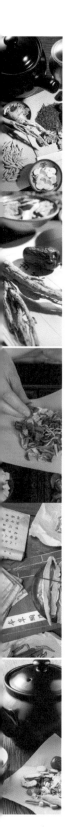

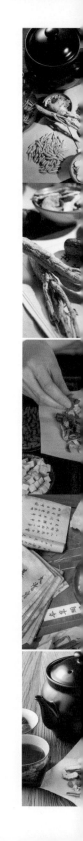

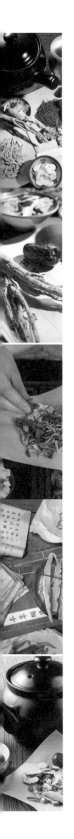

Chapter 18
구충약
체내 기생충병을 치료하는 약

부록

이어서 보는
한약용어 사전 · 351-374

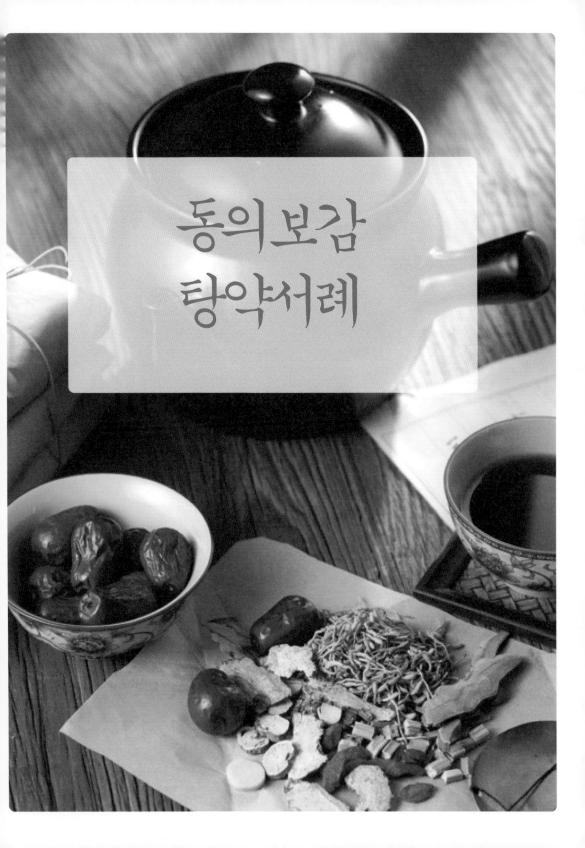

동의보감
탕약서례

약초을 채취하는 방법

　약을 캐는 시기는 대체로 음력 2월과 8월이다. 이때 채취하는 이유는 다음과 같다. 이른 봄에는 뿌리에 있는 약물이 오르려고는 하나 아직 가지와 잎으로는 퍼지지 않고 제대로 다 있기 때문이다. 그리고 가을에는 가지와 잎이 마르고 약물이 다 아래로 내려오기 때문이다. 실지 체험한 바에 의하면 봄에는 될수록 일찍 캐는 것이 좋고 가을에는 될수록 늦게 캐는 것이 좋다. 꽃, 열매, 줄기, 잎은 각각 그것이 성숙되는 시기에 따는 것이 좋다. 절기가 일찍 오고 늦게 오는 때가 있으므로 반드시 음력 2월이나 8월에 국한되어 채취하지 않아도 된다. [본초]

　약초는 사용 부위에 따라서 채취 적기는 각각 다르며 구분하면 다음과 같다.

껍질의 채취

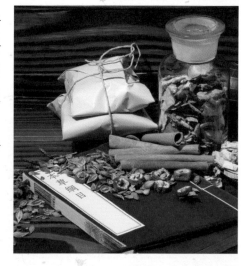

　껍질의 채취는 식물에 따라서 다르다. 대개는 목질부에서 분리하기 쉬운 5~7월경이나 혹은 발아 및 개화 후에 하는데 이때가 식물의 장액이 비교적 많고 약효도 충분할 뿐만 아니라 껍질이 잘 부서진다.

　합환피, 오가피, 황백, 해동피, 화피, 저근백피, 상백피, 지골피, 목단피, 백선피, 고련피 등이다.

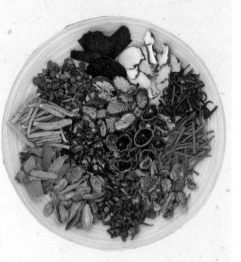

잎의 채취 방법

잎의 채취 시기는 꽃이 피기 시작하거나 활짝 피었을 때가 좋다. 이때가 식물이 완전히 성장하고 잎도 가장 건실하기 때문이다.

소엽, 곽향, 상엽, 박하, 다엽, 죽엽 등이다.

꽃의 채취

꽃의 채취 시기는 일반적으로 완전히 피지 않은 봉오리나 혹은 활짝 핀 무렵이며 떨어지기 전에 채취 하여야 한다.

금은화, 신이화, 괴화, 홍화, 갈화, 완화 등이다.

전초의 채취 방법

전초는 꽃필 무렵이나 완전히 핀 다음 채취하여야 좋으며 방법에 있어서 지면에서 근접한 경부를 자르거나 혹은 뿌리째 뽑아서 사용하며 이물질이 없도록 깨끗이 씻는다.

박하, 형개, 용아초, 포공영, 익모초 등이다.

종자와 과일의 채취

이는 보통 종자가 완전히 익었을 때 채취 하는 것이 좋지만 탱자는 지실처럼 몇몇은 미숙된 상태나 어린것이 좋은 것도 있다. 동일한 과수에서 익은 것을 채취함이 좋으나 성

숙되면 자연 낙과하는 경우도 있어 미성숙과를 채취하는 경우도 있고 어떤 것은 즙이
많아 손상되기 쉬우므로 새벽이나 저녁에 채취 함이 좋다.

근경(뿌리)의 채취

보통 가을에 지상물이 마르기 전으로 시작 후 봄에 새싹이 나기 전에 채취한다. 특히 2
년생 근경의 초본인 경우는 봄철 줄기가 피기 전에 채취하고 노후한 근경은 채취하지
않는다.

남성, 사삼, 길경, 하수오, 작약, 당귀, 천궁, 백지, 강활, 지유, 현삼, 현호색 등이다.

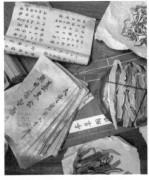
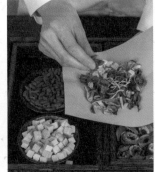
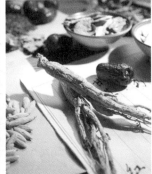

약초를 건조하는 방법

약제를 건조시켜 가공하는 방법도 여러 가지이며 간략히 설명하면 다음과 같다.

양건법

직사광선을 이용하여 온도와 옥외의 기류를 이용하여 건조하는 방법으로 과실류, 택사, 강활, 작약, 백두구, 계피, 석류피, 감초 등 무수히 많다.

음건법

일광 없이 통풍과 온도에 의하여 건조하는 방법으로 방향성 약제나 잎, 꽃은 양건하면 향기가 휘발하고 색상도 버리므로 약효의 손실이 적은 음건을 이용한다.
금은화, 곽향, 박하, 자소엽, 등이 꽃과 잎은 거의 모두다.

증건법

증기에 쪄서 말리는 것으로 대개 전분 함량이 많은 경우에 사용 한다.
버섯, 여정실, 남정실, 목천료, 충영, 등도 벌레가 생기는 것을 미리 방지하기 위하여 증건한다.

탕건법

삶아서 사용하는 경우이며 약제는 증건법과 비슷하다.

화건법

화력을 이용하여 볶아서 건조 시키거나 태워서 가루 내어 쓰는 경우를 말한다.

이 외에도 순백색으로 제조코자 하면 석회분을 발라서 건조 시키는 방법 등 다양하다.

약초의 저장방법

일반 가정에서 약제를 저장함은 매우 드문 일이나 대략 1년이 되면 그 약효는 서서히 상실되어 통상의 유효기간은 3년으로 본다. 이와 반대로 6진양약이라 하여 오래두어 좋은 약제는 낭독(오독도기), 지실, 진피, 반하, 마황, 오수유 등이 있고 근래에 와서 형개, 노야기도 여기에 포함한다.

유의할 점은 대략 다음과 같다.
습도가 높으면 당연히 부패함으로 가급적 건조하고 시원한 곳에 두어야 한다.
직사광선이 쪼이면 약성에 변화가 오며 색소가 파괴되어 채색이 나빠짐으로 음지에 보관함이 좋다.
좀이나 여러 해충이 발생됨으로 장기간 보관이 필요하면 때때로 훈증 하거나 얕은 불에 볶아서 보관하는 것이 좋다.

약초의 사기와 오미

사기

사기는 한, 열, 온, 량의 네 가지 약성을 말하며 사기 이론은 약물이 인체에 작용하여 생기는 반응과 치료 효과를 개괄하여 나온 것이다. 석고, 지모, 치자 등과 같이 열증을 치료하는 것은 한량 약물이고, 부자, 육계, 건강 등과 같이 한증을 치료하는 것은 온열약물이다. 이외에 미한 또는 미온의 평성약물이 있으나 역시 사기의 범위에 포함된다. 사기는 한약재의 응용에 있어서 가장 중요시되는 약성이다.

오미

오미는 산, 고, 감, 신, 함의 기본적인 다섯 가지 맛을 말하며, 오미는 입으로 맛을 보는 것과 인체에 작용하여 생기는 반응을 종합하여 나온 것이다. 이외에도 담, 삽 등이 있으나 통칭하여 오미라고 부른다. 오미의 치료작용은 다음과 같다.

- 신미辛味 : 발산, 행기, 행혈의 작용이 있고, 대개 표증이나
기혈조체증에 사용된다.
마황, 박하, 목향, 천궁 등.
- 감미甘味 : 보익, 화중, 완급지통의 작용이 있고, 대개 허증이나 통증, 해독에 사용된다.
숙지황, 만삼, 이당, 감초 등.
- 산미酸味 : 수렴, 고삽의 작용이 있고, 대개 허한이나
설사, 유정 등에 사용된다.
오미자, 오매, 오배자, 산수유 등.

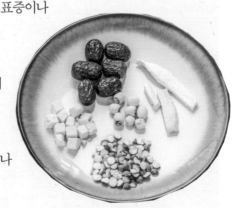

• 고미苦味 : 청열, 강기, 통변, 조습의 작용이 있고, 대개 열증, 천식, 변비, 습증 등에 사용된다.

황금, 치자, 행인, 대황, 용담초, 황련, 창출, 황백 등.

• 함미鹹味 : 통변, 연견산결의 작용이 있고, 대개 변비, 영류, 적취 등에 사용된다.

망초, 모려, 해조, 별갑 등.

• 담미淡味 : 삼습, 이뇨의 작용이 있고, 대개 수종, 각기, 소변 불리 등에 사용된다.

백복령, 저령, 택사, 의이인 등.

• 삽미澁味 : 산미와 비슷하게 수렴, 고삽의 작용이 있고, 허한, 설사, 빈뇨, 출혈 등에 사용된다.

연자육, 용골, 오적골 등.

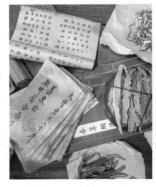
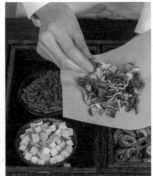
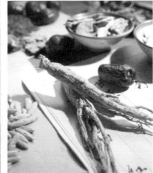

약재를 만드는 방법

방제를 구성한 후에는 질병의 상태와 약물의 특징에 따라 일정한 형태로 만들어야 하는데 이를 제형이라 한다. 방제의 제형에는 수십 가지가 있으나, 현재 상용하는 제형은 대부분 탕제, 산제, 환제, 고제 등이다.

탕제

약재를 물로 끓여서 즙을 짜내어 만드는 액체 제형으로서, 흡수가 빠르고 치료효과가 신속히 나타나며, 각 개인의 질병상태에 맞추어 가감하기 편리한 특징이 있으며, 현재 가장 많이 쓰이는 제형이다.

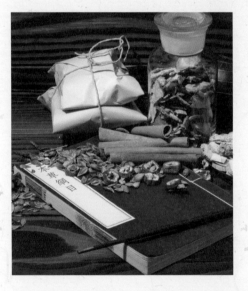

산제

약재를 빻아서 고르게 혼합한 분말 제형으로서, 내복산제와 외용산제가 있다. 산제의 특징은 제작사용이 빠르고, 흡수도 비교적 빠르며, 복용과 휴대가 편리하다.

환제

약재를 빻아서 꿀, 풀 등을 이용하여 원형의 알약으로 만든 고체 제형으로서, 복용과 휴대가 편리하고, 흡수가 완만하여 약력이 오래가는 특징이 있다.

고제

약재를 물로 끓여서 농축하고, 꿀이나 설탕을 넣어 달여서 만든 반액체 제형으로서, 체적이 작고 함량이 높으며, 복용이 편리하고, 장기 복용에 적합한 특징이 있다.

오랫동안 둬두면 좋은 6가지 약초

오독도기, 지실, 귤껍질, 끼무릇, 마황, 오수유 이 6가지는 오래두었다 쓰는 약이다. 이런 약들은 오랫동안 두었다가 쓰는 것이 좋으며 그 밖의 약은 햇것이 좋다.『본초』

약을 법제하는 방법

약이란 병을 치료하는 것이다. 대체로 병은 자주 변하고 약은 주로 치료하는 병이 있다. 약을 법제하는 것도 사람이 한다. 때문에 이 3가지에서 1가지라도 무시해서는 안 된다. 『동원』

■ 술은 약 기운을 잘 돌게 하므로 약 짓는 사람들은 술기운을 이용하여 약 기운이 잘 돌게 하여야 한다. 『본초』

■ 대체로 **병이 머리, 얼굴, 손, 손가락의 피부에 생겼을 때에는 약을 술에 축여 볶아 써야 한다. 그래야 약 기운이 위로 가게 된다.** 병이 **목 아래에서 배꼽 위에까지 생겼을 때에는 약을 술에 담갔다**가 쓰거나 씻어서 쓰고 병이 아랫도리에 생겼을 때에는 생것을 쓰며 약 기운을 오르게도 하고 내리게도 하려면 절반을 생것으로 쓰고 절반을 익혀서 써야 한다. 『입문』

■ **대황은 반드시 잿불에 묻어 구워서 써야 한다.** 왜냐하면 약의 성질이 차므로 위기이 상할 수 있기 때문이다.

■ **오두과 부자을 싸서 구워 쓰는 것은 독을 없애자는 데 있다.**

■ **황백과 지모**는 하초의 병에 쓰는 약인데 허약해지는지 오랜 사람에게 쓸 때는 **술에 담갔다가 햇볕에 말려 써야 한다.** 왜냐하면 약의 성질이 차므로 위기를 상할 우려가 있기 때문이다.

■ 찐지황을 술에 씻어 쓰는 것도 역시 마찬가지이다.

■ 당귀을 술에 담갔다가 쓰는 것은 발산하는 것을 돕게 하자는 것이다.

■ 모든 약을 싸서 굽거나 더운 물에 우리거나 잿불에 묻어 굽거나 닦는 것, 혹은 볶은

것은 독을 없애자는 것이며 식초에 담그거나 생강으로 법제하거나 졸인 젖을 발라 굽는 것은 약 기운을 경락으로 가게 하자는 것이다.

■ 대체로 약 기운이 폐로 가게 하려면 꿀에 법제하고 비로 가게 하려면 생강에 법제하며 신으로 가게 하려면 소금에 법제하고 간으로 하게 하려면 식초에 법제하며 심으로 가게 하려면 동변에 법제해야 한다. 『입문』

■ **목향을 좌약으로 쓰면** 체기가 헤쳐지고 폐기가 잘 퍼지며 침향을 좌약으로 쓰면 무엇이나 다 잘 오르내리게 되며 **소회향을 좌약으로 쓰면 약 기운이 경락으로 가고 소금물에 축여 볶아 쓰면 신의 원기가 보해진다.** 『단심』

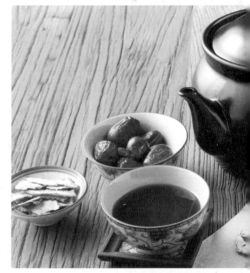

■ **당귀은 술로 법제**하여 써야 하는데 담이 있는 데는 생강즙에 담가 즙이 푹 밴 다음에 써야 한다. 그것은 혈을 이끌어서 병의 근원이 있는 곳으로 가게 하자는 이치이다. 찐지황도 역시 마찬가지 이다.

■ 임신부의 상한에는 흔히 **까무릇을 끓인 물에 여러 번 우려서 쓰는데** 그것은 태기를 상하지 않게 하기 위해서이다. 『단심』

■ **원지, 파극, 천문동, 맥문동, 연밥, 오약 같은 약들을 심을 버리지 않고 쓰면** 속이 번조해진다.

■ **측백씨, 역삼씨, 익지인, 초과 같은 약들을 껍질을 버리지 않고 쓰면** 가슴이 트직해진다.

■ **저령, 흰솔풍령, 후박, 뽕나무뿌리 껍질 같은 약들을 겉껍질을 버리지 않고 쓰면** 원기가 소모된다.

■ **당귀, 지황, 육종용은 술로 씻어서 흙을 없애고 써야** 속이 트직하면서 답답한 증이 생기지 않는다.

■ **복숭아씨과 살구씨은 두 알들이와 꺼풀과 끝을 버리고 써야** 정절이 생기지 않는다.

■ 삽주, 끼무릇, 귤껍질은 더운 물에 우려 씻어서 써야 조한 성질이 없어진다.

■ **마황은 물에 달여 거품을 걷어내고 써야 답답증이 생기는 것을 막을 수 있다.**

■ 인삼, 도라지, 상산은 노두을 버리고 써야 구역이 나지 않는다. 『입문』

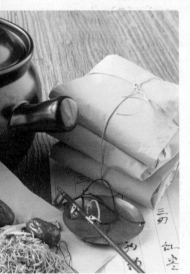

■ 원화는 오줌을 잘 나가게 하는 약이나 식초와 같이 쓰지 않으면 잘 나가게 하지 못한다.

■ **녹두은 독을 푸는 약인데 껍질을 버리지 않고 쓰면 효과가 없다.**

■ 초과은 배가 팽팽하게 불러 오른 것을 삭게 하는 약이나 껍질 채로 쓰면 도리어 배가 더 불러 오르게 된다.

■ **나팔꽃 검은 씨은 생것으로 써야** 오줌을 잘 나가게 한다.

■ 원지 싹은 독이 있는 데 쓴다.

■ 부들꽃 가루는 생것으로 쓰면 궂은 피를 헤쳐지게 하고 닦아서 쓰면 혈을 보한다.

■ 오이풀 뿌리는 피가 나오는 것을 멎게 하는 약이나 잔뿌리째로 쓰면 멎게 하지 못한다.

■ **귤껍질은 이기시키는 약이나 흰 속이 있는 채로 쓰면 위을 보한다.**

■ **부자는 음증을 치료하는 약이나 생것으로 쓰면** 약 기운이 피풍으로 달아난다.

■ 바꽃은 비증을 치료하는 약인데 생것으로 쓰면 정신이 아찔해진다.

■ **궁궁이(천궁)는 닦아서 기름을 벗겨내고 써야 한다.** 그렇지 않고 생것으로 쓰면 기가 잘 돌

지 못하게 되어 아프다.

■ 비상은 태워서 써야 한다.

■ **하눌타리 뿌리는 젖에 축여 쪄서 참대기름을 묻혀 햇볕에 말려 써야 한다.** 그래야 상초의 담열을 없애고 기침을 멎게 하며 폐를 눅여 줄 수 있다. 『단심』

■ 솔풍령은 가루 내어 물에 담그고 저어서 뜨는 것은 버리고 써야 한다. 뜨는 것은 솔풍령의 막인데 눈을 몹시 상하게 한다. 『본초』

■ 새삼 씨는 씻어 일어서 모래와 흙을 버리고 술에 3~5일 동안 담갔다가 쪄서 햇볕에 말려야 가루내기 쉽다. 『본초』

■ 약누룩, 개완두싹, 쉽싸리, 참느릅, 백강잠, 마른옻, 봉방은 다 약간 닦아 써야 한다. 『본초』

■ 달임약에 사향, 서각, 녹각, 영양각, 우황, 부들꽃 가루, 주사을 넣어 먹을 때에는 반드시 분처럼 보드랍게 가루 내어 넣고 고루 저어서 먹어야 한다. 『본초』

■ 등에와 반묘 같은 약들은 다 대가리를 버리고 약간 닦아서 약에 넣어야 한다.

■ 알약에 주사를 입힐 때에는 대체로 알약 40g에 주사 4g의 비율로 쓴다. 『동원』

■ 나팔꽃씨은 600g을 망에 갈아서 맏물 가루 160g을 내어 쓴다. 『동원』

■ 파두은 8g을 꺼풀과 심을 버리고 기름을 빼서 파 두상 4g을 만들어 쓰는 것이 규정된 방법이다. 『영류』

약을 달이는 방법

환자에게 먹일 약은 사람을 택해서 달이게 하되 도덕을 지킬 줄 알고 친하여 믿을 수 있으며 성의껏 꾸준하게 약을 달일 수 있는 사람이어야 한다. 약탕관은 기름기, 때, 비리거나 누런내가 나는 것이 묻은 것은 쓰지 말고 반드시 새것이나 깨끗한 것을 써야 한다. 물은 단물이 제일이고 물량은 짐작하여 두며 약한 불에 일정한 양이 되게 달여서 비단천으로 걸러 찌꺼기를 버리고 맑은 물만 먹으면 효과가 나지 않는 일이 없다.『동원』

■ 약을 달이는 방법은 다음과 같다. 은이나 돌그릇을 쓰고 약한 불에 오랫동안 달여야 한다. 불을 너무 세게 하여서는 안 된다. 땀을 나게 하는 약이나 설사시키는 약은 매번 10분의 8 정도 되게 달여서 먹고 다른 병을 치료하는 약은 7분 정도 되게 달여서 먹는다. 보약은 6분 정도 되게 달여서 먹어야 한다. 지나치게 졸여도 안 되고 센 불로 갑자기 달여도 안 된다. 그것은 약 기운이 약해질 수 있기 때문이다. 그리고 약은 짜서 먹고 찌꺼기는 뒤두었다가 다시 달여 먹어야 한다.『득효』

■ **보약은 반드시 푹 달이고 대소변을 잘 나가게 하는 약은 약간 달인다. 보약은 물 2잔에 넣고 8분 정도 되게 달이거나 물 3잔에 넣고 1잔 정도 되게 달인다.** 대소변을 잘 나가게 하는 약은 물 1잔 반에 넣고 1잔이 되게 달이거나 1잔에 넣고 8분 정도 되게 달여서 먹는다.『입문』

■ **보약은 푹 달여야 한다는 것은 물을 많이 두고 약물이 조금 되게 졸인다는 것**이다. 설사시키는 약은 슬쩍 달여야 한다는 것은 물을 적게 두고도 약물이 많게 달인다는 것이다.『동원』
■ 병이 머리 같은 데 있을 때는 술에 넣고 달이고 습 중을 치료할 때에는 생강을 넣고 달이며 원기를 보하려고 할 때에는 대추를 넣고 달이고 풍한을 발산시키려고 할 때에는

파밑을 넣고 달이며 가름막 위에 생긴 병을 치료할 때에는 꿀을 넣고 달인다.『동원』

■ 옛날 처방에 약 1제에는 물을 적게 둔다고 하였다. 이것은 요즘 양으로 보면 약재 20g에 물 1잔 반의 비율로 둔다는 것인데 한번에 먹는다.『활인』

■ 약재 가운데서 병을 주로 치료하는 약을 먼저 달여야 한다. 즉 땀을 내야 할 때에는 마황을 먼저 1~2번 끓어오르게 달인 다음 다른 약을 넣고 달여서 먹어야 한다는 것이고 땀을 멈추어야 할 때에는 먼저 계지를 달여야 한다는 것이다. 화해시켜야 할 때에는 시호를, 풍에 상한 데는 먼저 방풍을, 더위에 상한 데는 먼저 노야기를, 습에 상한 데에는 먼저 삽주를 달여야 한다는 것이다. 그 외의 약들도 다 이와 같다.『입문』

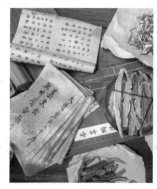
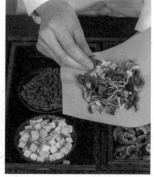
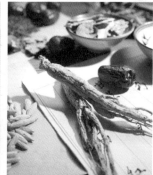

방제의 복용법

한약의 복용 시간

한약을 복용하는 시간은 약물의 흡수를 빠르고 좋게 하기 위하여 **식사 전 1시간이 유리** 하나, 위장에 대한 자극을 고려하여 일반적으로 식사 후 1~2시간에 복용하면 부작용을 **예방**할 수 있다. 보약위주인 경우는 공복에 복용하고, 안신방제인 경우는 자기 전에 복용한다. 급증이나 중병인 경우는 시간에 구애받지 않고 복용하며, 만성병인 경우는 시간을 지켜서 복용하여야 한다.

병증의 상태에 따라서는 하루에 여러 차례 복용할 수도 있고, 차처럼 달여서 수시로 마실 수도 있다. 개별 방제에 따라서 드물게 특수한 복용법을 요구하는 경우도 있다. 각기에 사용하는 계명산은 새벽닭이 울 때 복용하여야 효과가 좋다고 되어 있다.

한약의 복용 방법

탕제는 통상 하루에 2첩을 초탕, 재탕 다린 후 섞어서 2~3번에 나누어서 복용한다. (20첩 10일분이 1제) 단, 상황에 따라서 이틀 치를 하루에 복용할 수도 있고, 하루치를 이틀에 나누어서 복용할 수도 있다. 환제나 산제는 증세와 정량에 따라 하루에 2~3회 복용한다. 이 밖에 여러 가지 상황에 따른 탕제의 복용법이 있다.

발한해표약의 복용은 뜨거울 때 마신 후 이불을 쓰고 전신에 땀이 촉촉이 살짝 날 정도로 따뜻하게 하여야 한다. 열증에 한량약의 복용은 차게 해서 복용하고, 한증에 열약의 복용은 뜨겁게 해서 복용한다. 만약 복약 후 구토를 하는 경우는 사전에 생강즙을 약간 마시거나 생강편으로 혀를 문지르거나 진피를 약간 씹은 후에 다시 탕약을 마시도록 한다.

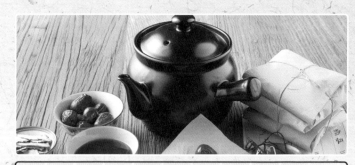

보익약

인체의 기, 혈, 음, 양을 보하는 작용을 하며 각종 허증을 치료하고 허증의 원인으로는 선천성 허약과 후천적 허약이 있으며 후천적 허약 원인은 오장, 기, 혈, 음, 양의 손실성 허약이다. 보약 복용 시에 참 증상과 거짓 증상, 허하고, 실한 것 등을 의사의 판단에 따라 주의해서 복용해야 한다. 그렇지 않으면 실제는 실한데 허한 거짓 증상이 나타나 보약을 복용하면 실한 사람에 실한 것을 더하게 되어 상태를 악화시킬 수 있다.

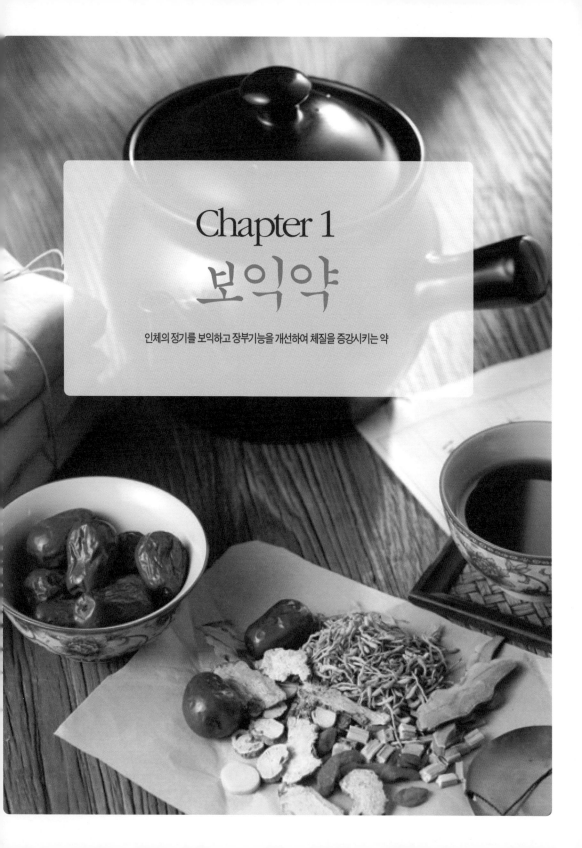

Chapter 1
보익약

인체의 정기를 보익하고 장부기능을 개선하여 체질을 증강시키는 약신양부족으로 온 몸이 무거우며 가슴이 두근거리고 불안하며 성기능이 약해진 데 쓴다.

신기환 腎氣丸

고적출처 : 제생방

준비할 약재

포부자 2개   백복령 40g   택사 40g   산수유 40g   산약 40g   자소자 40g   모란피 40g   육계 20g

우슬 20g   숙지황 20g

| 이렇게 만들어요 |

• 위의 약을 가루 내어 벌꿀에 반죽하여 0.3g 되게 환약을 만든다.
• 한 번에 50~70환씩 데운 술이나 연한 소금물로 먹는다.

■ 어느 곳에 좋을까?

비장 신장 양기를 돕고, 수종을 제거한다.

■ 주요치료는 어디일까?

신양 부족의 현상을 치료한다.

■ 주요증상은 무엇일까?

허리와 종아리가 시고 무거운 감, 소변 부정상, 전신수종, 담음성 천식기침 등에 사용한다.

■ 다른병에 활용해도 될까?

만성신염, 당뇨병, 신경쇠약, 만성기관지염, 신우신염, 전립선병, 만성 신염에 쓸 수 있다.

■ 주의해야 할 사항은?

특별한 것은 없으나 의사 처방 후에 사용하도록 한다.

| 약초의 효능과 성미 |

차전자 이뇨, 소염, 지사약으로서 소변불리, 대하, 노혈, 서습 사리, 해수 다담, 습비 등 증상에 응용한다. 맛은 달다. 성질은 차다. 간경, 신경, 폐경에 귀경한다.

산수유 자양, 강장, 수렴제로서 임포텐츠, 유정, 월경과다 증세에 이용된다. 맛은 시고 떫다. 성질은 약간 따뜻하다. 간경, 신경에 귀경한다.

택사 이뇨, 소종제로서 소변불리, 담음, 수종창만, 사리, 임탁, 각기요혈등 증세에 이용된다. 맛은 달고 담백하다. 성질은 차다. 신경, 방광경에 귀경한다.

산약 자양강장, 거담, 지사제로서 소갈, 허로해수, 유정, 대하, 소변빈수 등에 이용된다. 맛은 달다. 성질은 평하다. 비경, 폐경, 신경에 귀경한다.

부자 부자를 물에 불려 잿불에 묻어 구운 것으로 부자는 신장의 양기를 보하며 강심작용이 있다. 맛은 맵다. 성질은 열성이다. 심경, 신경, 비경에 귀경한다.

숙지황 간신을 자양하고 보익하며 혈을 기르고 허를 보하며 골수를 메우는 효능을 가진 약재이다. 맛은 달다. 성질은 약간 따뜻하다. 간경, 신경에 귀경한다.

계지 몸속 기와 혈을 뚫어주어 중풍이나 기혈이 뒤틀리고 막혀 오는 마비 증상에 활용된 약초이다. 맛은 달고 맵다. 성질은 따뜻하다.

우슬 절아나 통증에 효능이 있고 피가 뭉친 어혈을 풀어준다. 맛은 쓰고 시다. 성질은 평하다. 간경, 신경에 귀경한다.

복령 강장, 이뇨, 진정 등에 효능이 있어 신장병, 방광염, 요도염에 이용한다. 맛은 달고 담백하다. 성질은 평하다. 심경 비경 신경에 귀경한다.

목단피 두통, 복통, 부인과질환, 월경불순, 월경곤란, 정체 하는 혈행장해가 있을때 이용한다. 맛은 맵다. 성질은 약간 차다. 심경, 간경, 신장에 귀경한다.

• 가피[痂皮] : 상처가 나거나 헐었을 때 피부표면의 결손부에 생기는 썩은 부위에 괸 조직액과 혈액, 농 등이 말라 굳은 것.
• 각궁반장(角弓反張) : 몸이 뒤로 젖혀지는 병증. 등이 뒤로 휘어 반듯이 누울 때 발뒤축만 바닥에 닿고 등은 바닥에 닿지 않는 증세.

음과 신장에 영양을 공급하고 정과 골수를 보충한다.

우귀환 右歸丸

고적출처 : 경악전서

준비할 약재

숙지황320g 산약160g 구기자160g 녹각교160g 토사자160g 두충160g 육계160g 산수유120g

당귀120g 포부자80g

| 이렇게 만들어요 |

• 위의 약을 가루 내어 꿀로 0.3g 되게 환약을 만든다.
• 한 번에 50~70환씩 하루 2~3번 더운물이나 연한 소금물로 식전에 먹는다.

■ 어느 곳에 좋을까?

비장 신장 양기를 돕고, 신정을 보하고 혈액을 보한다.

■ 어느 곳을 치료할까?

신양부족의 현상을 치료한다.

■ 주요증상은 무엇일까?

오랜 병치레 후 정신 피로, 중기부족, 추위탐, 사지가차다. 발기부전, 정액이 저절로 흘러내림, 허리 무릎이 시고 약함, 대변이 형태 없이 풀어짐, 다리부종, 수면중 소변이 저절로 흐름

등에 사용한다.

■ 다른 병에 활용해도 될까?

신장양기 부족의 성기능감퇴, 신경쇠약, 정자 희소증, 만성기관지염, 좌골신경통, 만성 신기능 장애 등에 쓸 수 있다.

■ 주의해야 할 사항은?

음허성 열이 많은 사람은 복용을 피할 것.

마음대로 복용해서는 안 되며 의사 처방 후 사용해야 한다.

| 약초의 효능과 성미 |

 토사자 자양성 강장약으로서 양위, 요슬동통, 유정, 소갈, 뇨혈, 목암 등 증상에 응용한다. 맛은 달고 맵다. 성질은 평하다. 간경, 신경에 귀경한다.

 숙지황 간신을 자양하고 보익하며 혈을 기르고 허를 보하는 효능을 가진 약재이다. 맛은 달다. 성질은 약간 따뜻하다. 간경, 신경에 귀경한다.

 산수유 자양, 강장, 수렴제로서 임포텐츠, 유정, 월경과다 증세에 이용된다. 맛은 시고 떫다. 성질은 약간 따뜻하다. 간경, 신경에 귀경한다.

 산약 자양강장, 거담, 지사제로서 소갈, 허로해수, 유정, 대하, 소변빈수 등에 이용된다. 맛은 달다. 성질은 평하다. 비경, 폐경, 신경에 귀경한다.

 육계 원기를 보하고 비위를 따뜻하게 하며 혈액순환을 촉진 시킨다. 맛은 달고 맵다. 성질은 아주 열성이다. 신경, 비경, 심경, 간경에 귀경한다.

 녹각교 지혈반응이 높고, 정력 부족, 신체 허약, 자궁출혈에 효능이 있다. 맛은 달고 짜다. 성질은 따뜻하다. 간경, 신경에 귀경한다.

 두충 구충, 진통, 수렴제로서 심복통, 산기, 충적, 복통 증세에 이용한다. 맛은 달다. 성질은 따뜻하다. 간경, 신경에 귀경한다.

 당귀 온성의 구어혈, 진정, 진통, 강장약으로서 빈혈증, 월경불순 등에 이용된다. 맛은 달고 맵다. 성질은 따뜻하다. 간경, 심경, 비경에 귀경한다.

 부자 부자를 물에 불려 잿불에 묻어 구운 것으로 부자는 신장의 양기를 보하며 강심작용이 있다. 맛은 맵다. 성질은 열성이다. 심경, 신경, 비경에 귀경한다.

 구기자 강장약으로서 현기증, 다루, 소갈, 영양불량성 안질, 당뇨병 등에 이용된다. 맛은 달다. 성질은 평하다. 간경, 신경, 폐경에 귀경한다.

 한방용어사전

• 각기병(脚氣病) : 티아민(비타민B1) 부족으로 신경에 염증이 생겨 팔다리가 붓고 통증이 심한 병증.
• 간경변(肝硬變) : 간경화. 간 조직이 재생결절(작은 덩어리가 만들어지는 현상)하여 간세포가 파괴되고 점차 그 자리에 섬유성 결합조직이 들어차서 간 기능이 저하되는 것.

정을 보충해주는 대표적인 처방이고 부자와 육계는 몸을 따뜻하게
데워주는 약재로 신양의 기능을 도와준다.

팔미환 [八味丸]

고적출처 : 의방집해

준비할 약재

| 숙지황16g | 산수유8g | 산약 8g | 백복령6g | 택사6g | 목단피6g | 육계2g | 부자2g |

| 이렇게 만들어요 |

• 위의 약을 가루 내어 꿀로 0.3g 되게 환약을 만든다. 한 번에 50~70환씩 데운 술이나 연한 소금물로 빈속에 먹는다.

• 때에 따라서는 위의 약재들을 물에 달여서 복용하기도 한다.

■ 어느 곳에 좋을까?

신장 양기를 돕고, 수종을 없앤다.

■ 어느 곳을 치료할까?

신양 부족을 치료한다.

■ 주요증상은 무엇일까?

허리와 무릎이 시고 약하다. 요통, 하반신이 냉한증상, 수종, 소변은 잘 나오지 않지만 소변은
많다. 담음기침, 당뇨, 각기 등에 사용한다

■ 다른 병에 활용해도 될까?

신경쇠약, 만성 신염, 당뇨병, 요붕증, 폐기종, 갑상선 기능저항증, 고혈압증, 동맥경화증, 노인의 백내장 등 때 쓸 수 있다. 주로 노인에게 쓰는 것이 좋다.

■ 주의해야 할 사항은?

음허성 열이 많은 사람은 복용을 피한다.

마음대로 복용해서는 안 되며 의사 처방 후 사용해야 한다.

| 약초의 효능과 성미 |

 계지 몸속 기와 혈을 뚫어주어 중풍이나 기혈이 뒤틀리고 막혀 오는 마비 증상들에 활용된 약초이다. 맛은 달고 맵다. 성질은 따뜻하다.

 산수유 자양, 강장, 수렴제로서 임포텐츠, 유정, 월경과다 증세에 이용된다. 맛은 시고 떫다. 성질은 약간 따뜻하다. 간경, 신경에 귀경한다.

 택사 이뇨, 소종제로서 소변불리, 담음, 수종창만), 사리, 임탁, 각기요혈등 증세에 이용된다. 맛은 달고 담백하다. 성질은 차다. 신경, 방광경에 귀경한다.

 복령 강장, 이뇨, 진정 등에 효능이 있어 신장병, 방광염, 요도염에 이용한다. 맛은 달고 담백하다. 성질은 평하다. 심경 비경 신경에 귀경한다.

 숙지황 간신을 자양하고 보익하며 혈을 기르고 허를 보하며 골수를 메우는 효능을 가진 약재이다. 맛은 달다. 성질은 약간 따뜻하다. 간경, 신경에 귀경한다.

 목단피 두통, 복통, 부인과질환, 월경불순, 월경곤란, 정체 하는 혈행장해가 있을 때 이용한다. 맛은 맵다. 성질은 약간 차다. 심경, 간경, 신장에 귀경한다.

 산약 자양강장, 거담, 지사제로서 소갈, 허로해수, 유정, 대하, 소변빈수 등 증세에 이용된다. 맛은 달다. 성질은 평하다. 비경, 폐경, 신경에 귀경한다.

 포부자 부자를 물에 불려 잿불에 묻어 구운 것으로 부자는 신장의 양기를 보하며 강심작용이 있다. 맛은 맵다. 성질은 열성이다. 심경, 신경, 비경에 귀경한다.

 한방용어사전

• 간기울결(肝氣鬱結) : 기혈운행의 실조. 대개 도모했던 일이 이루어지지 않거나 갑자기 기기가 불리하거나 크게 성을 내거나 지나친 생각으로 일어남.
• 간담실화(肝膽實火) : 간담에 열이 있어 각종 질환이 생김.

비위가 허약하여, 자주 토하는 데 쓴다.

사군자탕 [四君子湯]

고적출처 : 태평 혜민화제국방

준비할 약재

인삼9g

백출9g

복령9g

감초6g

| 이렇게 만들어요 |

• 위의 약을 1첩으로 하여 약제에 적당량의 물을 부어 달여서 식후에 복용한다.
• 위의 약을 한 번에 40g씩 생강 5쪽과 함께 물에 달여 따뜻하게 해서 먹는다.

■ 어느 곳에 좋을까?

양기를 보하고, 비장 위장을 튼튼하게 함.

■ 어느 곳을 치료할까?

소화불량, 피로하고 무기력함, 얼굴 창백, 목소리가 힘없음, 식욕부신과 설사 등

■ 주요증상은 무엇일까?

위무력증, 위하수, 만성 위염, 본태성 저혈압 등에 쓸 수 있다.

■ 다른 병에 활용해도 될까?

소화불량, 위장 허약, 식욕부진, 십이지장궤양, 만성 위장염, 빈혈 등

■ 주의해야 할 사항은?

특별한 것은 없으나 의사 처방 후에 사용하도록 한다.

| 약초의 효능과 성미 |

인삼 강장, 강심, 건위보정, 진정약으로 상용되고 병약자의 식욕부진 등에도 응용된다. 맛은 달고 약간 쓰다. 성질은 약간 따뜻하다. 비경, 담경, 폐경에 귀경한다.

복령 강장, 이뇨, 진정 등에 효능이 있어 신장병, 방광염, 요도염에 이용한다. 맛은 달고 담백하다. 성질은 평하다. 심경 비경 신경에 귀경한다.

백출 건위, 이뇨제로 설사, 부종, 소변불리, 불안 등 증세에 이용된다. 맛은 달고 쓰다. 성질은 약간 따뜻하다. 비경, 위경에 귀경한다.

감초 감초를 구운 것으로 기와 혈을 길러주며 비를 보하고 기를 길러 혈을 보하고 정신을 편안하게 한다. 맛은 달고, 성질은 평하다.

한방용어사전

• 간부전(肝不全) : 간세포가 많이 죽어 간 기능이 극도로 나빠진 상태.
• 간신음허(肝腎陰虛) : 간과 신장의 음이 허한 상태. 눈이 쉬 피로하고 저절로 눈물이 나며 코가 마르면서 막히며, 입안이 헐고 마르며 갈증이 남.

기가 허하고 담이 성하여 온몸이 노곤하면서 식욕이 부진하고 명치 밑이 그득하며 토하는 데 쓴다.

육군자탕 [六君子湯]

고적출처 : 의학정전

준비할 약재

 인삼9g   백출9g   복령9g   감초6g   진피3g   반하4.5g   생강3편   대조2개

| 이렇게 만들어요 |

• 위의 약을 1첩으로 하여 약제에 적당량의 물을 부어 달여서 식후에 복용한다.

■ 어느 곳에 좋을까?

양기를 보하고 위를 편하게 하며, 습을 말리고 담을 풀어준다.

■ 어느 곳을 치료할까?

식욕부진, 구역 구토, 흉복부의 더부룩한 팽만감, 답답하고 불편함, 대변이 형체가 없이 풀어짐, 기침, 희고 묽은 가래가 많은 증상.

■ 주요증상은 무엇일까?

만성 위염, 위하수증, 만성 대장염 등에 쓸 수 있다.

■ 다른 병에 활용해도 될까?

만성위장염, 신경쇠약, 위하수, 궤양병, 만성기관지염 등

■ 주의해야 할 사항은?

차가운 생 음식, 매운 음식, 기름기 많은 음식은 피해야 한다.

의사 처방 후에 사용하도록 한다.

| 약초의 효능과 성미 |

대조 비위를 조화롭게 보하고 진액을 보충하며 약재의 독성을 줄이는 효능이 있다. 맛은 달고, 성질은 따뜻하다. 비경, 위경에 귀경한다.

진피 진피는 열을 내리고 습을 말리는 효능이 있어 천식에 쓰이며 진해거담 작용을 한다. 맛은 쓰고 맵다. 성질은 따듯하다. 비경 폐경에 귀경한다.

생강 진저롤과 쇼가올 성분이 혈액순환을 활성화해 몸과 신체 내부가 따뜻해져 수족냉증 개선에 효과적이다. 맛은 맵다. 성질은 약간 따뜻하다.

백출 건위, 이뇨제로서 설사, 담음, 소변불리, 불안 등 증세에 이용된다. 맛은 달고 쓰다. 성질은 약간 따뜻하다. 비경, 위경에 귀경한다.

반하 한방에서는 거담, 진해 등의 효능이 있어 구토, 설사, 임신중의 구토에 사용한다. 맛은 맵다. 성질은 따뜻하다. 독이 있다. 비경, 위경, 폐경에 귀경한다.

복령 강장, 이뇨, 진정 등에 효능이 있어 신장병, 방광염, 요도염에 이용한다. 맛은 달고 담백하다. 성질은 평하다. 심경 비경 신경에 귀경한다.

인삼 강장, 강심, 건위보정, 진정약으로 상용되고 병약지의 식욕부진 등에도 응용된다. 맛은 달고 약간 쓰다. 성질은 약간 따뜻하다. 비경, 담경, 폐경에 귀경한다.

감초 감초를 구운 것으로 기와 혈을 길러주며 비를 보하고 기를 길러 혈을 보하고 정신을 편안하게 한다. 맛은 달고, 성질은 평하다.

한방용어사전

• 간염(肝炎) : 간세포와 간조직의 염증. 주요원인은 바이러스, 알콜, 여러 가지 약물과 자가 면역 등이 있음. 간염은 지속기간에 따라 만성과 급성으로 구분되며, 간염이 6개월 이상 낫지 않고 진행되는 경우를 만성간염이라 함.

• 간울(肝鬱) : 간기가 울체되어 가슴이 답답함.

비위기허로 명치 밑과 배가 불러오르고 아프며 입맛이 없고 때로 토하고 설사하는 데 쓴다.

향사육군자탕

고적출처 : 고금 명의방론

준비할 약재

백출6g   복령6g   진피2.5g   반하3g   광목향2g   사인2.5g   감초2g   인삼3g

생강6g

| 이렇게 만들어요 |

• 광목향은 나중에 넣어 약5~10분만 끓인다.
• 위의 약을 1첩으로 하여 약제에 적당량의 물을 부어 달여서 식후에 복용한다.

■ 어느 곳에 좋을까?

비위를 튼튼히 한다. 양기를 돕는다. 기를 잘 다스리며 위장을 편하게 한다.

■ 어느 곳을 치료할까?

식욕부진, 상 복부 팽만감과 통증, 가슴 답답하고 트림, 구토 설사.

■ 주요증상은 무엇일까?

만성 위염, 위십이지장 궤양에 쓸 수 있다.

■ 다른 병에 활용해도 될까?

식욕부진, 소화불량, 위장허약, 트림과 위산, 위궤양, 만성위염, 임신구역 등

■ 주의해야 할 사항은?

위에 열이 많은 사람은 주의를 요한다. 약복용 시 냉한 음식과 생 음식은 금한다.
마음대로 복용해서는 안 되며 의사 처방 후 사용해야 한다.

| 약초의 효능과 성미 |

인삼 강장, 강심, 건위보정, 진정약으로 상용되고 병약자의 식욕부진 등에도 응용된다. 맛은 달고 약간 쓰다. 성질은 약간 따뜻하다. 비경, 담경, 폐경에 귀경한다.

백출 건위, 이뇨제로서 설사, 담음, 소변불리, 불안 등 증세에 이용된다. 맛은 달고 쓰다. 성질은 약간 따뜻하다. 비경, 위경에 귀경한다.

진피 진피는 열을 내리고 습을 말리는 효능이 있어 천식에 쓰이고 진해거담 작용을 한다. 맛은 쓰고 맵다. 성질은 따뜻하다. 비경 폐경에 귀경한다.

생강 진저롤 성분이 혈액순환을 활성화하고 동맥경화나 고혈압을 예방한다. 맛은 맵다. 성질은 약간 따뜻하다. 폐경, 비경, 위경에 귀경한다.

반하 거담, 진해 등의 효능이 있어 구토, 설사, 임신중의 구토에 사용한다. 맛은 맵다. 성질은 따뜻하다. 독이 있다. 비경, 위경, 폐경에 귀경한다.

사인 화기 계통이 들어가서 기가 잘 안 통하거나 식욕이 없으면서 배가 불러오는 증상에 좋다. 성질은 따뜻하다. 비경, 위경에 귀경한다.

광목향 기와 혈을 소통시키며 진통작용을 하며, 방향성 건위작용과 거담작용을 한다. 맛은 맵고 쓰다. 성질은 따뜻하다. 비경, 위경, 대장경, 담경에 귀경한다.

감초 기와 혈을 길러주며 비를 보하고 기를 길러 혈을 보하고 정신을 편안하게 한다. 맛은 달고, 성질은 평하다. 폐경, 비경, 위경에 귀경한다.

복령 강장, 이뇨, 진정 등에 효능이 있어 신장병, 방광염, 요도염에 이용한다. 맛은 달고 담백하다. 성질은 평하다. 심경 비경 신경에 귀경한다.

한방용어사전

- 간울지통(肝鬱止痛) : 가슴이 답답한 증세와 통증을 낫게 함.
- 간울화화(肝鬱化火) : 간기가 뭉치고 맺혀 화가 발생한 상태

비위허약으로 식욕이 부진하고 소화가 안 되며 때로 토하고 설사하며
명치 밑이 그득하고 병이 나은 뒤 몸조리하는 데 쓴다.

삼령백출산

고적출처 : 태평혜민화제국방

준비할 약재

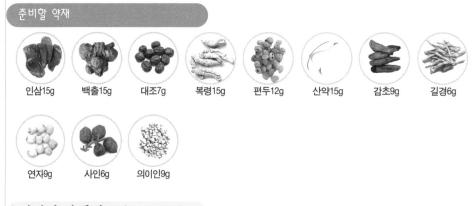

인삼15g　　백출15g　　대조7g　　복령15g　　편두12g　　산약15g　　감초9g　　길경6g

연자9g　　사인6g　　의이인9g

| 이렇게 만들어요 |

- 위의 약을 가루 내어 한 번에 8g씩 대추 달인 물에 타서 먹는다.
- 한 번에 40g씩 생강 3쪽, 대추 2개와 함께 물에 달여서 먹는다.

■ 어느 곳에 좋을까?

기를 보하고 비장위장을 튼튼하게 한다. 체내의 남아있는 수분을 제거한다. 설사를 멎게 한
다.

■ 어느 곳을 치료할까?

허약체질과 몸이 마른 증상, 얼굴색이 누런 증세, 소화불량, 토하거나 설사, 흉복부 더부룩한
팽만감, 답답하고 불편함, 식욕부진, 사지 무력 증상 등

■ 주요증상은 무엇일까?

만성 위염, 만성 소장염과 대장염, 소아의 소화 불량증 등에 쓸 수 있다.

■ 다른 병에 활용해도 될까?

소화불량, 위장 기는 장애, 만성 설사, 만성 위장염, 빈혈.

■ 주의해야 할 사항은?

냉한 음식과 생 음식을 피한다.

마음대로 복용해서는 안 되며 의사 처방 후 사용해야 한다.

| 약초의 효능과 성미 |

 백출 건위, 이뇨제로서 비허창만, 설사, 수음, 담음, 자한, 부종, 태기, 소변불리, 불안 등 증세에 이용된다. 맛은 달고 쓰다.

 대조 비위를 조화롭게 보하고 진액을 보충하며 약재의 독성을 줄이는 효능이 있다. 맛은 달고, 성질은 따뜻하다. 비경, 위경에 귀경한다.

 감초 기와 혈을 길러주며 비를 보하고 기를 길러 혈을 보하고 정신을 편안하게 한다. 맛은 달고, 성질은 평하다. 폐경, 비경, 위경에 귀경한다.

 편두 비령, 위경에 작용하며, 비장을 튼튼하게 하고 습을 해소하며 더위를 식히고 해독한다. 맛은 달다. 성질은 약간 따뜻하다. 비경, 위경에 귀경한다.

 산약 자양강장, 거담, 지사제로서 소갈, 허로해수, 유정, 대하, 소변빈수 등 증세에 이용된다. 맛은 달다. 성질은 평하다. 비경, 폐경, 신경에 귀경한다.

 길경 가래가 있으면서 기침이 나며 숨이 찬데, 가슴이 그득하고 아픈데 쓴다. 맛은 쓰고 맵다. 성질은 평하다. 폐경에 귀경한다.

 인삼 강장, 강심, 건위보정, 진정약으로 상용되고 병약자의 식욕부진 등에도 응용된다. 맛은 달고 약간 쓰다. 성질은 약간 따뜻하다..

 사인 기가 잘 안 통하거나 식욕이 없으면서 배가 불러오는 증상에 유효하다. 맛은 맵다. 성질은 따뜻하다. 비경, 위경에 귀경한다.

 연자 소화 개선, 마음의 안정, 알레르기 체질 개선에 효능이 있으며 비장, 간, 신장, 신경에도 좋다. 맛은 달고 떫다. 성질은 평하다.

 의이인 자양 약으로서 설사, 습비, 수종, 각기, 폐위 등 증상에 응용한다. 맛은 달고 담백하다. 성질은 약간 차다. 비경, 위경, 폐경에 귀경한다.

 복령 강장, 이뇨, 진정 등에 효능이 있어 신장병, 방광염, 요도염에 이용한다. 맛은 달고 담백하다. 성질은 평하다. 심경 비경 신경에 귀경한다.

 한방용어사전

• 간중풍열(肝中風熱) : 간에 풍과 열이 쌓여 눈이 충혈되면서 아프고 눈물이 나며 머리가 아프고 심흉에 번열이 생김.
• 간질(癎疾) : 간질이란 단일한 간질발작을 유발할 수 있는 원인인자, 즉 전해질 불균형, 산‧염기 이상, 요독증, 알콜 금단증상, 심한 수면박탈상태 등 발작을 초래할 수 있는 신체적 이상이 없음에도 불구하고 간질발작이 반복적으로(24시간 이상의 간격을 두고 2회 이상)발생하여 만성화된 질환군을 의미함.

기허발열로 온몸이 노곤하고 식은땀이 나고 머리가 아프며 식욕이 부진하고 추위를 몹시 타는 데 쓴다.

보중익기탕

고적출처 : 비위론

준비할 약재

황기18g　당귀3g　승마6g　백출9g　인삼6g　시호6g　감초9g　진피6g

| 이렇게 만들어요 |

• 위의 약을 1첩으로 하여 물에 달여서 먹거나 가루 내어 꿀로 환제를 만들어 한 번에 8~12g씩 하루 3번 먹기도 한다.

■ 어느 곳에 좋을까?

비위를 보하고 기를 돕는다. 양기를 들어 올린다.

■ 어느 곳을 치료할까?

몸이 피곤함, 사지가 나약하고 힘없음, 음식 맛을 못 느낌, 설사, 열나고 땀 많음, 어지럽고 눈이 침침함, 비위기가 부족함, 내장 하수, 하열, 탈항증, 만성설사 등

■ 주요증상은 무엇일까?

결핵성 질병을 비롯한 만성 소모성 질병, 위하수증을 비롯한 내장하수, 여름타기, 만성 대장

염, 허약자의 음위, 일련의 출혈 등에 쓸 수 있다.

■ 다른 병에 활용해도 될까?

위하수, 자궁하수, 하열, 설사, 근 무력증, 탈항 등

■ 주의해야 할 사항은?

특별한 것은 없으나 의사 처방 후에 사용하도록 한다.

| 약초의 효능과 성미 |

감초 감초를 구운 것으로 기와 혈을 길러주며 비를 보하고 기를 길러 혈을 보하고 정신을 편안하게 한다. 맛은 달고, 성질은 평하다. 폐경, 비경, 위경에 귀경한다.

백출 건위, 이뇨제로서 비허창만, 설사, 수음, 담음, 자한, 부종, 태기, 소변불리, 불안 등 증세에 이용된다. 맛은 달고 쓰다. 성질은 약간 따뜻하다.

당귀 온성의 구어혈, 진정, 진통, 강장약으로서 빈혈증, 월경불순 등에 이용된다. 맛은 달고 맵다. 성질은 따뜻하다. 간경, 심경, 비경에 귀경한다.

인삼 강장, 강심, 건위보정, 진정약으로 상용되고 병약자의 식욕부진 등에도 응용된다. 맛은 달고 약간 쓰다. 성질은 약간 따뜻하다. 비경, 담경, 폐경에 귀경한다.

진피 진피는 열을 내리고 습을 말리는 효능이 있어 이질, 대하, 다래끼, 안구충혈, 동통, 해수, 천식에 쓰이며 진해거담 작용을 한다. 맛은 쓰고 맵다.

황기 지한, 이뇨, 강장약으로서 자한, 빈혈, 소변불리 증세에 이용된다. 맛은 달다. 성질은 약간 따뜻하다. 폐경, 비경에 귀경한다.

승마 감기로 열이 심할 때 사용하면 땀이 나면서 열이 제거된다. 맛은 달고 맵다. 성질은 약간 차다. 폐경, 비경, 위경, 대장경에 귀경한다.

시호 해열이나 진통, 소염, 항바이러스, 귀울음, 황달, 자궁하수 등에 효과가 있다. 맛은 맵고 쓰다. 성질은 약간 차다. 간경 담경에 귀경한다.

한방용어사전

• 간질 발작(癎疾發作) : 대뇌외질의 신경세포들이 갑작스럽고 무질서하게 과흥분 함으로써 나타나는 신체증상.
• 부분발작(部分發作) : 발작이 대뇌의 국소적인 부분에서 시작되는 경우, 종종 부분발작으로 시작하여 신경세포의 과흥분이 뇌 전체적으로 퍼지는 경우가 있는데 이 경우에도 부분발작으로 분류함.

심기부족으로 온몸이 나른하고 기운이 없으며 입이 마르고
가슴이 아프며 숨이 차고 맥이 약한 데 쓴다.

생맥산 [生脈散]

고적출처 : 의학계원

준비할 약재

맥문동 8g, 인삼4g, 오미자4g.

| 이렇게 만들어요 |

• 위의 약을 1첩으로 하여 물에 달여서 먹는다.
• 또는 황기, 감초 각 4g, 또는 황백 0.8g을 더 넣어 쓰기도 한다.

■ 어느 곳에 좋을까?

양기를 돕고, 음기를 수렴한다. 진액을 생성하며, 땀을 그치게 한다.

■ 어느 곳을 치료할까?

몸의 피로, 중기부족, 다한, 정신이 맑지 못함, 말하기 싫어함, 갈증, 가래가 적은 건기침, 숨을
짧게 쉬며 땀이 많은 증상, 입과 혀가 마르는 증상 등

■ 주요증상은 무엇일까?

일사병, 열사병, 심근염, 만성 기관지염, 폐기종 등 때 쓸 수 있다.

■ 다른 병에 활용해도 될까?

열병후기, 폐결핵, 만성기관지염, 폐기종, 폐원성 심장병, 풍습성 심장병, 심력 쇠갈, 쇼크, 전염병 회복기 등

■ 주의해야 할 사항은?

실증, 열사병, 기침 증상이 아직 그치지 않으면 복용을 삼간다.

마음대로 복용해서는 안 되며 의사 처방 후 사용해야 한다.

| 약초의 효능과 성미 |

인삼 강장, 강심, 건위보정, 진정약으로 상용되고 병약자의 식욕부진 등에도 응용된다. 맛은 달고 약간 쓰다. 성질은 약간 따뜻하다. 비경, 담경, 폐경에 귀경한다..

맥문동 진해, 거담, 강장약으로서 조해토혈, 구건조갈, 변비 등의 증세에 이용한다. 맛은 달고 약간 쓰다. 성질은 약간 차다. 심경, 비경, 위경에 귀경한다.

오미자 폐 질환에 의한 기침, 유정, 음위, 식은땀, 입안이 마르는 증세 등이다. 맛은 맵다. 성질은 따뜻하다. 폐경, 심경, 신경에 귀경한다.

한방용어사전

• 전신발작(全身發作) : 발작이 대뇌에 전반적으로 발생하는 상태. 또는 대뇌심부의 신경세포에서 과흥분이 시작되어 전반으로 퍼져나갈 수도 있는데 이 경우 역시 전신발작으로 분류함.
• 간허목질(肝虛目疾) : 간이 허하여 눈에 각종 질병이 생김.

신음부족으로 몸이 여위고 허리와 무릎에 힘이 없으며 유정, 몽설이 있고 식은땀이 나는데 쓴다,

육미지황환 [六味丸]

고적출처 : 소아약증 직결

준비할 약재

 숙지황24g   산수유12g   산약12g   택사9g   복령9g   목단피9g

| 이렇게 만들어요 |

• 위의 약을 가루 내어 바짝 끓여서 정제한 벌꿀에 반죽하여 0.3g 되게 환약을 만든다.
• 아침, 저녁으로 약12g을 데운 술이나 연한 소금물로 먹는다.
• 약제에 적당량의 물을 부어 달여서, 아침, 저녁으로 식후에 복용한다.

■ 어느 곳에 좋을까?

신음을 보한다.

■ 어느 곳을 치료할까?

허리 무릎이 시고, 머리가 어지럽고 눈이 침침함, 이명, 이농(안들림), 식은땀, 유정, 뼈의 찌는 듯한 열감, 손 발 바닥에 열이 나는 증상, 허열성 치통, 혀가 마르고 목통증, 갈증, 종아리 발뒤꿈치 통증 등

■ 주요증상은 무엇일까?

성신경쇠약, 갑상선 기능 항진증, 만성 신염, 당뇨병, 고혈압증, 폐결핵 등 때 쓸 수 있다.

■ 다른 병에 활용해도 될까?

고혈압, 당뇨병, 만성 신염, 재생 장애성 빈혈, 야뇨증, 갱년기증상 등

■ 주의해야 할 사항은?

특별한 것은 없으나 의사 처방 후에 사용하도록 한다.

비위가 허약하거나, 설사, 또는 소화가 잘 안 되는 사람은 복용을 피하는 것이 좋다.

| 약초의 효능과 성미 |

 산수유 자양, 강장, 수렴제로서 임포텐츠, 유정, 월경과다 증세에 이용된다. 맛은 시고 떫다. 성질은 약간 따뜻하다. 간경, 신경에 귀경한다.

 복령 강장, 이뇨, 진정 등에 효능이 있어 신장병, 방광염, 요도염에 이용한다. 맛은 달고 담백하다. 성질은 평하다. 심경 비경 신경에 귀경한다.

 산약 자양강장, 거담, 지사제로서 소갈, 허로해수, 유정, 대하, 소변빈수 등 증세에 이용된다. 맛은 달다. 성질은 평하다. 비경, 폐경, 신경에 귀경한다.

 목단피 두통, 복통, 부인과질환, 월경불순, 월경곤란, 에 이용한다. 맛은 맵다. 성질은 약간 차다. 심경, 간경, 신장에 귀경한다.

 택사 이뇨, 소종제로서 소변불리, 담음 등 증세에 이용된다. 맛은 달고 담백하다. 성질은 차다. 신경, 방광경에 귀경한다.

 숙지황 간신을 자양하고 보익하며 혈을 기르고 허를 보하며 골수를 메우는 효능을 가진 약재이다. 맛은 달다. 성질은 약간 따뜻하다. 간경, 신경에 귀경한다.

 한방용어사전

• 간허증(肝虛症) : 주로 혈 부족으로 오는 병증임.
• 간화상염(肝火上炎) : 간화肝火로 인한 병증 중에서 얼굴, 목 등에 나타나는 열의 현상. 화火의 성질은 위로 타오르므로 상염上炎이라 함.

신음부족, 허리와 무릎이 시큰시큰 아프며 유정이 있는데 쓴다.

자음팔미환

고적출처 : 의종금감

준비할 약재

| 숙지황24g | 산수유12g | 산약12g | 택사9g | 복령9g | 목단피9g | 지모6g | 황백6g |

| 이렇게 만들어요 |

• 달리 지백지황환(知柏地黃丸)이라고도 한다.
• 약제를 가루 내어 꿀로 반죽한 다음 직경7~8mm의 환으로 만들어 아침, 저녁으로 약6g을 식전에 따뜻한 물로 복용한다.
• 약제에 적당량의 물을 부어 달여서, 아침, 저녁으로 식후에 복용한다.

■ 어느 곳에 좋을까?

음액을 보하고, 열을 내려준다.

■ 어느 곳을 치료할까?

신장의 음액 부족, 음이 허해 열이 나서 뼈에 찌는듯한 열을 느끼는 현상 등을 치료한다.

■ 주요증상은 무엇일까?

답답함과 식은땀, 허리 무릎이 시고 통증, 어지럽고 이명 현상, 혀가 마르며 목통증, 유정 등을 치료한다.

■ 다른 병에 활용해도 될까?

급성 시망막 색소 상피 염, 유정, 신경쇠약, 고혈압, 당뇨병, 갑상선 기능 항진증, 만성 신염, 기능성자궁출혈 등을 사용한다.

■ 주의해야 할 사항은?

비장 허약으로 인한 풀어진 대변보는 자와, 소화불량 자는 복용을 피하는 것이 좋다.

마음대로 복용해서는 안 되며 의사 처방 후 사용해야 한다.

| 약초의 효능과 성미 |

산수유 자양, 강장, 수렴제로서 임포텐츠, 유정, 월경과다 증세에 이용된다. 맛은 시고 떫다. 성질은 약간 따뜻하다. 간경, 신경에 귀경한다.

산약 자양강장, 거담, 지사제로서 소갈, 허로해수, 유정, 대하, 소변빈수 등 증세에 이용된다. 맛은 달다. 성질은 평하다. 비경, 폐경, 신경에 귀경한다.

지모 음을 자양하고 화를 내리며 조한 것을 촉촉하게 하고 장기를 소통시키는 효능을 가진 약재이다. 맛은 쓰고 달다. 성질은 차다. 폐경, 신경, 위경에 귀경한다.

황백 위장염, 복통, 황달, 설사, 치창, 대하, 변혈 등 증세에 이용된다. 맛은 쓰다. 성질은 차다. 신경, 방광경, 담경에 귀경한다.

복령 강장, 이뇨, 진정 등에 효능이 있어 신장병, 방광염, 요도염에 이용한다. 맛은 달고 담백하다. 성질은 평하다. 심경 비경 신경에 귀경한다.

목단피 두통, 복통, 부인과질환, 월경불순, 월경곤란, 정체 하는 혈행장해가 있을 때 이용한다. 맛은 맵다. 성질은 약간 차다. 심경, 간경, 신장에 귀경한다.

택사 이뇨, 소종제로서 소변불리, 담음, 수종창만, 사리, 임탁, 각기요혈등 증세에 이용된다. 맛은 달고 담백하다. 성질은 차다. 신경, 방광경에 귀경한다.

숙지황 간신을 자양하고 보익하며 혈을 기르고 허를 보하며 골수를 메우는 효능을 가진 약재이다. 맛은 달다. 성질은 약간 따뜻하다. 간경, 신경에 귀경한다.

한방용어사전

• 간화왕(肝火旺) : 간에 열기가 왕성한 증상.
• 감두즙초(甘豆汁炒) : 감초와 검은콩을 섞어 즙을 내어 그 즙액에 약제를 담았다가 볶음.

간신음이 부족하여 현기증이 나고 눈이 잘 보이지 않으며
허리와 다리에 힘이 없는데 쓴다.

기국지황환

고적출처 : 의급

준비할 약재

| 숙지황24g | 산수유12g | 산약12g | 택사9g | 복령9g | 목단피9g | 구기자9g | 국화9g |

| 이렇게 만들어요 |

- 약제를 가루 내어 꿀로 반죽한 다음 0.3g의 환으로 만들어 아침, 저녁으로 약9g을 식전에 따뜻한 물로 복용한다.
- 위 약재를 1첩으로 하여 약제에 적당량의 물을 부어 달여서, 아침, 저녁으로 식후에 복용한다.

■ 어느 곳에 좋을까?

간장 신장의 진액을 보한다. 정기를 보한다. 눈을 맑게 한다.

■ 어느 곳을 치료할까?

간 신장 음허 현상을 치료한다.

■ 주요증상은 무엇일까?

눈이 잘 보이지 않고 별빛이 튀는 것 같은 현상, 사물이 흐릿하게 보이는 현상, 눈이 마르고
뻑뻑한 증상, 바람 쐬면 눈물이 나는 증상 등

■ 다른 병에 활용해도 될까?

임상에서 음허양성 때의 고혈압증에 쓸 수 있다.

중심성 시망막염, 청광안, 노인성 백내장, 고혈압, 당뇨 등

■ 주의해야 할 사항은?

특별한 것은 없으나 의사 처방 후에 사용하도록 한다.

| 약초의 효능과 성미 |

산수유 자양, 강장, 수렴제로서 임포텐츠, 유정, 월경 과다 증세에 이용된다. 맛은 시고 떫다. 성질은 약간 따뜻하다. 간경, 신경에 귀경한다.

목단피 두통, 복통, 부인과 질환, 월경불순, 월경곤란, 정체 하는 혈행장해가 있을 때 이용한다. 맛은 맵다. 성질은 약간 차다. 심경, 간경, 신장에 귀경한다.

복령 강장, 이뇨, 진정 등에 효능이 있어 신장병, 방광염, 요도염에 이용한다. 맛은 달고 담백하다. 성질은 평하다. 심경 비경 신경에 귀경한다.

산약 자양강장, 거담, 지사제로서 소갈, 허로해수, 유정, 대하, 소변빈수 등 증세에 이용된다. 맛은 달다. 성질은 평하다. 비경, 폐경, 신경에 귀경한다.

택사 이뇨, 소종제로서 소변불리, 담음, 수종창만, 사리, 임탁, 각기요혈등 증세에 이용된다. 맛은 달고 담백하다. 성질은 차다. 신경, 방광경에 귀경한다.

국화 간 기능을 좋게 하여 피로를 풀어주고 독을 해독한다. 맛은 쓰고 달다. 성질은 약간 차다. 간경, 폐경에 귀경한다.

구기자 강장약으로 현기증, 다루, 소갈, 영양불량성 안질, 당뇨병 등에 이용된다. 맛은 달다. 성질은 평하다. 간경, 신경, 폐경에 귀경한다.

숙지황 간신을 자양하고 보익하며 혈을 기르고 허를 보하며 골수를 메우는 효능을 가진 약재이다. 맛은 달다. 성질은 약간 따뜻하다. 간경, 신경에 귀경한다.

한방용어사전

• 감모(感冒) : 풍한風寒이나 계절에 맞지 않는 기운을 외감外感함으로써 발생한 표증表症(감기).
• 감열(疳熱) : 감질疳疾로 인해 열이 나는 병증.

노인이 음이 허하여 얼굴빛이 검어치고 소변이 잦아지거나 잘 나오지 않는 데에 쓰며 임포텐츠 등에 쓴다.

맥미지황환

고적출처 : 소아약증직결

준비할 약재

| 숙지황24g | 산수유12g | 산약12g | 택사9g | 복령9g | 목단피9g | 맥문동9g | 오미자6g |

| 이렇게 만들어요 |

• 팔선장수환이라고도 한다.
• 위의 약을 가루 내어 바짝 끓여서 정제한 벌꿀에 반죽하여 0.3g 되게 환약을 만든다.
• 약제에 적당량의 물을 부어 달여서, 아침, 저녁으로 식후에 복용한다.

■ 어느 곳에 좋을까?

폐 신장의 진액을 보한다. 음허 현상을 개선한다.

■ 곳을 치료할까?

폐 신음허 또는 기침, 천식성 기침을 치료한다.

■ 주요증상은 무엇일까?

근육과 뼈가 허약하고 힘이 없다. 몸이 마름, 기침, 숨이 고르지 못함, 수면 중 식은땀 등

■ 다른 병에 활용해도 될까?

폐결핵, 천식, 당뇨병에 사용한다.

■ 주의해야 할 사항은?

특별한 것은 없으나 의사 처방 후에 사용하도록 한다.

| 약초의 효능과 성미 |

 산수유 자양, 강장, 수렴제로서 임포텐츠, 유정, 월경 과다 증세에 이용된다. 맛은 시고 떫다. 성질은 약간 따뜻하다. 간경, 신경에 귀경한다.

 복령 강장, 이뇨, 진정 등에 효능이 있어 신장병, 방광염, 요도염에 이용한다. 맛은 달고 담백하다. 성질은 평하다. 심경 비경 신경에 귀경한다.

 산약 자양강장, 거담, 지사제로서 소갈, 허로해수, 유정, 대하, 소변빈수 등 증세에 이용된다. 맛은 달다. 성질은 평하다. 비경, 폐경, 신경에 귀경한다.

 목단피 두통, 복통, 부인과질환, 월경불순, 월경곤란, 정체 하는 혈행장해가 있을 때 이용한다. 맛은 맵다. 성질은 약간 차다. 심경, 간경, 신장에 귀경한다.

 택사 이뇨, 소종제로서 소변불리, 담음, 수종창만, 사리, 임탁, 각기요혈등 증세에 이용된다. 맛은 달고 담백하다. 성질은 차다. 신경, 방광경에 귀경한다.

 맥문동 진해, 거담, 강장약으로서 조해토혈, 구건조갈, 변비 등의 증세에 이용한다. 맛은 달고 약간 쓰다. 성질은 약간 차다. 심경, 비경, 위경에 귀경한다.

 오미자 폐 질환에 의한 기침, 유정, 음위, 식은땀, 입안이 마르는 증세 등이다. 맛은 맵다. 성질은 따뜻하다. 폐경, 심경, 신경에 귀경한다.

 숙지황 간신을 자양하고 보익하며 혈을 기르고 허를 보하며 골수를 메우는 효능을 가진 약제이다. 맛은 달다. 성질은 약간 따뜻하다. 간경, 신경에 귀경한다.

 한방용어사전

• 감열사리(疳熱瀉痢) : 열사熱邪의 침입을 받아 생긴 열증.
• 감적(疳積) : 음식을 조절하지 못하여 비위가 상하거나 습열이 몰려서 생긴 감질疳疾의 기본 병증.

신음부족으로. 허리와 무릎이 시큰거리고 다리에 힘이 없으며 어지럽고 이명이 있으며 식은땀이 나고 때로 유정이 있는데 쓴다.

좌귀환 [左歸丸]

고적출처 : 경악전서

준비할 약재

| 산약12g | 숙지황24g | 토사자12g | 녹각12g | 우슬9g | 구판교12g | 산수유12g | 구기자12g |

| 이렇게 만들어요 |

• 약제에 적당량의 물을 부어 달여서, 아침, 저녁으로 식후에 복용한다.

• 위의 약을 가루 내어 바짝 끓여서 정제한 벌꿀에 반죽하여 0.3g 되게 환약을 만든다.

• 한 번에 100환씩 더운물이나 연한 소금물로 식전에 먹는다.

■ 어느 곳에 좋을까?

신장 음의 진액을 생기게 하며 신장 정기를 보한다. 정수를 보충한다.

■ 어느 곳을 치료할까?

음 부족과 정수 부족을 치료한다.

■ 주요증상은 무엇일까?

어지럽고 눈이 침침함, 이명, 허리 다리가 시고 힘없다. 몽정, 유정, 수면 중 식은땀, 다한증, 입과 목이 마름증, 갈증 등

■ 다른 병에 활용해도 될까?

만성신염, 만성간염, 불임증, 재생 불량 성 빈혈, 허리근육 줄어듦, 신경쇠약 등

■ 주의해야 할 사항은?

비위가 허약하거나, 설사, 또는 가래가 많은 자는 복용을 피한다.

마음대로 복용해서는 안 되며 의사 처방 후 사용해야 한다.

| 약초의 효능과 성미 |

 토사자 자양성 강장약으로서 양위, 요슬동통, 유정, 소갈, 뇨혈, 목암 등 증상에 응용한다. 맛은 달고 맵다. 성질은 평하다. 간경, 신경에 귀경한다.

 산수유 자양, 강장, 수렴제로서 임포텐츠, 유정, 월경 과다 증세에 이용된다. 맛은 시고 떫다. 성질은 약간 따뜻하다. 간경, 신경에 귀경한다.

 산약 자양강장, 거담, 지사제로서 소갈, 허로해수, 유정, 대하, 소변빈수 등 증세에 이용된다. 맛은 달다. 성질은 평하다. 비경, 폐경, 신경에 귀경한다.

 구기자 강장약으서 현기증, 다루, 소갈, 영양불량성 안질, 당뇨병에 이용된다. 맛은 달다. 성질은 평하다. 간경, 신경, 폐경에 귀경한다.

 숙지황 간신을 자양하고 보익하며 혈을 기르고 허를 보하며 골수를 메우는 효능을 가진 약재이다. 맛은 달다. 성질은 약간 따뜻하다. 간경, 신경에 귀경한다.

 구판교 혈액생성을 돕고 허리와 다리가 시리고 아플 때 쓴다. 맛은 짜고 달다. 성질은 약간 차다. 간경, 신경, 심경에 귀경한다.

 우슬 관절이나 통증에 효능이 있고 피가 뭉친 어혈을 풀어준다. 뿌리는 이뇨작용을 도와 부종을 막아 준다. 맛은 쓰고 시다. 성질은 평하다. 간경, 신경에 귀경한다.

 녹각 지혈반응이 높고, 정력 부족, 신체 허약, 자궁출혈에 효능이 있다. 맛은 달고 짜다. 성질은 따뜻하다. 간경, 신경에 귀경한다.

 한방용어사전

• 감증(疳症) : 비위의 운화運化가 제대로 이루어지지 않아 생기는 만성 영양장애성慢性 營養障碍性 병증.
• 갑상선기능 항진증(甲狀腺機能 亢進症) : 갑상선에 분비되는 호르몬이 어떠한 원인에 의해 과다 분비되어 갑상선 중독증甲을 일으키는 상태.

간신음허로 기가 울체되어 가슴이 답답하고 어지럽고 눈앞이
아찔한 데 쓴다.

일관전 [一貫煎]

고적출처 : 속명의류안

준비할 약재

| 맥문동9g | 구기자9g | 당귀9g | 생지황18g | 천련자4.5g | 사삼9g |

| 이렇게 만들어요 |

• 위의 약을 1첩으로 하여 약제에 적당량의 물을 부어 달여서, 아침, 저녁으로 식후에 복용한다.

■ 어느 곳에 좋을까?

진액을 생기게 하며, 간 울체 을 풀어준다.

■ 주요치료

장 신장 음허와 간기가 편하지 못한 것을 치료한다.

■ 주요증상은 무엇일까?

가슴 옆구리 통증, 입이 쓰고, 신물 넘어옴, 입과 목이 마름, 고환이나 음낭이 붓고 늘어져 아
픈 증상 등

■ 다른 병에 활용해도 될까?

만성 간염, 위궤양, 만성 위염, 신경쇠약증 등 때 쓸 수 있다.

■ 주의해야 할 사항은?

특별한 것은 없으나 의사 처방 후에 사용하도록 한다.

| 약초의 효능과 성미 |

 생지황 몸의 열을 내리고 진정시켜주고 혈액순환 개선, 혈당 조절 효능을 지니고 있다. 성질은 차다. 심경, 간경, 신경에 귀경한다.

 당귀 온성의 구어혈, 진정, 진통, 강장약으로서 빈혈증, 월경불순 등에 이용된다. 맛은 달고 맵다. 성질은 따뜻하다. 간경, 심경, 비경에 귀경한다.

 맥문동 진해, 거담, 강장약으로서 조해토혈, 구건조갈, 변비 등의 증세에 이용한다. 맛은 달고 약간 쓰다. 성질은 약간 차다. 심경, 비경, 위경에 귀경한다.

 구기자 강장약으로 현기증, 다루, 소갈, 영양불량성 안질, 당뇨병 등에 이용된다. 맛은 달다. 성질은 평하다. 간경, 신경, 폐경에 귀경한다.

 사삼 중풍, 폐결핵, 폐암, 폐렴, 기관지염, 가래, 기침, 안면신경마비에 효과가 뛰어나다. 맛은 달다. 성질은 약간 차다. 폐경, 위경에 귀경한다.

 천련자 구충, 진통, 수렴제로서 심복통, 산기, 충적, 복통 증세에 이용한다. 맛은 쓰다. 성질은 차다. 독이 조금 있다. 간경, 위경, 방광경, 소장경에 귀경한다.

 한방용어사전

• 강근골(强筋骨) : 근골을 강하게 하는 효능.
• 강기거담(降氣祛痰) : 솟구치는 기를 아래로 내려 담을 삭이는 효능.
• 강기온중(降氣溫中) : 기를 내리고 속을 따뜻하게 하는 효능.

월경 장애, 불임증, 갱년기장애, 자율 신경 부조화증, 해산하기 전과
해산한 뒤에 생긴 병 등에 쓸 수 있다.

사물탕 [四物湯]

고적출처 : 태평혜민화제국방

준비할 약재

당귀9g   숙지황12g   작약9g   천궁6g

| 이렇게 만들어요 |

• 위의 약을 1첩으로 하여 약제에 적당량의 물을 부어 달여서, 아침, 저녁으로 식후에 복용한다.

■ 어느 곳에 좋을까?

혈을 보한다. 생리를 조절한다.

■ 어느 곳을 치료할까?

허혈로 인한, 어지럽고 눈이 침침함, 이명, 가슴 두근거리고 불안함, 얼굴색이 누렇고 입술과,
손톱이 광택이 없음, 생리불순, 생리통, 하혈 등 증상.

■ 다른 병에 활용해도 될까?

생리불순, 생리통, 기능성 자궁출혈, 소양증, 두드러기, 빈혈, 혈소판 감소성 자반(멍든것).

■ 주의해야 할 사항은?

음허성으로 열이 나고 생리가 많은 사람과 임신부는 복용 시 주의를 해야 한다.

마음대로 복용해서는 안 되며 의사 처방 후 사용해야 한다.

| 약초의 효능과 성미 |

 천궁 풍사를 제거해서 통증을 치료하고 월경통, 과소월경, 무월경 두통에 유효하다. 맛은 맵다. 성질은 따뜻하다. 간경, 담경, 심포경에 귀경한다.

 작약 월경을 고르게 하며 땀을 멈추게 하고 방광과 대소장을 이롭게 하는 효능이 있다. 맛은 시고 쓰다. 성질은 약간 차다. 간경 비경에 귀경한다.

 당귀 온성의 구어혈, 진정, 진통, 강장약으로서 빈혈증, 월경불순 등에 이용된다. 맛은 달고 맵다. 성질은 따뜻하다. 간경, 심경, 비경에 귀경한다.

 숙지황 간신을 자양하고 보익하며 혈을 기르고 허를 보하며 골수를 메우는 효능을 가진 약재이다. 맛은 달다. 성질은 약간 따뜻하다. 간경, 신경에 귀경한다.

 한방용어사전

• 강기지구(降氣止嘔) : 기를 내려 구토를 멈추게 하는 효능.
• 강기평천(降氣平喘) : 기를 아래로 내려 천식을 거치게 함.
• 강심익지(强心益智) : 정신을 강하게 하고 기억력을 향상시켜 총명하게 함.

심비가 허하여 식욕이 부진하고 건망증, 불면증, 식은땀, 천식, 놀람 등
때 쓴다.

귀비탕 [歸脾湯]

고적출처 : 제생방

준비할 약재

 인삼6g
 당귀9g
 용안육12g
 백출9g
 황기2g
 복신9g
 산조인12g
 감초3g

 원지6g
 목향6g

| 이렇게 만들어요 |

• 목향은 나중에 넣어 약5~10분만 끓인다.
• 위의 약을 1첩으로 하여 약제에 생강5편, 대추1개를 추가하여 적당량의 물을 부어 달여서, 아침, 저녁으로 식후에 복용한다.

■ 어느 곳에 좋을까?

혈액을 나게 하고, 기를 돕는다. 비위를 튼튼히 하며, 심장을 안정시키고 튼튼히 한다.

■ 어느 곳을 치료할까?

심장 비장이 허하고, 기혈이 부족한 것을 치료한다.

■ 주요증상은 무엇일까?

가슴 두근거림, 생각이 많고, 건망증 불면증, 정신 피로, 힘이 없고, 수면 시 땀이 많음, 식욕부
진, 혈변, 혈뇨, 하혈, 생리주기가 너무 빠른 것, 생리량이 많고 색이 옅은 증상 등

■ 다른 병에 활용해도 될까?

심장 신경증, 신경쇠약증, 갑상선 기능 항진증 등 때 쓸 수 있다.

■ 주의해야 할 사항은?

특별한 것은 없으나 의사 처방 후에 사용하도록 한다.

| 약초의 효능과 성미 |

 목향 기와 혈을 소통시키며 진통작용을 하며, 방향성 건위작용과 거담작용을 한다. 맛은 맵고 쓰다. 성질은 따듯하다. 비경, 위경, 대장경, 담경에 귀경한다.

 백출 건위, 이뇨제로서 비허창만, 설사, 수음, 담음, 자한, 부종, 태기, 소변불리, 불안 등 증세에 이용된다. 맛은 달고 쓰다. 성질은 약간 따뜻하다.

 원지 진정, 거담, 항염증제로서 경계건망, 한담해수, 옹종 등에 이용한다. 맛은 맵고 쓰다. 성질은 약간 따뜻하다. 심경, 폐경에 귀경한다.

 산조인 강장성 진정약으로서 실면, 번조 불안 증상에 응용한다. 맛은 달다. 성질은 평하다. 심경, 간경에 귀경한다.

 감초 감초를 구운 것으로 기와 혈을 길러주며 비를 보하고 기를 길러 혈을 보하고 정신을 편안하게 한다. 맛은 달고, 성질은 평하다.

 용안육 진정, 지양강장제로서 허로, 불면, 건망, 경계 등 증세에 이용된다. 맛은 달다. 성질은 따뜻하다. 심경, 비경에 귀경한다.

 복신 영심, 안신, 이수의 효능이 있다. 심허경계, 건망, 실면, 경간, 소변불리에 응용한다. 맛은 달다. 성질은 평하다. 심경에 귀경한다.

 황기 지한, 이뇨, 강장약으로서 지한, 빈혈, 소변불리 증세에 이용된다. 맛은 달다. 성질은 약간 따뜻하다. 폐경, 비경에 귀경한다.

 인삼 강장, 강심, 건위보정, 진정약으로 상용되고 병약자의 식욕부진 등에도 응용된다. 맛은 달고 약간 쓰다. 성질은 약간 따뜻하다. 비경, 담경, 폐경에 귀경한다.

 당귀 온성의 구어혈, 진정, 진통, 강장약으로서 빈혈증, 월경불순 등에 이용된다. 맛은 달고 맵다. 성질은 따뜻하다. 간경, 심경, 비경에 귀경한다.

 한방용어사전

• 강역(降逆) : 치솟는 기를 밑으로 내리는 효능.
• 강역지구(降逆止嘔) : 치솟는 기를 내리고 구토를 멈추게 하는 효능
• 강역평천(降逆平喘) : 치솟는 기를 내리고 천식을 가라앉히는 효능.

토하고 설사를 하며, 심하면 머리와 목이 아프고 땀이 나며 명치 아래
가 단단하고 아프며 음낭이 찬 데 쓴다.

감초탕 [甘草湯]

고적출처 : 상한론

준비할 약재

 계지9g

 인삼6g

 아교6g

 감초12g

 생강9g

 맥문동10g

 생지황50g

 화마인10g

 대조10개

| 이렇게 만들어요 |

• 위의 약을 1첩으로 하여 물에 달여서 먹는다.
• 승마별갑탕(升麻鼈甲湯)이라고도 한다.

■ 어느 곳에 좋을까?

기혈을 보한다. 음을 보하며 맥상을 회복시킨다.

■ 어느 곳을 치료할까?

기가 허하고 혈액이 약한 현상을 치료한다. 허약하고 기가 적음, 가슴이 뛰고 불안함, 변비 등
또는 허약하고 폐 기능 저하 현상을 치료한다.

■ 주요증상은 무엇일까?

가래 없는 건기침, 또는 가래에 피가 섞여 있는 것, 몸이 마름, 입과 혀가 마르는 증상 등

■ 다른 병에 활용해도 될까?

심률실상, 병독성 심근염, 관심병, 갑상선 기능 항진증, 풍습성 십장병, 신경쇠약.

■ 주의해야 할 사항은?

위장 허약자, 설사하는 사람은 복용을 금한다.

마음대로 복용해서는 안 되며 의사 처방 후 사용해야 한다.

| 약초의 효능과 성미 |

감초 감초를 구운 것으로 기와 혈을 길러주며 비를 보하고 기를 길러 혈을 보하고 정신을 편안하게 한다. 맛은 달고, 성질은 평하다.

화마인 건조한 것을 촉촉하게 해주고 활장, 혈액순환을 촉진시키는 효능이 있다. 맛은 달다. 성질은 평하다. 비경, 위경, 대장경에 귀경한다.

생강 진저롤 성분이 혈액순환을 활성화하고 동맥경화나 고혈압을 예방한다. 맛은 맵다. 성질은 약간 따뜻하다. 폐경, 비경, 위경에 귀경한다.

인삼 강장, 강심, 건위보정, 진정약으로 상용되고 병약자의 식욕부진 등에 응용된다. 맛은 달고 약간 쓰다. 성질은 약간 따뜻하다. 비경, 담경, 폐경에 귀경한다.

아교 자양강장, 지혈약 으로서 허로해수, 폐위토농, 음허혈소, 빈혈, 출혈성질환 등에 응용한다. 맛은 달다. 성질은 평하다. 폐경, 간경, 신경에 귀경한다.

계지 중풍이나 기혈이 뒤틀리고 막혀 오는 마비 증상들에 활용된 약초이다. 맛은 달고 맵다. 성질은 따뜻하다. 심경, 폐경, 방광경에 귀경한다.

대조 비위를 조화롭게 보하고 진액을 보충하며 약재의 독성을 줄이는 효능이 있다. 맛은 달고, 성질은 따뜻하다. 비경, 위경에 귀경한다.

맥문동 진해, 거담, 강장약으로서 변비 등의 증세에 이용한다. 맛은 달고 약간 쓰다. 성질은 약간 차다. 심경, 비경, 위경에 귀경한다.

생지황 몸의 열을 내리고 진정시켜주고 혈액순환 개선, 혈당 조절 효능을 지니고 있다. 성질은 차다. 심경, 간경, 신경에 귀경한다.

한방용어사전

• 강역하기(降逆下氣) : 폐, 위의 기가 거슬러 오르는 것을 아래로 내리는 효능.
• 강음익정(强陰益精) : 음기를 강하게 하여 정력을 도움.
• 강장(强壯) : 근골을 강하게 하고 혈기를 왕성하게 함.

심혈부족으로 가슴이 두근거리고 잠을 깊이 들지 못하는데, 건망증이
생기는 데 쓴다.

양심탕 [養心湯]

고적출처 : 증치준승

준비할 약재

 황기9g
 천궁9g
 복신9g
 백자인6g
 원지6g
 반하9g
 복령9g
 당귀9g

 산조인6g
 육계6g
오미자6g
 생강3g
 인삼6g
 감초3g
 대조3개

| 이렇게 만들어요 |

• 위의 약을 1첩으로 하여 약제에 적당량의 물을 부어 달여서, 아침, 저녁으로 식후에 복용한다.

■ 어느 곳에 좋을까?

기혈을 보 한다. 심신을 안정시킨다.

■ 어느 곳을 치료할까?

기혈부족, 심신불안, 건망증, 불면증, 꿈많은것, 정신피로, 가슴이 뛰고 불안함, 무력감

■ 주요증상은 무엇일까?

신경증, 심장신경증 등에 쓸 수 있다.

다른 병에 활용해도 될까?

신경쇠약, 건망증, 불면증, 꿈 많은 증상, 가슴이 뛰고 불안감에 사용한다.

■ 주의해야 할 사항은?

특별한 것은 없으나 의사 처방 후에 사용하도록 한다.

| 약초의 효능과 성미 |

 황기 지한, 이뇨, 강장약으로서 자한, 빈혈, 소변불리 증세에 이용된다. 맛은 달다. 성질은 약간 따뜻하다. 폐경, 비경에 귀경한다.

 오미자 폐 질환에 의한 기침, 유정, 음위, 식은땀, 입안이 마르는 증세 등이다. 맛은 맵다. 성질은 따뜻하다. 폐경, 심경, 신경에 귀경한다.

 산조인 강장성 진정약으로서 실면, 번조 불안 증상에 응용한다. 맛은 달다. 성질은 평하다. 심경, 간경에 귀경한다.

 천궁 풍사를 제거해서 통증을 치료하고 월경통, 과소월경, 무월경 두통에 유효하다. 맛은 맵다. 성질은 따뜻하다. 간경, 담경, 심포경에 귀경한다.

 백자인 오랫동안 복용하면 안색이 좋아지고 늙지도 않으며 몸이 가벼워져서 수명이 늘어난다. 맛은 달다. 성질은 평하다. 심경, 신경, 대장경에 귀경한다.

 반하 위장의 담음을 치료한다. 맛은 쓰고 맵다. 성질은 평하다. 비경, 위경, 폐경에 귀경한다.

 생강 진저롤 성분이 혈액순환을 활성화고 동맥경화나 고혈압을 예방한다. 맛은 맵다. 성질은 약간 따뜻하다. 폐경, 비경, 위경에 귀경한다.

 육계 원기를 보하고 비위를 따뜻하게 하며 혈액순환을 촉진 시킨다. 맛은 달고 맵다. 성질은 아주 열성이다. 신경, 비경, 심경, 간경에 귀경한다.

 대조 비위를 조화롭게 보하고 진액을 보충하며 약재의 독성을 줄이는 효능이 있다. 맛은 달고, 성질은 따뜻하다. 비경, 위경에 귀경한다.

 인삼 강장, 강심, 건위보정, 진정약으로 상용되고 병약자의 식욕부진 등에도 응용된다. 맛은 달고 약간 쓰다. 성질은 약간따뜻하다.

 원지 진정, 거담, 항염증제로서 경계건망, 한담해수, 옹종 등에 이용한다. 맛은 맵고 쓰다. 성질은 약간 따뜻하다. 심경, 폐경에 귀경한다.

 당귀 온성의 구어혈, 진정, 진통, 강장약으로서 빈혈증, 월경불순 등에 이용된다. 맛은 달고 맵다. 성질은 따뜻하다. 간경, 심경, 비경에 귀경한다.

 복신 영심, 안신, 이수의 효능이 있다. 심허경계, 건망, 실면, 경간, 소변불리에 응용한다. 맛은 달다. 성질은 평하다. 심경에 귀경한다.

 복령 강장, 이뇨, 진정 등에 효능이 있어 신장병, 방광염, 요도염에 이용한다. 맛은 달고 담백하다. 성질은 평하다. 심경 비경 신경에 귀경한다.

 감초 감초를 구운 것으로 기와 혈을 길러주며 비를 보하고 기를 길러 혈을 보하고 정신을 편안하게 한다. 맛은 달고, 성질은 평하다.

기혈 부족으로 얼굴빛이 희고 누르스름하며 가슴이 두근거리고
잘 놀라며 온몸이 노곤하고 입맛이 없는데 쓴다.

팔진탕 [八物湯]

준비할 약재

 인삼9g
 백출9g
 복령9g
 당귀9g
 천궁9g
 작약9g
 숙지황9g
 감초5g

 생강3편
 대조5개

| 이렇게 만들어요 |

• 위의 약을 1첩으로 하여 약제에 적당량의 물을 부어 달여서, 아침, 저녁으로 식후에 복용한다.

■ 어느 곳에 좋을까?

기혈을 보하고, 기혈 양허 증상을 풀어준다.

■ 어느 곳을 치료할까?

기혈 양허증을 치료한다.

■ 주요증상은 무엇일까?

얼굴색이 창백하고 누렇다. 머리가 어지럽고 눈이 침침하다. 손발을 움직이기 싫어함, 말하기 귀찮아함, 가슴이 두근거리고 불안함, 식욕부진, 불면증, 생리불순 등

■ 주요증상은 무엇일까?

빈혈, 월경 장애, 기능성 자궁 출혈, 만성 소모성 질환 등 때 쓸 수 있다.

■ 다른 병에 활용해도 될까?

각종 병치레 후 허약함, 만성병, 생리불순, 빈혈 등

■ 주의해야 할 사항은?

특별한 것은 없으나 의사 처방 후에 사용하도록 한다.

| 약초의 효능과 성미 |

 숙지황 간신을 자양하고 보익하며 혈을 기르고 허를 보하며 골수를 메우는 효능을 가진 약재이다. 맛은 달다. 성질은 약간 따뜻하다. 간경, 신경에 귀경한다.

 천궁 풍사를 제거해서 통증을 치료하고 월경통, 과소월경, 무월경 두통에 유효하다. 맛은 맵다. 성질은 따뜻하다. 간경, 담경, 심포경에 귀경한다.

 당귀 온성의 구어혈, 진정, 진통, 강장약으로서 빈혈증, 월경불순 등에 이용된다. 맛은 달고 맵다. 성질은 따뜻하다. 간경, 심경, 비경에 귀경한다.

 생강 진저롤 성분이 혈액순환을 활성화하고 동맥경화나 고혈압을 예방한다. 맛은 맵다. 성질은 약간 따뜻하다. 폐경, 비경, 위경에 귀경한다.

 백출 비허창만, 설사, 수음, 담음, 지한, 부종, 태기, 소변불리, 불안 등 증세에 이용된다. 맛은 달고 쓰다. 성질은 약간 따뜻하다. 비경, 위경에 귀경한다.

 대조 비위를 조화롭게 보하고 진액을 보충하며 약재의 독성을 줄이는 효능이 있다. 맛은 달고, 성질은 따뜻하다. 비경, 위경에 귀경한다.

 작약 월경을 고르게 하며 땀을 멈추게 하고 방광과 대소장을 이롭게 하는 효능이 있다. 맛은 시고 쓰다. 성질은 약간 차다. 간경 비경에 귀경한다.

 복령 강장, 이뇨, 진정 등에 효능이 있어 신장병, 방광염, 요도염에 이용한다. 맛은 달고 담백하다. 성질은 평하다. 심경 비경 신경에 귀경한다.

 감초 감초를 구운 것으로 기와 혈을 길러주며 비를 보하고 기를 길러 혈을 보하고 정신을 편안하게 한다. 맛은 달고, 성질은 평하다.

 인삼 강장, 강심, 건위보정, 진정약으로 상용되고 병약자의 식욕부진 등에도 응용된다. 맛은 달고 약간 쓰다. 성질은 약간 따뜻하다. 비경, 담경, 폐경에 귀경한다.

 한방용어사전

• 강즙초(薑汁炒) : 약제를 생강즙에 담갔다가 볶음.
• 강혈당(降血糖) : 혈당을 내리는 효능.
• 강혈압(降血壓) : 혈압을 내리는 효능.

기혈부족으로 몸이 허약하고 기운이 없으며 때로 기침을 하고
땀을 흘리며 식욕이 부진하고 소화가 안 되는 데 쓴다.

십전대보탕

고적출처 : 태평혜민화제국방

준비할 약재

 인삼6g

 백출9g

복령9g

 감초3g

 당귀9g

 작약9g

 천궁6g

 육계3g

 숙지황12g

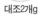 황기12g

대조2개g

 생강3편

| 이렇게 만들어요 |

• 십보탕, 십전산이라고도 한다.
• 위의 약을 1첩으로 하여 약제에 적당량의 물을 부어 달여서, 아침, 저녁으로 식후에 복용한다.

■ 어느 곳에 좋을까?

기혈을 보한다.

■ 어느 곳을 치료할까?

기혈부족, 허약성 기침, 식욕부진, 허리 무릎에 힘이없음, 유정, 피부 부스럼, 하혈, 상처가 아
물지않을때, 생리불순 등 증상.

■ 주요증상은 무엇일까?

철부족성 빈혈, 병이 나은 뒤, 만성 소모성 질병, 만성 소화기 질병 등에 쓸 수 있다.

■ 다른 병에 활용해도 될까?

병치레 후 허약, 빈혈, 백혈병, 생리불순 등

■ 주의해야 할 사항은?

실열이 많거나, 음허성 허열이 있을 때 복용을 금한다.

마음대로 복용해서는 안 되며 의사 처방 후 사용해야 한다.

| 약초의 효능과 성미 |

 육계 원기를 보하고 비위를 따뜻하게 하며 혈액순환을 촉진 시킨다. 맛은 달고 맵다. 성질은 아주 열성이다. 신경, 비경, 심경, 간경에 귀경한다.

 황기 지한, 이뇨, 강장약으로서 자한, 빈혈, 소변불리 증세에 이용된다. 맛은 달다. 성질은 약간 따뜻하다. 폐경, 비경에 귀경한다.

 대조 비위를 조화롭게 보하고 진액을 보충하며 약재의 독성을 줄이는 효능이 있다. 맛은 달고, 성질은 따뜻하다. 비경, 위경에 귀경한다.

 당귀 온성의 구어혈, 진정, 진통, 강장약으로서 빈혈증, 월경불순 등에 이용된다. 맛은 달고 맵다. 성질은 따뜻하다. 간경, 심경, 비경에 귀경한다.

 복령 강장, 이뇨, 진정 등에 효능이 있어 신장병, 방광염, 요도염에 이용한다. 맛은 달고 담백하다. 성질은 평하다. 심경 비경 신경에 귀경한다.

 백출 건위, 이뇨제로서 비허창만, 설사, 소변불리, 불안 증세에 이용된다. 맛은 달고 쓰다. 성질은 약간 따뜻하다. 비경, 위경에 귀경한다.

 숙지황 간신을 자양하고 보익하며 혈을 기르고 허를 보하며 골수를 메우는 효능을 가졌다. 맛은 달다. 성질은 약간 따뜻하다. 간경, 신경에 귀경한다.

 인삼 강장, 강심, 건위보정, 진정약으로 상용되고 병약자의 식욕부진 등에도 응용된다. 맛은 달고 약간 쓰다. 성질은 약간 따뜻하다.

 천궁 풍사를 제거해서 통증을 치료하고 월경통, 과소월경, 무월경 두통에 유효하다. 맛은 맵다. 성질은 따뜻하다. 간경, 담경, 심포경에 귀경한다.

 작약 월경을 고르게 하며 땀을 멈추게 하고 방광과 대소장을 이롭게 하는 효능이 있다. 맛은 시고 쓰다. 성질은 약간 차다. 간경 비경에 귀경한다.

 생강 진저롤성분이 혈액순환을 활성화해 몸과 신체 내부가 따뜻해지고, 동맥경화나 고혈압 등에 효과적이다. 맛은 맵다. 성질은 약간 따뜻하다.

 감초 감초를 구운 것으로 기와 혈을 길러주며 비를 보하고 기를 길러 정신을 편안하게 한다. 맛은 달고, 성질은 평하다. 심경, 폐경, 비경, 위경에 귀경한다.

 한방용어사전

• 강화윤조(降火潤燥) : 화火를 내리고 건조한 것을 촉촉하게 하는 효능.
• 개규(開竅) : 9규九竅를 열어 사기邪氣나 심규心竅를 막아 정신이 혼미昏迷한 것을 치료하는 방법. 주로 열을 내리거나 담을 없애거나 한寒을 없애서 치료함.
• 개규성신(開竅醒神) : 9규九竅를 열어주고 정신을 깨우는 효능

기혈 부족으로 몸이 여위고 숨결이 잦고 식욕이 부진하며 추위를 타고 꿈이 많고 잠을 이루지 못하는 데 쓴다.

인삼양영탕

고적출처 : 태평혜민화제국방

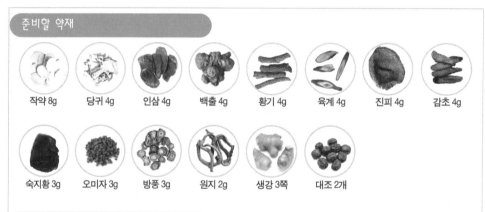

| 작약 8g | 당귀 4g | 인삼 4g | 백출 4g | 황기 4g | 육계 4g | 진피 4g | 감초 4g |
| 숙지황 3g | 오미자 3g | 방풍 3g | 원지 2g | 생강 3쪽 | 대조 2개 | | |

| 이렇게 만들어요 |

• 위의 약을 1첩으로 하여 물에 달여서 먹는다.
• 몹시 허약하면 꿀로 환제를 만들어 늘 먹어도 좋다.

■ 어느 곳에 좋을까?

기를 돕고 혈을 보한다. 심신을 편안하게 하고 튼튼하게 한다.

■ 어느 곳을 치료할까?

기혈부족, 호흡이 적을 때, 음식 맛을 모를 때, 놀라 두근거림, 건망증, 목과 입술이 마를 때, 허리가 시고 등 통증, 탈모, 사지무력증 등

■ 주요증상은 무엇일까?

여러 가지 만성 소모성 질병, 자율 신경 부조화증에 쓸 수 있다. 병이 나은 뒤 몸이 허약할 때

보약으로도 쓰인다.

■ 다른 병에 활용해도 될까?

빈혈, 심률불규칙, 불면증, 영양실조, 신경 관능증 등

■ 주의해야 할 사항은?

풍한, 풍열형 감기, 소화불량, 가슴이 답답하고 손발을 움직이는 증상의 사람은 복용하지 않는다.

마음대로 복용해서는 안 되며 의사 처방 후 사용해야 한다.

기혈약

| 약초의 효능과 성미 |

대조 비위를 조화롭게 보하고 진액을 보충하며 약재의 독성을 줄이는 효능이 있다. 맛은 달고, 성질은 따뜻하다. 비경, 위경에 귀경한다.

육계 원기를 보하고 비위를 따뜻하게 하며 혈액순환을 촉진 시킨다. 맛은 달고 맵다. 성질은 아주 열성이다. 신경, 비경, 심경, 간경에 귀경한다.

숙지황 간신을 자양하고 보익하며 혈을 기르고 허를 보하며 골수를 메우는 효능을 가진 약재이다. 맛은 달다. 성질은 약간 따뜻하다. 간경, 신경에 귀경한다.

원지 진정, 거담, 항염증제로서 경계건망, 한담해수, 옹종 등에 이용한다. 맛은 맵고 쓰다. 성질은 약간 따뜻하다. 심경, 폐경에 귀경한다.

백출 건위, 이뇨제로 부종, 태기, 소변불리, 불안 증세에 이용된다. 맛은 달고 쓰다. 성질은 약간 따뜻하다. 비경, 위경에 귀경한다.

작약 월경을 고르게 하며 땀을 멈추게 하고 방광과 대소장을 이롭게 하는 효능이 있다. 맛은 시고 쓰다. 성질은 약간 차다. 간경 비경에 귀경한다.

황기 지한, 이뇨, 강장약으로서 자한, 빈혈, 소변불리 증세에 이용된다. 맛은 달다. 성질은 약간 따뜻하다. 폐경, 비경에 귀경한다.

인삼 강장, 강심, 건위보정, 진정약으로 상용되고 병약자의 식욕부진 등에도 응용된다. 맛은 달고 약간 쓰다. 성질은 약간 따뜻하다.

오미자 폐 질병환에 의한 기침, 유정, 음위, 식은땀, 입안이 마르는 증세이다. 맛은 맵다. 성질은 따뜻하다. 폐경, 심경, 신경에 귀경한다.

진피 열을 내리고 습을 말리는 효능이 있어 이질, 대하, 다래끼, 안구충혈, 동통, 해수, 천식에 쓰이며 진해거담 작용을 한다. 맛은 쓰고 맵다. 성질은 따뜻하다.

당귀 온성의 구어혈, 진정, 진통, 강장약으로서 빈혈증, 월경불순 등에 이용된다. 맛은 달고 맵다. 성질은 따뜻하다. 간경, 심경, 비경에 귀경한다.

방풍

생강 진저롤 성분이 혈액순환을 활성화해 몸과 신체 내부가 따뜻해지고, 동맥경화나 고혈압 등에 효과적이다. 맛은 맵다. 성질은 약간 따뜻하다.

감초 감초를 구운 것으로 기와 혈을 길러주며 비를 보하고 기를 길러 정신을 편안하게 한다. 맛은 달고, 성질은 평하다. 심경, 폐경, 비경, 위경에 귀경한다.

기와 혈이 모두 허한 병증을 보하는 약

87

기혈 부족으로 머리털이 빠지거나 일찍 희어지며 팔다리가 노곤한 데,
유정, 방광염, 노인의 소갈등에 쓴다.

칠보미염단

고적출처 : 의방집해

준비할 약재

| 하수오18g | 복령18g | 토사자9g | 우슬9g | 보골지6g | 당귀9g | 구기자9g |

| 이렇게 만들어요 |

• 약제에 적당량의 물을 부어 달여서, 아침, 저녁으로 식후에 복용한다.

• 위의 약을 가루 내어 바짝 끓여서 정제한 벌꿀에 반죽하여 5g 되게 환약을 만든다.

• 한 번에 3환씩 하루 3번 먹는데, 아침에는 데운 술로 먹고 점심에는 생강 달인 물로 먹으며 저녁에는 연한 소금물로 먹는다.

■ 어느 곳에 좋을까?

간 신장의 진액을 보한다. 머리를 검게 한다. 근육과 뼈를 튼튼히 한다.

■ 어느 곳을 치료할까?

간장 신장 음허현상을 치료한다.

■ 주요증상은 무엇일까?

머리카락과 수염이 일찍 희어 지는 증상, 치아 흔들림, 몽정 유정, 허리 무릎이 시고 약한 증
상 등에 사용한다.

■ 다른 병에 활용해도 될까?

머리카락과 수염이 일찍 하얘지는 증상, 유정, 어지럽고 눈이 침침함, 이명, 몸이 마르고 힘없음, 건망증, 신경쇠약, 유뇨 등

■ 주의해야 할 사항은?

특별한 것은 없으나 의사 처방 후에 사용하도록 한다.

| 약초의 효능과 성미 |

 하수오 강장, 강정, 보혈, 사하제로서 정혈부족, 요슬동통, 유정, 대하, 백모등에 이용한다. 맛은 달고 쓰고 떫다. 성질은 약간 따뜻하다. 간경, 신경에 귀경한다.

 복령 강장, 이뇨, 진정 등에 효능이 있어 신장병, 방광염, 요도염에 이용한다. 맛은 달고 담백하다. 성질은 평하다. 심경 비경 신경에 귀경한다.

 우슬 절아나 통증에 효능이 있고 피가 뭉친 어혈을 풀어준다. 뿌리는 이뇨작용을 도와 부종을 막아 준다. 맛은 쓰고 시다. 성질은 평하다. 간경, 신경에 귀경한다.

 구기자 강장약으로 현기증, 다루, 소갈, 영양불량성 안질, 당뇨병 등에 이용된다. 맛은 달다. 성질은 평하다. 간경, 신경, 폐경에 귀경한다.

 당귀 온성의 구어혈, 진정, 진통, 강장약으로서 빈혈증, 월경불순 등에 이용된다. 맛은 달고 맵다. 성질은 따뜻하다. 간경, 심경, 비경에 귀경한다.

 토사자 자양성 강장약으로서 양위, 요슬동통, 유정, 소갈, 뇨혈, 목암 등 증상에 응용한다. 맛은 달고 맵다. 성질은 평하다. 간경, 신경에 귀경한다.

 보골지 흥분 강장약으로 비신허한, 냉사, 유뇨, 요슬냉통, 소변빈수, 양위등 증상에 응용한다. 맛은 맵고 쓰다. 성질은 아주 따뜻하다. 신경, 비경에 귀경한다.

 한방용어사전

• 개규청신(開竅淸神) : 9규九竅를 열어주고 정신을 맑게 하는 효능.
• 개규활담(開竅豁痰) : 9규九竅를 열어 담을 나누어 없애는 효능.
• 개선충창(疥癬蟲瘡) : 옴 벌레에 의해 생긴 창양瘡瘍.

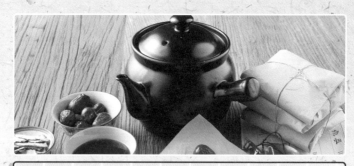

해표약

땀을 나게 하여 치료하는 약으로 해표제는 대부분 맵고 발산시키고 땀을 나게 하는 약물로 되어 있다. 땀을 나게 하고 피부와 살을 풀어주고 발진을 순조롭게 나오게 하는 작용을 한다.

오한 발열, 두통, 목의강직, 전신 산통, 목마르지 않음 등

두통, 땀이 나고 찬 바람을 약간 싫어하고 갈증, 인후통, 기침 등

음양부족, 혈액 부족으로 기를 돕고 혈액을 나게 한다.

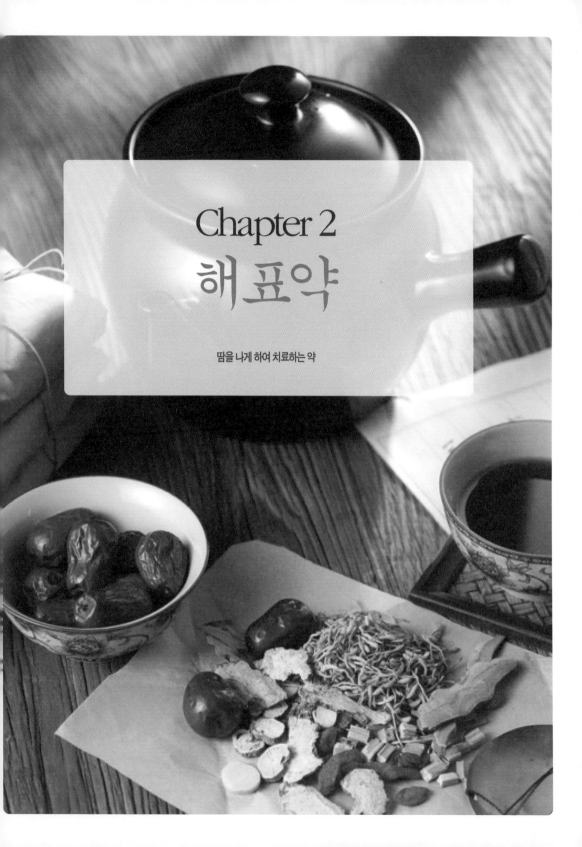

Chapter 2
해표약

땀을 나게 하여 치료하는 약

오슬오슬 춥고 열이 나고 땀은 나지 않으면서 머리와 온 몸의 관절이 아프고 기침을 하며 숨이 찬 데 쓴다.

마황탕 [麻黃湯]

고적출처 : 상한론

준비할 약재

| 마황 12g | 계지 8g | 감초 2.4g | 행인 10알 | 생강 3쪽 | 총백 2대 |

| 이렇게 만들어요 |

• 마황은 마디를 제거하고 행인은 속껍질을 제거한다.

• 위의 약을 1첩으로 하여 물에 달여서 먹인다.

• 적당량의 물에 마황을 넣어 끓인 후 거품을 걷어낸 다음 다른 약제를 넣어 달인다.

• 약은 두 번 달인다. 약은 아침과 저녁으로 식후 30분 후 복용하며 복용 후 옷을 많이 입거나, 이불을 덮어 땀을 낸다.

■ 어느 곳에 좋을까?

땀을 나게 하고, 폐 속의 나쁜 기운을 발산시키며, 숨을 안정시킨다.

■ 어느 곳을 치료할까?

추위를 타며, 열이 나고 두통, 온몸 통증, 땀이 나지 않고 호흡곤란 등의 증상에 사용한다.

■ 다른 병에 활용해도 될까?

감기, 급성 기관지염, 류머티즘성 관절염 때 쓸 수 있다.

■ 주의해야 할 사항은?

의사 처방 후에 사용하도록 한다.

추위를 타고, 땀이 나는 감기, 허약 체질인 사람은 복용해서는 안 된다.

| 약초의 효능과 성미 |

감초 감초를 구운 것으로 기와 혈을 길러주며 비를 보하고 기를 길러 혈을 보하고 정신을 편안하게 한다. 맛은 달고, 성질은 평하다.

계지 몸속 기와 혈을 뚫어주어 중풍이나 기혈이 뒤틀리고 막혀 오는 마비 증상들에 활용된 약초이다. 맛은 달고 맵다. 성질은 따뜻하다.

생강 진저롤 성분이 혈액순환을 활성화하고 동맥경화나 고혈압을 예방한다. 맛은 맵다. 성질은 약간 따뜻하다. 폐경, 비경, 위경에 귀경한다.

행인 각종 해소, 천식, 기관지염, 인후염, 암종 등에 사용한다. 맛은 쓰고 성질은 약간 따뜻하며 약간의 독이 있다. 폐경, 대장경에 귀경한다.

마황 두통, 천식, 해수, 수종, 신체 상부 마비, 피부 마비, 충혈, 어혈에 쓰인다. 맛은 맵고 약간 쓰다. 성질은 따뜻하다. 폐경, 방광경에 귀경한다.

총백 감기에 땀을 내고 복부냉통, 소화불량, 사지냉증에 사용한다. 맛은 맵다. 성질은 따뜻하다. 폐경, 위경에 귀경한다.

한방용어사전

• 개울(開鬱) : 막힌 것을 열어주는 효능.
• 개울산결(開鬱散結) : 막힌 것을 열고 뭉친 것을 흩어지게 하는 효능.
• 개울성비(開鬱醒脾) : 막힌 것을 뚫어주고 비脾를 깨우는 효능.

코가 메고 기침을 하며 목이 쉬어 말을 못 하거나 머리가 아프고 어지러우며 팔다리가 오그라들고 노곤한 데 쓴다.

삼요탕 [三拗湯]

고적출처 : 태평혜민화제국방

준비할 약재

마황 6g

행인 6g,

감초 6g

생강 5쪽

| 이렇게 만들어요 |

• 위의 약을 1첩으로 하여 약제를 넣고, 생강 5편과 적당량의 물을 넣어 달여 아침, 저녁으로 식후에 복용한다.
• 복용 후 옷이나 이불을 덮어 땀을 낸다.

■ 어느 곳에 좋을까?

폐 속의 나쁜 기운을 발산시키고 날려 보낸다. 표증을 풀어준다.

■ 어느 곳을 치료할까?

감기, 코 막힘, 비음이 심할 때, 목소리가 변하고, 목이 잠길 때, 발음곤란, 가슴 답답함, 기침 등, 증상에 사용한다.

■ 다른 병에 활용해도 될까?

감기, 급성 기관지염, 기관지 천식 등에 쓸 수 있다.

■ 주의해야 할 사항은?

특별한 것은 없으나 의사 처방 후에 사용하도록 한다.

|약초의 효능과 성미|

감초 기와 혈을 길러주며 비를 보하고 기를 길러 혈을 보하고 정신을 편안하게 한다. 맛은 달고, 성질은 평하다. 심경, 폐경, 비경, 위경에 귀경한다.

행인 각종 해소, 천식, 기관지염, 급성간염, 인후염, 암종 등에 치료제로 사용한다. 맛은 쓰고 성질은 약간 따뜻하며 약간의 독이 있다.

마황 두통, 천식, 해수, 수종, 신체 상부 마비, 피부 마비, 충혈, 어혈에 쓰인다. 맛은 맵고 약간 쓰다. 성질은 따뜻하다. 폐경, 방광경에 귀경한다.

생강 진저롤 성분이 혈액순환을 활성화하고 동맥경화나 고혈압을 예방한다. 맛은 맵다. 성질은 약간 따뜻하다. 폐경, 비경, 위경에 귀경한다.

한방용어사전

- 개울폐기(開鬱肺氣) : 답답한 가슴을 풀어 헤쳐 폐기肺氣를 도우는 효능.
- 개위소식(開胃消食) : 위의 활동을 도와 식욕이 나게 하고 소화시키는 효능.
- 개위진식(開胃進食) : 위를 열어주어 음식이 잘 넘어가게 하는 효능.

숨이 차고 기침을 하며 코가 메고 목소리가 변한 데 쓴다.

화개산 [華蓋散]

고적출처 : 태평혜민화제국방

준비할 약재

마황 8g 적복령 4g 자소자 4g 진피 4g 상백피 4g 행인 4g 감초 2g 생강 3쪽

대조 2알

| 이렇게 만들어요 |

• 위의 약을 1첩으로 하여 물에 달여서 먹는다.

• 아침, 저녁으로 식후에 복용한다.

■ 어느 곳에 좋을까?

폐 속의 나쁜 기운을 발산시키고 날려 보낸다. 표증을 풀어준다. 가래를 잘 배출 시키고 기침을 멎게 한다.

■ 어느 곳을 치료할까?

풍한사가 폐에 침입했을 시, 기침, 가래배출 곤란, 증상에 사용한다.

■ 다른 병에 활용해도 될까?

감기, 독감, 기관지 천식, 만성기관지염, 가래, 기침 등에 사용한다.

■ 주의해야 할 사항은?

특별한 것은 없으나 의사 처방 후에 사용하도록 한다.

|약초의 효능과 성미|

진피 열을 내리고 습을 말리는 효능이 있어 천식에 쓰이며 진해거담 작용을 한다. 맛은 쓰고 맵다. 성질은 따듯하다. 비경 폐경에 귀경한다.

자소자 기가 위로 치밀어 오르는 것을 내리고 담을 제거하며 장을 소통시키는 효능이 있다. 맛은 맵다. 성질은 따뜻하다. 폐경 대장경에 귀경한다.

행인 각종 해소, 천식, 기관지염, 인후염, 암종 등에 사용한다. 맛은 쓰고 성질은 약간 따뜻하며 약간의 독이 있다. 폐경, 대장경에 귀경한다.

감초 감초를 구운 것으로 기와 혈을 길러주며 비를 보하고 기를 길러 정신을 편안하게 한다. 맛은 달고, 성질은 평하다.

대조 비위를 조화롭게 보하고 진액을 보충하며 약재의 독성을 줄이는 효능이 있다. 맛은 달고, 성질은 따뜻하다. 비경, 위경에 귀경한다.

상백피 상백피는 폐열로 인한 해수, 천식을 치료하며 혈압강하 작용이 있다. 맛은 달고, 성질은 차다. 폐경에 귀경한다.

복령 강장, 이뇨, 진정 등에 효능이 있어 신장병, 방광염, 요도염에 이용한다. 맛은 달고 담백하다. 성질은 평하다. 심경비경 신경에 귀경한다.

마황 두통, 천식, 해수, 수종, 신체 상부 마비, 피부 마비, 충혈, 어혈에 쓰인다. 맛은 맵고 약간 쓰다. 성질은 따뜻하다. 폐경, 방광경에 귀경한다.

생강 진저롤 성분이 혈액순환을 활성화하고 동맥경화나 고혈압을 예방한다. 맛은 맵다. 성질은 약간 따뜻하다. 폐경, 비경, 위경에 귀경한다.

한방용어사전

- 객담(喀痰) : 상기도上氣道에서 폐에 이르는 호흡기계 분비물로 기침과 함께 나오며 그 속에는 구강, 비강, 인두, 관, 기관지 등의 분비물이며 여기에는 폐포肺胞, 폐공동肺空洞의 내용물이 포함됨.
- 객담불상(喀痰不爽) : 객담喀痰이 있어 폐나 기관지가 시원치 않음.

열이 나고 머리가 아프며 때없이 저절로 땀이 나고 코가 메며 팔다리가
아픈 데 쓴다.

계지탕 [桂枝湯]

고적출처 : 상한론

준비할 약재

계지 12g　　백작약 8g　　감초 4g　　생강 3쪽　　대조 2개

| 이렇게 만들어요 |

• 위의 약을 1첩으로 하여 물에 달여서 빈속에 먹은 다음 따뜻한 죽을 먹고 땀을 낸다.

■ 어느 곳에 좋을까?

근육이 뭉친 통증을 풀어준다. 체표의 풍사를 제거한다. 체내의 영양과기의 조화를 이루어지
게 한다.

■ 어느 곳을 치료할까?

외감풍한, 표허증을 치료한다.(두통, 발열, 발한, 바람을 싫어하고, 토하지는 않는 구토증세,
입 마르지 않는 증상)

■ 다른 병에 활용해도 될까?

감기, 신경통, 류머티즘성 관절염, 자율 신경 실조증 등 때 쓸 수 있다.

■ 주의해야 할 사항은?

특별한 것은 없으나 의사 처방 후에 사용하도록 한다.

|약초의 효능과 성미|

계지 몸속 기와 혈을 뚫어주어 중풍이나 기혈이 뒤틀리고 막혀 오는 마비 증상들에 활용된 약초이다. 맛은 달고 맵다. 성질은 따뜻하다.

작약 월경을 고르게 하며 땀을 멈추게 하고 방광과 대소장을 이롭게 하는 효능이 있다. 맛은 시고 쓰다. 성질은 약간 차다. 간경 비경에 귀경한다.

대조 비위를 조화롭게 보하고 진액을 보충하며 약재의 독성을 줄이는 효능이 있다. 맛은 달고, 성질은 따뜻하다. 비경, 위경에 귀경한다.

생강 진저롤 성분이 혈액순환을 활성화하고 동맥경화나 고혈압을 예방한다. 맛은 맵다. 성질은 약간 따뜻하다. 폐경, 비경, 위경에 귀경한다.

감초 감초를 구운 것으로 기와 혈을 길러주며 비를 보하고 기를 길러 정신을 편안하게 한다. 맛은 달고, 성질은 평하다. 심경, 폐경, 비경, 위경에 귀경한다.

한방용어사전

• 객혈(喀血) : 혈액이나 혈액이 섞인 가래를 기침과 함께 배출되는 증상. 코피와 같은 출혈이나 위장관 출혈은 제외함.
• 거담개규(祛痰開竅) : 담을 제거하고 9규九竅를 열어주는 효능.
• 거담배농(祛痰排膿) : 담을 삭이고 농膿를 배출하는 효능.

머리가 아프고 목덜미가 뻣뻣하며 관절들이 아프고 열이 나며 입이 마르고 추우면서 땀이 나지 않는 데 쓴다.

구미강활탕

고적출처 : 차사난지

준비할 약재

 강활 6g
 방풍 6g
 창출 4.8g
 천궁 4.8g
 백지 4.8g
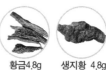 황금 4.8g
 생지황 4.8g
 세신 2g

 감초 2g
 생강 3쪽
 대조 2개
 총백 2대

| 이렇게 만들어요 |

• 강활충화탕이라고도 부른다.
• 위의 약을 1첩으로 하여 약제에 적당량의 물을 부어 달여, 아침, 저녁으로 식후에 복용한다.

■ 어느 곳에 좋을까?

땀을 나게 하고, 습을 제거하며, 몸속의 열을 내려준다.

■ 어느 곳을 치료할까?

풍, 한, 습사를 치료하고, 안으로 열이 쌓여 있는 것을 치료한다.

■ 주요증상은 무엇일까?

차가운 것을 싫어하고, 몸에 열이 나며, 땀이 나지 않고, 두통, 목 뻣뻣함, 사지통증, 입이 쓰고, 약간의 구갈 현상 등 증상

■ 다른 병에 활용해도 될까?

감기, 독감으로 인한 두통, 온몸 통증, 풍습성 관절염, 목의 통증, 사지 통증 등

■ 주의해야 할 사항은?

음기 부족, 체내진액 부족, 중기 부족자는 복용을 피한다.

의사 처방 후에 사용하도록 한다.

|약초의 효능과 성미|

창출
위장을 튼튼하게 하고 비만을 방지한다. 맛은 맵고 쓰다. 성질은 따뜻하다. 비경, 위경에 귀경한다.

세신 머리가 아프고 코가 막히고 열이 나며 가래, 기침이 나고 숨이 찰 때 쓴다. 맛은 맵다. 성질은 따뜻하다. 심경, 폐경, 간경, 신경에 귀경한다.

방풍 방풍은 땀을 나게 하고 열을 내려주며 진통시키는 작용을 한다. 맛은 맵고 달다. 성질은 약간 따뜻하다. 방광경, 간경, 비경에 귀경한다.

천궁 풍사를 제거해서 통증을 치료하고 월경통, 과소월경, 무월경 두통에 유효하다. 맛은 맵다. 성질은 따뜻하다. 간경, 담경, 심포경에 귀경한다.

강활 땀을 나게 하고 열을 내려주는 효능이 있으며 진경작용을 한다. 맛은 쓰고 맵다. 성질은 따뜻하다. 방광경, 간경, 신경에 귀경한다.

생강 진저롤 성분이 혈액순환을 활성화하고 동맥경화나 고혈압을 예방한다. 맛은 맵다. 성질은 약간 따뜻하다. 폐경, 비경, 위경에 귀경한다.

백지 감기로 두통이 심하거나 두통에 좋은 효능을 나타내며 치통에도 활용된다. 맛은 맵다. 성질은 따뜻하다. 폐경, 위경에 귀경한다.

감초 기와 혈을 길러주며 비를 보하고 기를 길러 혈을 보하고 정신을 편안하게 한다. 맛은 달고, 성질은 평하다. 심경, 폐경, 비경, 위경에 귀경한다.

황금 체내에 열이 과다하게 쌓여서 일어나는 안구충혈과 동통을 제거한다. 맛은 쓰다. 성질은 차다. 폐경, 담경, 위경, 대장경에 귀경한다.

생지황 몸의 열을 내리고 진정시켜주고 혈액순환 개선, 혈당 조절 효능을 지니고 있다. 성질은 차다. 심경, 간경, 신경에 귀경한다.

대조 비위를 조화롭게 보하고 진액을 보충하며 약재의 독성을 줄이는 효능이 있다. 맛은 달고, 성질은 따뜻하다. 비경, 위경에 귀경한다.

총백 감기에 땀을 내고 복부냉통, 소화불량, 사지냉증에 사용한다. 맛은 맵다. 성질은 따뜻하다. 폐경, 위경에 귀경한다.

한방용어사전

• 거담소적(祛痰消積) : 담을 제거하고 적積을 없애는 효능.
• 거담이규(祛痰利竅) : 거담통규祛痰通竅 담을 삭이고 9규九竅를 통하게 하는 효능.
• 거담이인(祛痰利咽) : 담을 삭이고 목구멍을 소통시켜 주는 효능.

춥고 열이 나며 기침을 하고 숨이 차며 거품이 섞인 가래가 나오고 구역질이 나며 윗배가 그득한 데 쓴다.

소청룡탕[小靑龍湯]

고적출처 : 상한론

준비할 약재

| 마황 6g | 백작약 6g | 오미자 6g | 반하 6g | 세신 4g | 건강 4g | 계지 4g | 자감초 4g |

이렇게 만들어요

- 위의 약을 1첩으로 하여 물에 달여서 먹는다.
- 적당량의 물에 마황을 넣어 끓인 후 거품을 걷어낸 다음 다른 약제를 넣어 달인다.
- 약은 두번 달인다.
- 약은 아침, 점심, 저녁으로 식후 30분 후 복용한다.

■ 어느 곳에 좋을까?

표중의 감기 증상을 낮게 하고, 체내의 한기를 풀어준다. 폐를 따뜻하게 하여 적체된 폐부의 수분을 풀어준다.

■ 어느 곳을 치료할까?

추위를 싫어하고, 몸에 열이 나고, 기침, 맑은 가래, 천식(심한 경우 누워 잠자지 못함), 을 치료한다.

■ 주요 증상

감기, 기관지염, 알러지성 비염, 늑막염, 신염 초기 등 때 쓸 수 있다.

■ 다른 병에 활용해도 될까?

감기, 기관지염, 알레르기성 비염, 늑막염, 신염 초기 등 때 쓸 수 있다.

■ 주의해야 할 사항은?

인후가 부은 통증, 체질 허약성 다한증, 고혈압, 임산부들은 조심해서 사용할 것.
의사 처방 후에 사용하도록 한다.

|약초의 효능과 성미|

계지 몸속 기와 혈을 뚫어주어 중풍이나 기혈이 뒤틀리고 막혀 오는 마비 증상들에 활용된 약초이다. 맛은 달고 맵다. 성질은 따뜻하다.

반하 한방에서는 거담, 진해 등의 효능이 있어 구토, 설사, 임신중의 구토에 사용한다. 맛은 맵다. 성질은 따뜻하다. 독이 있다.

작약 월경을 고르게 하며 땀을 멈추게 하고 방광과 대소장을 이롭게 하는 효능이 있다. 맛은 시고 쓰다. 성질은 약간 차다. 간경 비경에 귀경한다.

감초 감초를 구운 것으로 기와 혈을 길러주며 비를 보하고 기를 길러 정신을 편안하게 한다. 맛은 달고, 성질은 평하다.

건강 가슴과 배 부위가 냉기가 돌며 은은하게 통증이 있고 배가 차고 소화가 안 되며 구토, 설사를 하는 증상에 효과가 있다. 맛은 맵다.

오미자 폐 질환에 의한 기침, 유정, 음위, 식은땀, 입안이 마르는 증세 등이다. 맛은 맵다. 성질은 따뜻하다. 폐경, 심경, 신경에 귀경한다.

마황 두통, 천식, 해수, 수종, 신체상부 마비, 피부마비, 충혈, 어혈에 쓰인다. 맛은 맵고 약간 쓰다. 성질은 따뜻하다. 폐경, 방광경에 귀경한다.

세신 머리가 아프고 코가 막히고 열이 나며 가래, 기침이 나고 숨이 찰 때 쓴다. 맛은 맵다. 성질은 따뜻하다. 심경, 폐경, 간경, 신경에 귀경한다.

 한방용어사전

• 거담축음(祛痰逐飮) : 담을 삭이고 음사飮邪를 배출시키는 효능.
• 거담화음(祛痰化飮) : 담을 삭이고 몸 안의 수음水飮을 없앰.
• 거습건비(祛濕健脾) : 습기를 몰아내어 비장을 건강하게 하는 효능.

기침을 하고 숨이 차며 목에서 가래 끓는 소리가 나고 약간 묽은 가래가 나오는 데 쓴다.

사간마황탕

고적출처 : 금궤요략

준비할 약재

사간9g

관동화6g

자원6g

마황9g

세신3g

반하9g

오미자3g

생강9g

대조3개

| 이렇게 만들어요 |

• 적당량의 물에 마황을 넣어 끓인 후 거품을 걷어낸 다음 다른 약제를 넣어 달인다.

• 약은 두 번 달인다. 약은 아침, 점심, 저녁으로 식후 복용한다.

■ 어느 곳에 좋을까?

가래를 풀어주고, 폐기를 좋게 한다. 호흡을 부드럽게 하고, 기침을 멈추게 한다.

■ 어느 곳을 치료할까?

체내에 적체 되어 있는 담음과 기관지 기침으로 인한 호흡곤란을 치료한다.

■ 주요증상은 무엇일까?

목 속의 가래소리와 가래를 맑고 묽게 하고, 가슴 답답함을 치료한다.

■ 다른 병에 활용해도 될까?

기관지 천식 때 쓸 수 있다.

천식, 기관지염, 만성기관지염의 급성 발작 시 이용할 수 있다.

■ 주의해야 할 사항은?

특별한 것은 없으나 의사 처방 후에 사용하도록 한다.

| 약초의 효능과 성미 |

대조 비위를 조화롭게 보하고 진액을 보충하며 약재의 독성을 줄이는 효능이 있다. 맛은 달고, 성질은 따뜻하다. 비경, 위경에 귀경한다.

반하 한방에서는 거담, 진해 등의 효능이 있어 구토, 설사, 임신중의 구토에 사용한다. 맛은 맵다. 성질은 따뜻하다. 독이 있다.

세신 머리가 아프고 코가 막히고 열이 나며 가래, 기침이 나고 숨이 찰 때 쓴다. 맛은 맵다. 성질은 따뜻하다. 심경, 폐경, 간경, 신경에 귀경한다.

사간 인후염, 폐열로 인한 기침, 천식, 결핵성림프선염 초기에 쓰인다. 약리작용은 항바이러스작용, 혈압강하작용이 보고되었다. 맛은 맵다. 성질은 차다.

오미자 폐질환에 의한 기침, 유정, 음위, 식은땀, 입안이 마르는 증세 등이다. 맛은 맵다. 성질은 따뜻하다. 폐경, 심경, 신경에 귀경한다.

관동화 진해, 거담, 건위제로서 해수기천, 후비, 폐위, 소갈, 경간, 토혈 등 증세에 이용된다. 맛은 맵다. 성질은 따뜻하다. 폐경에 귀경한다.

생강 진저롤 성분이 혈액순환을 활성화하고 동맥경화나 고혈압을 예방한다. 맛은 맵다. 성질은 약간 따뜻하다. 폐경, 비경, 위경에 귀경한다.

마황 두통, 천식, 해수, 수종, 신체상부 마비, 피부마비, 충혈, 어혈에 쓰인다. 맛은 맵고 약간 쓰다. 성질은 따뜻하다. 폐경, 방광경에 귀경한다.

자원 진해, 거담, 배농, 소염성 이뇨약으로서 열담, 해수, 수종, 각기, 폐옹, 임병 등에 응용한다. 맛은 쓰고 맵다. 성질은 따뜻하다.

한방용어사전

• 거습염창(祛濕斂瘡) : 습기를 몰아내어 창양을 아물게 하는 효능.
• 거습지사(祛濕止瀉) : 습기를 몰아내어 설사를 멈추게 하는 효능.
• 거어지통(祛瘀止痛) : 어혈을 풀어 통증을 그치게 하는 효능.

기침을 하고 가래가 많으면서 잘 뱉어 지지 않으며 가슴이 답답하고 바람을 싫어하게 되고 머리가 아픈 데 쓴다.

지수산 [止嗽散]

고적출처 : 의학심오

준비할 약재

| 길경9g | 백부9g | 자원9g | 백전9g | 형개9g | 감초3g | 진피6g |

| 이렇게 만들어요 |

• 약제에 적당량의 물을 부어 달여, 아침, 저녁으로 식후에 복용한다.

■ 어느 곳에 좋을까?

가래를 풀어주고, 기침을 멎게 한다. 폐기를 좋게 한다.

■ 어느 곳을 치료할까?

만성기침, 가래가 잘 나오지 않을 때, 바람을 싫어하고, 몸에 열이 나고, 두통 등 증상을 치료한다.

■ 다른 병에 활용해도 될까?

감기, 기침, 가래를 뱉어내지 못할 때, 급, 만성기관지염의 증상 등에 사용한다.

■ 주의해야 할 사항은?

허약체질, 금액 부족 환자의 음허성 기침엔 사용해서는 안 된다.

의사 처방 후에 사용하도록 한다.

| 약초의 효능과 성미 |

 백부 기침을 멈추며 가래를 삭이는 작용이 있어 만성 기관지염에 좋은 효과를 보인다. 맛은 달고 쓰다. 성질은 평하다. 폐경에 귀경한다.

 감초 기와 혈을 길러주며 비를 보하고 기를 길러 혈을 보하고 정신을 편안하게 한다. 맛은 달고, 성질은 평하다. 심경, 폐경, 비경, 위경에 귀경한다.

 길경 가래가 있으면서 기침이 나며 숨이 찬 데, 가슴이 그득하고 아픈 데 쓴다. 맛은 쓰고 맵다. 성질은 평하다. 폐경에 귀경한다.

 백전 기를 하강시키고 담을 없애 해수, 천식, 찬 기침, 열 기침에 쓰며 감기 기침에 진해, 거담효능이 있다. 약리작용은 거담작용이 보고되었다. 맛은 맵고 달다.

 자원 진해, 거담, 배농, 소염성 이뇨약으로서 열담, 해수, 수종, 각기, 폐옹, 임병 등에 응용한다. 맛은 쓰고 맵다. 성질은 따뜻하다. 폐경에 귀경한다.

 형개 표사를 발산시키고 풍을 제거하고 혈을 조절하는 효능이 있다. 맛은 쓰고 맵다. 성질은 따뜻하다. 폐경, 간경에 귀경한다.

 진피 열을 내리고 습을 말리는 효능이 있어 천식에 쓰이며 진해거담 작용을 한다. 맛은 쓰고 맵다. 성질은 따뜻하다. 비경 폐경에 귀경한다.

 한방용어사전

• 거어통경(祛瘀通經) : 자궁 내부의 어혈을 제거시킴으로써 월경을 통(通)하게 하는 효능.

• 거제풍담(祛除風痰) : 풍담을 제거하는 효능.

• 거풍(祛風) : 몸의 풍기를 몰아내는 효능.

풍한감모로 땀은 나지 않고 오싹오싹 추우면서 열이 나고 머리가 아프
며 목덜미와 어깨 등이 당기며 아픈 데 쓴다.

갈근탕 [葛根湯]

고적출처 : 상한금궤방

준비할 약재

| 갈근8g | 지실 40g | 치자40g | 담두시40g | 감초 20g |

| 이렇게 만들어요 |

• 위의 약을 거칠게 가루 내어 한 번에 16g씩 생강 5쪽과 함께 물에 달여서 따뜻하게 하여 아무 때나 먹는다.

■ 어느 곳에 좋을까?

땀 배출 촉진, 표증을 제거하여 근육통 완화에 좋다.

■ 어느 곳을 치료할까?

풍한 치료, 경락, 기, 흐름이 원활하지 못할 때, 몸에 열이 나고, 추위를 타며, 땀이 나지 않고, 전신, 목, 어깨, 등, 통증, 설사 증상에 사용한다.

■ 다른 병에 활용해도 될까?

열이 심하여 피부에 붉은 반점이 생기는 양독 등에 쓴다.

■ 주의해야 할 사항은?

특별한 것은 없으나 의사 처방 후에 사용하도록 한다.

|약초의 효능과 성미|

갈근 양을 올려서 외감병초기 땀이 약간 나는 것과 홍역을 치료하며 설사를 멈추게 하고 가슴의 답답함과 갈증을 없애는 효능이 있다. 맛은 맵고 달다.

감초 감초를 구운 것으로 기와 혈을 길러주며 비를 보하고 기를 길러 정신을 편안하게 한다. 맛은 달고, 성질은 평하다.

치자 간기능 강화, 항산화, 항종양 작용이 있다. 맛은 쓰다. 성질은 차다. 심경, 폐경, 간경, 위경, 삼초경에 귀경한다.

담두시콩을 쪄서 발효시켜 가공한 것으로써 막히고 뭉친 것을 풀어주고, 해독하는 효능이 있다. 맛은 쓰다. 성질은 차다. 폐경, 위경에 귀경한다.

지실 가슴이나 복부가 그득한 증상을 치료한다. 맛은 쓰고 맵다. 성질은 약간 차다. 비경, 위경, 대장경에 귀경한다.

한방용어사전

• 거풍담(祛風痰) : 몸의 풍기와 가래를 몰아내는 효능.
• 거풍산한(祛風散寒) : 풍을 제거하고 한寒을 흩어지게 하는 효능.
• 거풍습(祛風濕) : 몸속의 풍기風氣와 습기를 몰아내는 효능.

오슬오슬 추우며 열이 나고 땀은 나지 않으며 머리와 목이 아프고 기침을 하는 데 쓴다.

은교산 [銀翹散]

고적출처 : 온병조변

준비할 약재

연교15g 형개 4g 감초5g 길경6g 담두시5g 금은화15g 박하 6g 우방자6g

노근4g 담죽엽4 g

| 이렇게 만들어요 |

- 박하는 나중에 넣어 약5~10분만 끓인다.
- 위의 약을 가루 내어 한 번에 8~12g씩 하루 3번 노근 달인 물로 식간마다 먹는다.

■ 어느 곳에 좋을까?

약성미가 맵고 차가운 것은 표증을 발산시키고, 내열을 내려주고, 열독을 해독시킨다.

■ 어느 곳을 치료할까?

온병이 시작될 때, 몸에 열이 날 때, 풍한을 싫어할 때, 땀이 잘 나지 않을 때, 두통, 갈증, 기침, 인후통, 혀끝이 붉은 증상에 사용한다.

■ 다른 병에 활용해도 될까?

유행성 감기, 감기, 급성 편도선염, 급성 기관지염, 폐렴, 급성 이하선염 등에 쓸 수 있다.

■ 주의해야 할 사항은?

추위를 타는 풍한성 감기엔 쓸 수 없다. 복용 시 맵거나, 기름진 음식, 차가운 생식, 신 음식은 피한다.

의사 처방 후에 사용하도록 한다.

| 약초의 효능과 성미 |

 형개 표사를 발산시키고 풍을 제거하고 혈을 조절하는 효능이 있다. 맛은 쓰고 맵다. 성질은 따뜻하다. 폐경, 간경에 귀경한다.

 금은화 열을 내리는 효능이 있어 열독으로 인한 피부 조직의 괴사에 효과가 있으며, 풍습성 관절염에 효능이 있다. 맛은 달다. 성질은 차다.

 담죽엽 심에 열이 있는 것을 내려주고, 소변을 잘 보도록 도와주는 효능이 있다. 맛은 달고 담백하다. 성질은 차다. 심경, 위경, 소장경에 귀경한다.

 감초 기와 혈을 길러주며 비를 보하고 기를 길러 혈을 보하고 정신을 편안하게 한다. 맛은 달고, 성질은 평하다.

 박하 소화불량, 감기, 두통, 치통, 인후종통 등에 치료제로 쓰인다. 맛은 맵다. 성질은 약간 차다. 폐경, 간경에 귀경한다.

 길경 가래가 있으면서 기침이 나며 숨이 찬데, 가슴이 그득하고 아픈 데 쓴다. 맛은 쓰고 맵다. 성질은 평하다. 폐경에 귀경한다.

 노근 체액을 만들며 구토를 없애고, 복어 중독의 해독약으로 이용된다. 맛은 달다. 성질은 차다. 폐경, 위경에 귀경한다.

 연교 발열, 두통, 구갈, 해수, 인후통, 혈류 개선 작용 등의 효능이 있다. 맛은 쓰다. 성질은 약간 차다. 심경, 담경, 폐경에 귀경한다.

 우방자 풍열을 소통시켜 흩어지게 하고 폐기를 통하게 하며 부기를 가라앉히며 해독하는 효능이 있다. 맛은 맵고 쓰다.

 담두시 콩을 쪄서 발효시켜 가공한 것으로써 막히고 뭉친 것을 풀어주고, 해독하는 효능이 있다. 맛은 쓰다. 성질은 차다. 폐경, 위경에 귀경한다.

 한방용어사전

• 거풍열(祛風熱) : 풍열風熱을 제거하는 효능.

• 거풍산열(祛風散熱) : 풍기風氣와 열기를 흩어지게 하는 효능.

• 거풍살충(祛風殺蟲) : 풍風을 제거하고 살충하는 효능

비염에 쓴다.

신이산

고적출처 : 제생방

준비할 약재

 신이6g 고본6g 방풍6g 백지6g 목통6g 세심6g 천궁6g 감초6g

승마6g

| 이렇게 만들어요 |

• 약제에 적당량의 물을 부어 달여, 아침, 저녁으로 식후에 복용한다.

■ 어느 곳에 좋을까?

풍사를 제거하고 두뇌를 맑게 하며 울결된 것을 풀어준다.

■ 어느 곳을 치료할까?

콧물이 멈추지 않을 때, 코 막힘, 코로 숨을 잘 들이쉴 수 없을 때, 냄새를 맡을수 없을 때 사용한다.

■ 다른 병에 활용해도 될까?

감기 코막힘 두통, 급만성비염, 축농증, 부비강염, 비강비대증 등에 사용한다.

■ 주의해야 할 사항은?

약 복용 중엔 매운 음식을 피한다. 임산부는 의사의 지시에 따르거나 복용을 금한다.

의사 처방 후에 사용하도록 한다.

| 약초의 효능과 성미 |

 고본 풍한에 의한 두통, 전정통, 한습에 의한 복통, 설사, 산기를 치료하는 약재이다. 맛은 맵다. 성질은 따뜻하다. 방광경에 귀경한다.

 백지 감기로 두통이 심하거나 두통에 좋은 효능을 나타내며 치통에도 활용된다. 맛은 맵다. 성질은 따뜻하다. 폐경, 위경에 귀경한다.

 신이 풍사를 몰아내고 규를 통하게 하는 효능이 있다. 맛은 맵다. 성질은 따뜻하다. 폐경, 위경에 귀경한다.

 승마 감기로 열이 심할 때 사용하면 땀이 나면서 열이 제거된다. 맛은 달고 맵다. 성질은 약간 차다. 폐경, 비경, 위경, 대장경에 귀경한다.

 천궁 풍사를 제거해서 통증을 치료하고 월경통, 과소월경, 무월경 두통에 유효하다. 맛은 맵다. 성질은 따뜻하다. 간경, 담경, 심포경에 귀경한다.

 감초 기와 혈을 길러주며 비를 보하고 기를 길러 혈을 보하고 정신을 편안하게 한다. 맛은 달고, 성질은 평하다.

 목통 사지마비, 배 속이 차고 아픈 데 류머티즘성 관절염, 신경통에 효험이 있다. 맛은 쓰다. 성질은 차다. 심경, 소장경, 방광경에 귀경한다.

 방풍 방풍은 땀을 나게 하고 열을 내려주며 진통시키는 작용을 한다. 맛은 맵고 달다. 성질은 약간 따뜻하다. 방광경, 간경, 비경에 귀경한다.

 세신 머리가 아프고 코가 막히고 열이 나며 가래, 기침이 나고 숨이 찰 때 쓴다. 맛은 맵다. 성질은 따뜻하다. 심경, 폐경, 간경, 신경에 귀경한다.

 한방용어사전

• 거풍습약(祛風濕藥) : 경락과 근육, 골격 사이에 풍습風濕이 나타나는 병증으로 사지마비, 동통, 관절염 등 굴신屈身이 안 되며 당기고 심하면 반신불수半身不隨, 전신을 움직이지 못하는 질병을 치료하는 약임

• 거풍이습(祛風利濕) : 풍風을 제거하고 습濕을 내리는 효능.

비연증으로 누렇고 걸쭉한 콧물이 나오면서 머리가 아픈 데 쓴다.

창이산 [蒼耳散]

고적출처 : 제생방

준비할 약재

백지 40g   신이 20g   창이자 10g   박하 4g

| 이렇게 만들어요 |

• 창이자는 볶은 것으로 사용한다.
• 위의 약을 가루 내어 한 번에 8g씩 총백 달인 물에 타서 식후에 먹는다.

■ 어느 곳에 좋을까?

만성 위염, 상악동염 등 때 쓸 수 있다.

■ 어느 곳을 치료할까?

코막힘, 냄새를 분별 못 하는 것, 두통, 부비강염을 치료한다.

■ 다른 병에 활용해도 될까?

비연증으로 누렇고 걸쭉한 콧물이 나오면서 머리가 아픈 데 쓴다. 만성 위염, 상악동염 등 때 쓸 수 있다.

■ 주의해야 할 사항은?

특별한 것은 없으나 의사 처방 후에 사용하도록 한다.

|약초의 효능과 성미|

신이 목련의 꽃봉오리로, 풍사를 몰아내고 규를 통하게 하는 효능이 있다. 맛은 맵다. 성질은 따뜻하다. 폐경, 위경에 귀경한다.

백지 감기로 두통에 좋은 효능을 나타내며 치통에도 활용된다. 맛은 맵다. 성질은 따뜻하다. 폐경, 위경에 귀경한다.

총백 감기에 땀을 내고 복부냉통, 소화불량, 사지냉증에 사용한다. 맛은 맵다. 성질은 따뜻하다. 폐경, 위경에 귀경한다.

창이자 풍을 풀어주고 통증을 완화시키며 습을 없애는 약재이다. 맛은 맵고 쓰다. 성질은 따뜻하다. 약간의 독이 있다. 폐경에 귀경한다.

박하 소화불량, 감기, 두통, 치통 등에 치료제로 쓰인다. 맛은 맵다. 성질은 약간 차다. 폐경, 간경에 귀경한다.

한방용어사전

• 거풍지양(祛風止痒) : 풍기風氣를 몰아내어 양증痒症을 그치게 하는 효능.
• 거풍지통(祛風止痛) : 풍기風氣를 몰아내어 통증을 그치게 하는 효능.
• 거풍통락(祛風通絡) : 풍기風氣를 몰아내고 경락을 통하게 하는 효능.

땀이 흐르고 갈증이 나며 얼굴이 붓고 목구멍이 마르고 가슴이 아픈 등의 증상을 치료한다.

마행감석탕

고적출처 : 상한론

준비할 약재

마황 8g   감초 4g   행인 6g   석고 16g

| 이렇게 만들어요 |

• 약제에 적당량의 물을 부어 달여, 아침, 저녁으로 식후에 복용한다.

■ 어느 곳에 좋을까?

폐의 열을 내려주고, 기침을 그치게 하고 호흡을 안정시킨다.

■ 어느 곳을 치료할까?

체내에 적체된 열, 기침, 갈증을 치료한다.

■ 다른 병에 활용해도 될까?

천식, 상기도감염, 폐렴, 급성기관지염 등에 사용한다.

■ 주의해야 할 사항은?

풍한형의 폐기가 허약하거나, 손상자는 복용금지이다.

의사 처방 후에 사용하도록 한다.

| 약초의 효능과 성미 |

감초 기와 혈을 길러주며 비를 보하고 기를 길러 정신을 편안하게 한다. 맛은 달고, 성질은 평하다. 심경, 폐경, 비경, 위경에 귀경한다.

행인(살구씨) 각종 해소, 천식, 기관지염, 인후염, 암종 등에 사용한다. 맛은 쓰고 성질은 약간 따뜻하며 약간의 독이 있다.

석고 몸에 열이 많은 사람의 열을 내려주고 갈증을 멈추며 가슴 답답함을 없애준다. 맛은 맵고 달다. 성질은 매우 차다.

마황 두통, 천식, 해수, 충혈, 어혈에 쓰인다. 맛은 맵고 약간 쓰다. 성질은 따뜻하다. 폐경, 방광경에 귀경한다.

한방용어사전

- 거풍통비(祛風痛痺) : 풍기風氣를 몰아내어 마비麻痺로 오는 통증을 완화시킴.
- 거풍해경(祛風解痙) : 풍風을 제거하고 경련을 푸는 효능.
- 거피첨(去皮尖) : 씨를 약으로 사용 시 씨의 속껍질과 끝을 떼어서 제거 하는 것.

117

머리가 아프고 오슬오슬 추우며 열이 나고 잠을 이루지 못하고 눈이 아프며 코와 목이 마르고 땀이 나지 않는 데 쓴다.

시갈해기탕

고적출처 : 상한육서

준비할 약재

갈근 8g   석고 8g   시호 4g   강활 4g   백지 4g   황금 4g   백작약 4g   길경 2g

감초 2g   생강 3쪽   대추 2개

| 이렇게 만들어요 |

• 위의 약을 1첩으로 하여 물에 달여서 식간에 먹는다. 하루 2첩을 쓴다.

■ 어느 곳에 좋을까?

맵고 서늘한 성질의 약물을 이용 하여 표증을 풀어주고, 체내의 열을 내려준다.

■ 어느 곳을 치료할까?

풍한감기, 과도한 울결 현상 치료, 즉 풍한 사기가 체내에 적체된 것, 점점 추위를 타지 않고 체내 열이 점점 강해지고, 땀이 나지 않고, 두통, 코가 건조하고, 눈 주위 통증이 있는 증상을 치료한다.

■ 다른 병에 활용해도 될까?

감기, 삼차 신경통, 치통 등에 사용한다.

■ 주의해야 할 사항은?

특별한 것은 없으나 의사 처방 후에 사용하도록 한다.

| 약초의 효능과 성미 |

 백지 감기로 두통에 좋은 효능을 나타내며 치통에도 활용된다. 맛은 맵다. 성질은 따뜻하다. 폐경, 위경에 귀경한다.

 대추 비위를 조화롭게 보하고 진액을 보충하며 약재의 독성을 줄이는 효능이 있다. 맛은 달고, 성질은 따뜻하다. 비경, 위경에 귀경한다.

 작약 월경을 고르게 하며 땀을 멈추게 하고 방광과 대소장을 이롭게 한다. 맛은 시고 쓰다. 성질은 약간 차다. 간경 비경에 귀경한다.

 시호 해열이나 진통, 소염, 귀울음, 황달 등에 효과가 있다. 맛은 맵고 쓰다. 성질은 약간 차다. 간경 담경에 귀경한다.

 생강 진저롤 성분이 혈액순환을 활성화하고 동맥경화나 고혈압을 예방한다. 맛은 맵다. 성질은 약간 따뜻하다. 폐경, 비경, 위경에 귀경한다.

 강활 땀을 나게 하고 열을 내려주는 효능이 있으며 진경작용을 한다. 맛은 쓰고 맵다. 성질은 따뜻하다. 방광경, 간경, 신경에 귀경한다.

 길경 가래가 있으면서 기침이 나며 숨이 찬데, 가슴이 그득하고 아픈 데 쓴다. 맛은 쓰고 맵다. 성질은 평하다. 폐경에 귀경한다.

 석고 몸에 열이 많은 사람의 열을 내려주고 갈증을 멈추며 가슴 답답함을 없애준다. 맛은 맵고 달다. 성질은 매우 차다.

 갈근 땀이 약간 나는 것과 가슴의 답답함과 갈증을 없애는 효능이 있다. 맛은 맵고 달다. 성질은 약간 차다. 비경, 위경에 귀경한다.

 감초 기와 혈을 길러주며 비를 보하고 기를 길러 정신을 편안하게 한다. 맛은 달고, 성질은 평하다. 심경, 폐경, 비경, 위경에 귀경한다.

 황금 체내에 열이 과다하게 쌓여서 일어나는 안구충혈과 동통을 제거한다. 맛은 쓰다. 성질은 차다.

 한방용어사전

• 거한습(祛寒濕) : 한기寒氣와 습기濕氣를 몰아내는 효능.
• 거한지통(祛寒止痛) : 한寒을 제거하여 통증을 없애는 효능.
• 건강탄(乾薑炭) : 말린 생강을 까맣게 태운 약재.

열이 나고 두통이 있으며, 목 뒤가 뻣뻣하고 팔다리가 아픈 증세에 쓰인다.

인삼패독산

고적출처 : 소아약증직결

준비할 약재

 인삼 4g
 시호 4g
 전호 4g
 강활 4g
 독활 4g
 지각 4g
 길경 4g
 천궁 4g

 적복령 4g
 감초 4g
생강 3쪽

| 이렇게 만들어요 |

• 약제에 적당량의 물을 부어 달여, 아침, 저녁으로 식후에 복용한다.

■ 어느 곳에 좋을까?

맵고, 서늘한 성질의 약제로 표증을 풀어주고, 체내 열과 열독을 제거한다.

■ 어느 곳을 치료할까?

정기부족, 외감 풍한 습사의 현상을 치료한다.

■ 주요증상은 무엇일까?

추위를 타고, 열이 많으며, 땀이 나지 않고, 머리 목 부분의 강직성통증, 팔 다리 통증, 코 막힌 소리가 심하며, 기침과 가래가 있고, 가슴이 답답하다.

■ 다른 병에 활용해도 될까?

감기, 유행성 감기에 쓰며 급성 기관지염, 폐렴 초기, 급성 대장염, 일련의 급성 화농성 질환 등 때 쓸 수 있다.

■ 주의해야 할 사항은?

염증이 생기려고 하거나 이미 진행된 때는 복용하지 않는다.

의사 처방 후에 사용하도록 한다.

| 약초의 효능과 성미 |

 전호 해열, 거담, 진해, 진정 등의 효능이 있어 천식 등을 다스리는 데에 쓰인다. 맛은 쓰고 맵다. 성질은 약간 차다. 폐경에 귀경한다.

 생강 진저롤 성분이 혈액순환을 활성화하고 동맥경화나 고혈압을 예방한다. 맛은 맵다. 성질은 약간 따뜻하다. 폐경, 비경, 위경에 귀경한다.

 독활 풍을 제거하고 땀을 나게 하는 효능이 있다. 맛은 쓰고 맵다. 성질은 약간 따뜻하다. 간경, 신경, 방광경에 귀경한다.

 천궁 통증을 치료하고 월경통, 두통에 유효하다. 맛은 맵다. 성질은 따뜻하다. 간경, 담경, 심포경에 귀경한다.

 복령 신장병, 방광염, 요도염에 이용한다. 맛은 달고 담백하다. 성질은 평하다. 심경 비경 신경에 귀경한다.

 감초 기와 혈을 길러주며 비를 보하고 기를 길러 정신을 편안하게 한다. 맛은 달고, 성질은 평하다. 심경, 폐경, 비경, 위경에 귀경한다.

 지각 가슴이나 복부가 그득한 증상을 치료한다. 맛은 쓰고 맵다. 성질은 약간 차다. 비경, 위경, 대장경에 귀경한다.

 길경 가래가 있으면서 기침이 나며 숨이 찬 데 쓴다. 맛은 쓰고 맵다. 성질은 평하다. 폐경에 귀경한다.

 시호 해열이나 진통, 소염, 귀울음, 황달 등에 효과가 있다. 맛은 맵고 쓰다. 성질은 약간 차다. 간경 담경에 귀경한다.

 인삼 강장, 강심, 병약자의 식욕부진 등에도 응용된다. 맛은 달고 약간 쓰다. 성질은 약간 따뜻하다. 비경, 담경, 폐경에 귀경한다.

 강활 땀을 나게 하고 열을 내려주는 효능이 있으며 진경작용을 한다. 맛은 쓰고 맵다. 성질은 따뜻하다. 방광경, 간경, 신경에 귀경한다.

 한방용어사전

• 건골(健骨) : 뼈를 건강하게 하는 효능.
• 건골화혈(健骨和血) : 뼈를 건강하게 하고 피를 조화롭게 함.
• 건구(乾嘔) : 마른 구토.

소양인이 머리가 아프고 추웠다 열이 났다 하는데, 태양증과 소양증 등에 쓴다.

형방패독산

고적출처 : 섭생중묘방

준비할 약재

 형개 9g
 방풍 9g
 강활 9g
 시호 5g
 전호 9g
 지각 9g
 천궁 9g
 길경 9g

 복령 9g
 감초 5g
 독활 9g
 박하 1.5g

| 이렇게 만들어요 |

• 박하는 나중에 넣어 약 5~10분만 끓인다. • 위의 약을 1첩으로 하여 약제에 적당량의 물을 부어 달여 식간에 먹는다.
• 하루 2첩을 쓴다.

■ 어느 곳에 좋을까?

땀을 나게 하고, 표증을 풀어주며, 종기 없애주며, 통증을 완화시킨다.

■ 어느 곳을 치료할까?

외감 풍한, 습사, 종기초기증상을 치료한다.

■ 주요증상은 무엇일까?

신체발열, 추위를 타며, 심한두통, 팔다리 통증, 종기초기 증상 등

■ 다른 병에 활용해도 될까?

유행성감기, 기관지염, 풍습병, 피부병에도 사용한다.

■ 주의해야 할 사항은?

약 복용 중에는 생식과 찬 음식을 피한다.

꼭 의사 처방 후 사용한다.

| 약초의 효능과 성미 |

 전호 해열, 거담, 진해, 진정 등의 효능이 있어 천식 등을 다스리는 데에 쓰인다. 맛은 쓰고 맵다. 성질은 약간 차다. 폐경에 귀경한다.

 독활 풍을 제거하고 땀을 나게 하는 효능이 있다. 맛은 쓰고 맵다. 성질은 약간 따뜻하다. 간경, 신경, 방광경에 귀경한다.

 복령 신장병, 방광염, 요도염에 이용한다. 맛은 달고 담백하다. 성질은 평하다. 심경 비경 신경에 귀경한다.

 지각 가슴이나 복부가 그득한 증상을 치료한다. 맛은 쓰고 맵다. 성질은 약간 차다. 비경, 위경, 대장경에 귀경한다.

 길경 가래가 있으면서 기침이 나며 숨이 찬 데 쓴다. 맛은 쓰고 맵다. 성질은 평하다. 폐경에 귀경한다.

 강활 땀을 나게 하고 열을 내려주는 효능이 있으며 진경작용을 한다. 맛은 쓰고 맵다. 성질은 따뜻하다. 방광경, 간경, 신경에 귀경한다.

 방풍 방풍은 땀을 나게 하고 열을 내려주며 진통시키는 작용을 한다. 맛은 맵고 달다. 성질은 약간 따뜻하다.

 천궁 통증을 치료하고 월경통, 두통에 유효하다. 맛은 맵다. 성질은 따뜻하다. 간경, 담경, 심포경에 귀경한다.

 감초 기와 혈을 길러주며 비를 보하고 기를 길러 정신을 편안하게 한다. 맛은 달고, 성질은 평하다. 심경, 폐경, 비경, 위경에 귀경한다.

 형개 표사를 발산시키고 풍을 제거하고 혈을 조절하는 효능이 있다. 맛은 쓰고 맵다. 성질은 따뜻하다. 폐경, 간경에 귀경한다.

 시호 해열이나 진통, 소염, 귀울음, 황달 등에 효과가 있다. 맛은 맵고 쓰다. 성질은 약간 차다. 간경 담경에 귀경한다.

 박하 소화불량, 감기, 두통, 치통 등에 치료제로 쓰인다. 맛은 맵다. 성질은 약간 차다. 폐경, 간경에 귀경한다.

• 건비(健脾) : 비장이 허한 것을 보하여 운화運化기능이 약화된 것을 치료하는 방법.

• 건비개위(健脾開胃) : 비장을 건강하게 하고 위장을 열어주는 효능.

• 건비삼습(健脾滲濕) : 비를 튼튼하게 하고 습을 내리는 효능.

허약자나 노인이 열이 나면서 머리가 아프고 기침을 하고 가래가 나오면서 숨이 차며 식은땀이 나는 데 쓴다.

삼소음 [參蘇飮]

고적출처 : 태평혜민화제국방

준비할 약재

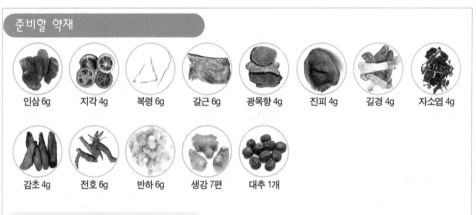

인삼 6g 지각 4g 복령 6g 갈근 6g 광목향 4g 진피 4g 길경 4g 자소엽 4g

감초 4g 전호 6g 반하 6g 생강 7편 대추 1개

| 이렇게 만들어요 |

• 광목향은 나중에 넣어 약5~10분만 끓인다.
• 위의 약을 1첩으로 하여 약제에 적당량의 물을 부어 달여, 아침, 저녁으로 식후에 복용한다.

■ 어느 곳에 좋을까?

기를 도우며, 표증을 풀어준다. 기를 다스려 위를 편하게 한다. 가래를 삭힌다.

■ 어느 곳을 치료할까?

허약체질, 외감풍한(외부의 찬바람), 담음, 추위탐, 몸에 열이 남, 두통 코 막힘, 기침 가래, 가슴 답답함, 말하기 싫어하는 증상을 치료한다.

■ 주요증상은 무엇일까?

감기, 급성 기관지염, 폐결핵 등 때 쓸 수 있다.

■ 다른 병에 활용해도 될까?

허약자, 노인성 기침 가래, 두통, 발열, 코 막힘, 답답함, 기관지염, 폐기종 등

■ 주의해야 할 사항은?

특별한 것은 없으나 의사 처방 후에 사용하도록 한다.

| 약초의 효능과 성미 |

 광목향 기와 혈을 소통시키며 진통, 거담작용을 한다. 맛은 맵고 쓰다. 성질은 따뜻하다. 비경, 위경, 대장경, 담경에 귀경한다.

 생강 진저롤 성분이 혈액순환을 활성화하고 동맥경화나 고혈압을 예방한다. 맛은 맵다. 성질은 약간 따뜻하다. 폐경, 비경, 위경에 귀경한다.

 복령 신장병, 방광염, 요도염에 이용한다. 맛은 달고 담백하다. 성질은 평하다. 심경 비경 신경에 귀경한다.

 대추(대조) 비위를 조화롭게 보하고 진액을 보충하며 약재의 독성을 줄인다. 맛은 달고, 성질은 따뜻하다. 비경, 위경에 귀경한다.

 자소엽 발한, 행려, 진해, 진통약으로서 이용한다. 맛은 맵다. 성질은 따뜻하다. 폐경, 비경에 귀경한다.

 지각 가슴이나 복부가 그득한 증상을 치료한다. 맛은 쓰고 맵다. 성질은 약간 차다. 비경, 위경, 대장경에 귀경한다.

 전호 해열, 거담, 진해, 진정 등의 효능이 있어 천식 등을 다스리는 데에 쓰인다. 맛은 쓰고 맵다. 성질은 약간 차다. 폐경에 귀경한다.

 진피 열을 내리고 습을 말리는 효능이 있어 천식에 쓰이며 진해거담 작용을 한다. 맛은 쓰고 맵다. 성질은 따뜻하다. 비경 폐경에 귀경한다.

 인삼 강장, 강심, 병약자의 식욕부진 등에도 응용된다. 맛은 달고 약간 쓰다. 성질은 약간 따뜻하다. 비경, 담경, 폐경에 귀경한다.

 반하 거담, 진해 등의 효능과 설사에 사용한다. 맛은 맵다. 성질은 따뜻하다. 독이 있다. 비경, 위경, 폐경에 귀경한다.

 갈근 땀이 약간 나는 것과 가슴의 답답함과 갈증을 없애는 효능이 있다. 맛은 맵고 달다. 성질은 약간 차다. 비경, 위경에 귀경한다.

 길경 가래가 있으면서 기침이 나며 숨이 찬 데 쓴다. 맛은 쓰고 맵다. 성질은 평하다. 폐경에 귀경한다.

 감초(구운 감초) 기와 혈을 길러주며 비를 보하고 기를 길러 정신을 편안하게 한다. 맛은 달고, 성질은 평하다. 심경, 폐경, 비경, 위경에 귀경한다.

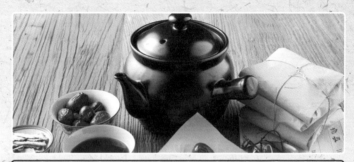

청열약

열을 내려주어 치료하는 약인 청열제는 열을 내려주는 약 위주이며 열을 내려주고 화기를
씻어주고 혈액을 차갑게 하고 독을 풀어주고, 음을 자양하고 열을 순조롭게 나오도록 하는
작용을 한다. 병이 깊지 않은 초기 증상에 주로 사용하나 때론 병이 깊고 열이 왕성할 때도
사용 가능하다. 단 병세가 너무 깊지 않을 때 사용한다.

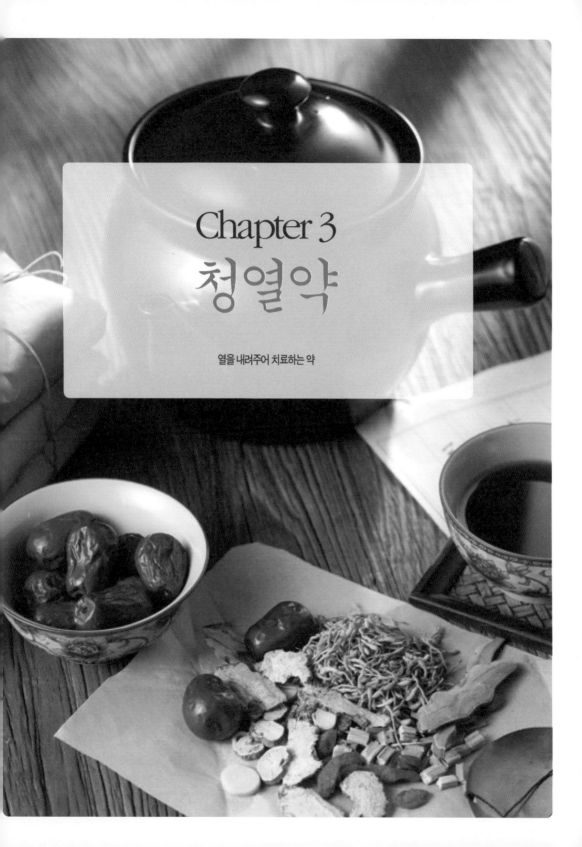

Chapter 3
청열약

열을 내려주어 치료하는 약

백호탕 [白虎湯]

고적출처 : 상한론

준비할 약재

석고 20g,　　지모 8g　　감초 2.8g　멥쌀(갱미) 반 홉

| 이렇게 만들어요 |

• 위의 약을 1첩으로 하여 약제에 적당량의 물을 부어 달여, 아침, 점심, 저녁으로 식후에 복용한다.

■ 어느 곳에 좋을까?

열을 내려주고, 진액을 생겨나게 하고, 갈증을 없앤다.

■ 어느 곳을 치료할까?

안면홍조, 가슴에 열이 나고 답답하여 손발을 많이 움직이는 증세, 갈증, 땀이 많이 나고 더위를 타는 것, 등

■ 주요증상은 무엇일까?

당뇨병, 여름에 발작하는 기관지 천식 등 때 쓸 수 있다.

■ 다른 병에 활용해도 될까?

감염성질병, 화농성 염증 등(폐렴, 유행성뇌막염, 여름에 소아열병, 급성구강염, 여름 더위 먹었을 때, 풍습성심장염)

■ 주의해야 할 사항은?

땀이 나지 않고, 몸에 열이 나고, 갈증이 없고, 혈액이 부족한 사람은 복용을 삼간다. 의사 처방 후에 사용하도록 한다.

| 약초의 효능과 성미 |

지모 음을 자양하고 화를 내리며 장기를 소통시키는 효능이 있다. 맛은 쓰고 달다. 성질은 차다. 폐경, 신경, 위경에 귀경한다.

석고 몸에 열이 많은 사람의 열을 내려주고 갈증을 멈추며 가슴 답답함을 없애준다. 맛은 맵고 달다. 성질은 매우 차다.

갱미 강심작용, 혈압조절 작용, 항당뇨, 각종 항암작용 등이 있다. 맛은 달다. 성질은 평하다. 비경, 위경에 귀경한다.

감초(구운 감초) 기와 혈을 길러주며 비를 보하고 기를 길러 정신을 편안하게 한다. 맛은 달고, 성질은 평하다. 심경, 폐경, 비경, 위경에 귀경한다.

한방용어사전

• 건비익신(健脾益腎) : 비장을 건강하게 하고 신장을 도움.
• 건비조습(健脾燥濕) : 비장을 건강하게 하고 습을 말리는 효능.
• 건비지사(健脾止瀉) : 비장을 건강하게 하여 설사를 멈추게 함.

혀가 붉어지고 갈라지며, 갈증이 나서 물이 자꾸 당기는 상소를 치료하는 처방이다.

백호가인삼탕

고적출처 : 상한론

준비할 약재

석고 50g　　지모 18g　　인삼 10g　　감초 6g　　갱미 9g

| 이렇게 만들어요 |

• 약제에 적당량의 물을 부어 달여, 아침, 점심, 저녁으로 식후에 복용한다.

■ 어느 곳에 좋을까?

열을 내려주고, 진액을 나게 하며, 기를 보한다.

■ 어느 곳을 치료할까?

다한증으로 기와진액을 손상하여 아무리 물을 마셔도 갈증이 해소되지 않는 증상.

■ 다른 병에 활용해도 될까?

고열이 내리지 않을 때, 땀이 지나치게 많이 날 때, 갈증이 심해 물을 너무 마실 때, 여름에 더위 먹었을 때도 사용한다.

■ 주의해야 할 사항은?

특별한 것은 없으나 의사 처방 후에 사용하도록 한다.

| 약초의 효능과 성미 |

감초 기와 혈을 길러 비를 보하고 기를 길러 정신을 편안하게 한다. 맛은 달고, 성질은 평하다. 심경, 폐경, 비경, 위경에 귀경한다.

갱미(맵쌀) 강심작용, 혈압조절 작용, 항당뇨, 각종 항암작용 등이 있다. 맛은 달다. 성질은 평하다. 비경, 위경에 귀경한다.

지모 음을 자양하고 화를 내리며 장기를 소통시키는 효능이 있다. 맛은 쓰고 달다. 성질은 차다. 폐경, 신경, 위경에 귀경한다.

석고 몸에 열이 많은 사람의 열을 내려주고 갈증을 멈추며 가슴 답답함을 없애준다. 맛은 맵고 달다. 성질은 매우 차다.

인삼 강장, 강심, 병약자의 식욕부진 등에도 응용된다. 맛은 달고 약간 쓰다. 성질은 약간 따뜻하다. 비경, 담경, 폐경에 귀경한다.

한방용어사전

• 건비화위(健脾和胃) : 비를 튼튼하게 하고 위를 조화롭게 하는 효능.
• 건비화습(健脾化濕) : 비장을 건강하게 하여 습기를 조화롭게 하는 효능.
• 건비화위(健脾和胃) : 비장을 튼튼하게 하고 위를 조화롭게 하는 효능.

열을 내려주어 치료하는 약

기혈 부족으로 열이 나면서 목이 마르고 갈증이 나며 가슴이 답답하며 기침을 하고 토하는 데 쓴다.

죽엽석고탕

고적출처 : 상한론

준비할 약재

| 석고 16g | 인삼 8g | 맥문동 6g | 반하 4g | 감초 2.8g | 죽엽 2g | 멥쌀[갱미] 2g | 생강즙 2숟가락 |

| 이렇게 만들어요 |

• 위의 약을 한 첩으로 하여 물에 달여서 찌끼를 버린 다음 생강즙을 타서 식간에 먹는다.

■ 어느 곳에 좋을까?

열을 내려준다. 진액을 생성하고 갈증을 제거한다. 기를 보하고, 위를 편하게 한다.

■ 어느 곳을 치료할까?

상한, 온병, 열사병 후 열이 몸에 적체되어 있을 때, 몸에 열이 나고 땀이 많을 때, 가슴 답답할 때, 구토증세, 입 마르고, 물을 많이 마시거나 답답함, 불면증 등

■ 주요증상은 무엇일까?

유행성 감기, 폐렴, 기관지염, 폐기종, 당뇨병 등 때 쓸 수 있다.

■ 다른 병에 활용해도 될까?

유행성 뇌염후기, 패혈증, 열사병, 만성기관지 확장, 신경쇠약 등

■ 주의해야 할 사항은?

특별한 것은 없으나 의사 처방 후에 사용하도록 한다.

사기와 정기가 모두 강하여 몸에 열과 습이 같이 존재해 열이 날 때 복용을 금한다.

| 약초의 효능과 성미 |

인삼 강장, 강심, 병약자의 식욕부진 등에도 응용된다. 맛은 달고 약간 쓰다. 성질은 약간 따뜻하다. 비경, 담경, 폐경에 귀경한다.

맥문동 진해, 거담, 강장약으로서 변비 등에 좋다. 맛은 달고 약간 쓰다. 성질은 약간 차다. 심경, 비경, 위경에 귀경한다.

석고 몸에 열이 많은 사람의 열을 내려주고 갈증을 멈추며 가슴 답답함을 없애준다. 맛은 맵고 달다. 성질은 매우차다.

담죽엽 심에 열이 있는 것을 내려주고, 소변을 잘 나오도록 한다. 맛은 달고 담백하다. 성질은 차다. 심경, 위경, 소장경에 귀경한다.

갱미 강심작용, 혈압조절 작용, 항당뇨, 각종 항암작용 등이 있다. 맛은 달다. 성질은 평하다. 비경, 위경에 귀경한다.

반하 거담, 진해 등의 효능과 설사에 사용한다. 맛은 맵다. 성질은 따뜻하다. 독이 있다. 비경, 위경, 폐경에 귀경한다.

감초(구운 감초) 기와 혈을 길러주며 비를 보하고 기를 길러 정신을 편안하게 한다. 맛은 달고, 성질은 평하다. 심경, 폐경, 비경, 위경에 귀경한다.

생강 진저롤 성분이 혈액순환을 활성화하고 동맥경화나 고혈압을 예방한다. 맛은 맵다. 성질은 약간 따뜻하다. 폐경, 비경, 위경에 귀경한다.

 한방용어사전

• 건선(乾癬) : 은백색으로 비늘로 덮혀 있고 경계가 뚜렷하며 크기가 다양한 붉은색의 구진丘疹이나 판板을 이루는 발진이 전신피부에 반복적으로 발생하는 만성염증성피부병.
• 건요각(健腰脚) : 허리와 다리를 튼튼하게 하는 효능.

갈증을 많이 느껴 물을 많이 마시는 증상을 치료하는 처방이다.

청온패독음

고적출처 : 역진일득

준비할 약재

 석고 30g

 생지황 6g

 수우각 30g

 황련 3g

 치자 4.5g

 황금 4.5g

 연교 4.5g

 지모 4.5g

적작약 4.5g

현삼 4.5g

목단피 4.5g

담죽엽 4.5g

 감초 4.5g

 길경 4.5g

이렇게 만들어요

• 약제에 적당량의 물을 부어 달여, 아침, 점심, 저녁으로 식후에 복용한다.

■ 어느 곳에 좋을까?

열독에 의한 혈액의 열을 내려주고, 몸의 열을 내려준다.

■ 어느 곳을 치료할까?

온역, 열독, 기와 혈의 열 현상

■ 주요증상은 무엇일까?

고열, 가슴에 열이 나고 답답하여 몸부림치며, 헛소리, 심한 두통, 입과 혀가 마르고, 인후 통, 건구역, 토혈, 비 출혈, 불면, 몸에 반점이 생기고, 사지가 당겨지는 증상 등

■ 다른 병에 활용해도 될까?

패혈증, 농독혈증, 화농성감염에 사용한다.

■ 주의해야 할 사항은?

특별한 것은 없으나 의사 처방 후에 사용하도록 한다.

| 약초의 효능과 성미 |

 현삼 목이 마르는 증세, 고혈압 등의 치료에 쓴다. 맛은 쓰고 달고 짜다. 성질은 약간 차다. 폐경, 위경, 신경에 귀경한다.

 감초 기와 혈을 길러주며 비를 보하고 기를 길러 정신을 편안하게 한다. 맛은 달고, 성질은 평하다. 심경, 폐경, 비경, 위경에 귀경한다.

 적작약 월경을 고르게 하며 땀을 멈추게 하고 방광과 대소장을 이롭게 한다. 맛은 시고 쓰다. 성질은 약간 차다. 간경 비경에 귀경한다.

 수우각(코뿔소) 열을 내리고 해독하는 효능을 가진 약재이다. 맛은 쓰고 짜다. 성질은 차다. 심경, 간경에 귀경한다.

 연교 발열, 두통, 혈류 개선 작용 등의 효능이 있다. 맛은 쓰다. 성질은 약간 차다. 심경, 담경, 폐경에 귀경한다.

 황금 체내에 열이 과다하게 쌓여서 일어나는 안구충혈과 동통을 제거한다. 맛은 쓰다. 성질은 차다.

 황련 염증을 감소시키는 데 도움을 주며, 관절염에 좋다. 맛은 쓰다. 성질은 차다. 심경, 간경, 위경, 대장경에 귀경한다.

 지모 음을 자양하고 화를 내리며 장기를 소통시키는 효능이 있다. 맛은 쓰고 달다. 성질은 차다. 폐경, 신경, 위경에 귀경한다.

 담죽엽 심에 열이 있는 것을 내려주고, 소변을 잘 나오도록 한다. 맛은 달고 담백하다. 성질은 차다. 심경, 위경, 소장경에 귀경한다.

 석고 몸에 열이 많은 사람의 열을 내려주고 갈증을 멈추며 가슴 답답함을 없애준다. 맛은 맵고 달다. 성질은 매우 차다.

 목단피 두통, 복통, 부인과질환, 월경불순에 이용한다. 맛은 맵다. 성질은 약간 차다. 심경, 간경, 신장에 귀경한다.

 길경 가래가 있으면서 기침이 나며 숨이 찬 데 쓴다. 맛은 쓰고 맵다. 성질은 평하다. 폐경에 귀경한다.

 생지황 몸의 열을 내리고 진정시켜주고 혈액순환 개선, 혈당 조절 효능을 지니고 있다. 성질은 차다. 심경, 간경, 신경에 귀경한다.

 치자 간기능 강화, 항산화, 항종양 작용이 있다. 맛은 쓰다. 성질은 차다. 심경, 폐경, 간경, 위경, 삼초경에 귀경한다.

가슴이 답답하고 입과 목이 마르고 높은 열이 나며 잠을 잘 자지 못하는 증상이 심한데 쓴다.

황연해독탕

고적출처 : 외태비요

준비할 약재

황련 9g

황금 6g

황백 6g

치자 9g

| 이렇게 만들어요 |

• 위의 약을 1첩으로 하여 약제에 적당량의 물을 부어 달여, 아침, 저녁으로 식후에 복용한다.

■ 어느 곳에 좋을까?

해독작용과 열을 내려주고, 습과 열을 풀어준다.

■ 어느 곳을 치료할까?

고열, 가슴에 열이 나고 답답하여 몸부림치는 것, 입과 인후 마름, 헛소리, 불면증, 토혈, 비 출혈, 몸에 반점이 생기고, 몸에 열이 나고 이질성설사, 습열 황달, 종기, 소변색이주황색 등 증상

■ 주요증상은 무엇일까?

여러 가지 급성 염증, 패혈증, 급성 폐렴, 고혈압, 주사비 등 때에 쓸 수 있다.

■ 다른 병에 활용해도 될까?

습열황달, 이질, 급성황달형간염, 유행성뇌염, 패혈증, 급성 분강염, 비뇨기감염, 충수염.

■ 주의해야 할 사항은?

허약체질, 진액 부족자, 복용 금지한다.

의사 처방 후에 사용하도록 한다.

|약초의 효능과 성미|

산치자 간기능 강화, 항산화, 항종양 작용이 있다. 맛은 쓰다. 성질은 차다. 심경, 폐경, 간경, 위경, 삼초경에 귀경한다.

황금 체내에 열이 과다하게 쌓여서 일어나는 안구충혈과 동통을 제거한다. 맛은 쓰다. 성질은 차다.

황백 위장염, 복통, 황달, 설사, 대하, 변혈 등 증세에 이용된다. 맛은 쓰다. 성질은 차다. 신경, 방광경, 담경에 귀경한다.

황련 염증을 감소시키는 데 도움을 주며, 관절염에 좋다. 맛은 쓰다. 성질은 차다. 심경, 간경, 위경, 대장경에 귀경한다.

한방용어사전

• 건위소식(健胃消食) : 위를 튼튼하게 하여 음식을 잘 소화시키는 효능.
• 건해(乾咳) : 마른기침.
• 건해무담(乾咳無痰) : 가래는 없이 마른기침만 함.

풍열사로 목이 붓고 아픈 데 쓴다. 또한 편도선염에도 쓴다.

보제소독음

고적출처 : 동원시효방

준비할 약재

 길경 5.6g

 감초 5.6g

 황금 5.6g

 황련 5.6g

 현삼 5.6g

 마발 5.6g

 진피 5.6g

 시호 5.6g

 연교 3g

 우방자 3g

 박하 2.3g

 승마 0.8g.

| 이렇게 만들어요 |

• 몸이 허약하면 인삼 2g을, 대변이 굳은 데는 대황 3.8g을, 목이 몹시 아플 때는 감초, 길경을 곱으로 넣어 쓴다.

• 황금과 황련은 술에 담갔다가 볶은 것으로 사용한다.

• 몸이 허약하면 인삼 2g을, 대변이 굳은 데는 대황 3.8g을, 목이 몹시 아플 때는 감초, 길경을 곱으로 넣어 쓴다.

• 위의 약을 1첩으로 하여 약제에 적당량의 물을 부어 달여, 아침, 저녁으로 식후에 복용한다.

■ 어느 곳에 좋을까?

열독을 제거하고, 표증을 풀어주고, 부스럼을 없애준다.

■ 어느 곳을 치료할까?

안면부, 두부, 목 부분의 부스럼, 두면부의 열이 있는 통증, 눈을 뜨지 못할 때, 인후가 부은 통증, 구갈증 등

■ 다른 병에 활용해도 될까?

급성 사선 염, 급성 편도선염, 두면부 부스럼, 종기 등에 사용한다.

■ 주의해야 할 사항은?

특별한 것은 없으나 의사 처방 후에 사용하도록 한다.

날마다 오후에 춥고 조열이 나는 병 환자는 복용을 금지한다.

| 약초의 효능과 성미 |

마발
맛은 맵다. 성질은 평하다. 폐경에 귀경한다.

진피 열을 내리고 습을 말리는 효능이 있어 천식에 쓰이며 진해거담 작용을 한다. 맛은 쓰고 맵다. 성질은 따뜻하다. 비경 폐경에 귀경한다.

백강잠 진정, 진경약으로 유선염, 단독, 결핵 등 증상에 응용한다. 맛은 짜고 맵다. 성질은 평하다. 간경, 폐경에 귀경한다.

감초 기와 혈을 길러주며 비를 보하고 기를 길러 정신을 편안하게 한다. 맛은 달고, 성질은 평하다. 심경, 폐경, 비경, 위경에 귀경한다.

시호 해열이나 진통, 소염, 귀울음, 황달 등에 효과가 있다. 맛은 맵고 쓰다. 성질은 약간 차다. 간경 담경에 귀경한다.

우방자 기를 통하게 하며 부기를 가라앉히며 해독하는 효능이 있다. 맛은 맵고 쓰다. 성질은 차다. 폐경, 위경에 귀경한다.

황련 염증을 감소시키는 데 도움을 주며, 관절염에 좋다. 맛은 쓰다. 성질은 차다. 심경, 간경, 위경, 대장경에 귀경한다.

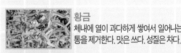
황금
체내에 열이 과다하게 쌓여서 일어나는 안구충혈과 동통을 제거한다. 맛은 쓰다. 성질은 차다.

길경
가래가 있으면서 기침이 나며 숨이 찬 데 쓴다. 맛은 쓰고 맵다. 성질은 평하다. 폐경에 귀경한다.

판람근 유행성 뇌막염, 폐렴, 단독, 급성 결막염을 치료한다. 맛은 쓰다. 성질은 차다. 심경, 간경, 폐에 귀경한다.

연교 발열, 두통, 혈류 개선 작용 등의 효능이 있다. 맛은 쓰다. 성질은 약간 차다. 심경, 담경, 폐경에 귀경한다.

현삼 목이 마르는 증세, 고혈압 등의 치료에 쓴다. 맛은 쓰고 달고 짜다. 성질은 약간 차다. 폐경, 위경, 신경에 귀경한다.

박하 소화불량, 감기, 두통, 치통 등에 치료제로 쓰인다. 맛은 맵다. 성질은 약간 차다. 폐경, 간경에 귀경한다.

승마 감기로 열이 심할 때 사용하면 땀이 나면서 열이 제거된다. 맛은 달고 맵다. 성질은 약간 차다. 폐경, 비경, 위경, 대장경에 귀경한다.

열이 몰려 목이 마르고 입술이 타고 입과 혀가 헐며 대소변이 잘 나오지 않는 데 쓴다.

양격산

고적출처 : 태평혜민화제국방

준비할 약재

 연교 8g
 대황 4g
 망초 4g
 감초 4g
 박하 2g
 황금 2g
 치자 2g
 죽엽 7잎

 봉밀 약간

| 이렇게 만들어요 |

• 위의 약을 1첩으로 하여 물에 달여서 절반이 되면 망초를 넣어 녹인 다음 찌끼를 짜 버리고 먹는다.

■ 어느 곳에 좋을까?

열을 내리고, 독을 빼낸다. 체내화기를 빼내며, 변을 잘 보게 한다.

■ 어느 곳을 치료할까?

상초 중초를 치료한다. 열이 나고 답답하여 손을 움직이며 갈증 나는 증상, 안면홍조, 가슴이 답답하고 열이 나고, 구내염, 인후 통, 토혈, 변비, 소변색이 붉은 편이고, 대변이 원활하지 못한 것을 치료한다.

■ 주요증상은 무엇일까?

열이 몰려 목이 마르고 입술이 타고 입과 혀가 헐며 대소변이 잘 나오지 않는 데 쓴다.

증후성 구내염이나 얼굴에 화농성 염증성 변화가 있을 때 쓸 수 있다.

■ 다른 병에 활용해도 될까?

인후염, 구강염, 급성 편도선염, 치주염, 결막염, 폐렴, 담낭염, 유행성뇌막염, 충수염, 황달형 간염 등

■ 주의해야 할 사항은?

비장 위장이 냉한 경우와 만성 설사하는 사람, 임신부는 복용을 삼간다.

| 약초의 효능과 성미 |

박하
소화불량, 감기, 두통, 치통 등에 치료제로 쓰인다. 맛은 맵다. 성질은 약간 차다. 폐경, 간경에 귀경한다.

망초 사하, 이뇨약으로서 만성변비, 만성소화불량에 응용한다. 맛은 쓰고 짜다. 성질은 차다. 폐경, 위경, 대장경에 귀경한다.

감초 기와 혈을 길러주며 비를 보하고 기를 길러 정신을 편안하게 한다. 맛은 달고, 성질은 평하다. 심경, 폐경, 비경, 위경에 귀경한다.

대황 설사, 어혈, 변비, 옹종 증세에 이용된다. 맛은 쓰다. 성질은 차다. 비경, 위경, 대장경, 간경, 심포경에 귀경한다.

봉밀 긴장된 조직을 부드럽게 이완시키고 비타민, 미네랄 등 다양한 영양소를 포함하고 있다. 성미는 달고 평하며 비장, 위장경, 폐경, 대장경에 들어간다.

산치자
간기능 강화, 항산화, 항종양 작용이 있다. 맛은 쓰다. 성질은 차다. 심경, 폐경, 간경, 위경, 삼초경에 귀경한다.

황련 염증을 감소시키는 데 도움을 주며, 관절염에 좋다. 맛은 쓰다. 성질은 차다. 심경, 간경, 위경, 대장경에 귀경한다.

황금 체내에 열이 과다하게 쌓여서 일어나는 안구충혈과 동통을 제거한다. 맛은 쓰다. 성질은 차다.

쪽엽 대나무 잎은 해열, 거담, 청량 등의 효능이 있고 폐렴, 기관지염, 당뇨병 등의 구갈에 썼다. 달고 맵고 쓰고 차가우며 심장경, 폐경, 담낭경, 위장경에 들어간다.

한방용어사전

- 격간지음(膈間支飮) : 기침이 극심하며 가슴에 응어리가 생기고 안색이 검고 누래지며 맥이 급하고 깊은 병증.
- 견인통(牽引痛) : 근육이 땅기거나 켕겨 아픈 증세.
- 결대맥(結代脈) : 부정맥. 즉, 경맥의 기가 잘 통하지 않아 맥이 고르지 못한 병증.

얼굴이 벌겋고 눈이 충혈되면서 마음이 불안한 데, 피를 토하거나 코피가 나는 등 증상이 있는데 쓴다.

삼황사심탕

고적출처 : 금궤요약

준비할 약재

대황 12g   황련 12g   황금 12g

| 이렇게 만들어요 |

• 위의 약을 1첩으로 하여 거칠게 가루 내서 끓는 물에 담가 한참 있다가 찌끼를 짜 버리고 2번에 나누어 따뜻하게 해서 먹는다.

■ 어느 곳에 좋을까?

화기를 씻어내고, 열독을 풀어준다. 배변을 순조롭게 한다. 뜨거운 피를 식혀주고, 지혈작용을 한다.

■ 어느 곳을 치료할까?

토혈, 변혈, 비 출혈, 습열이 체내에 적체되어 있을 때, 황달, 설사, 눈 충혈, 구내염, 외과적 창상 등

■ 주요증상은 무엇일까?

열을 내려주어 치료하는 약

열이 나면서 코피를 자주 흘리는 데 몸이 비만한 사람이 고혈압증이나 동맥경화증 등으로 마음이 불안한 데, 증후성 구내염 등 때에 쓸 수 있다.

■ 다른 병에 활용해도 될까?

급성 위장염, 구강염, 이질, 인후종통, 음도염(질염), 치은종통, 급성폐부감염.

■ 주의해야 할 사항은?

임신부, 비장 위장이 냉하고 약한 자는 복용을 삼간다.

|약초의 효능과 성미|

황금
체내에 열이 과다하게 쌓여서 일어나는 안구충혈과 동통을 제거한다. 맛은 쓰다. 성질은 차다.

황련 염증을 감소시키는 데 도움을 주며, 관절염에 좋다. 맛은 쓰다. 성질은 차다. 심경, 간경, 위경, 대장경에 귀경한다.

대황 설사, 어혈, 변비, 옹종 증세에 이용된다. 맛은 쓰다. 성질은 차다. 비경, 위경, 대장경, 간경, 심포경에 귀경한다.

한방용어사전

• 결막염(結膜炎) : 결막結膜에 생기는 염증.
• 결흉(結胸) : 사기邪氣가 가슴 속에 몰려 생긴 증상으로 명치끝에서 하복부下腹部에 걸쳐 딱딱하고 당기며 몹시 아픈 급성열병.
• 경기(驚氣) : 경풍驚風, 소아가 잘 걸리는 병증의 하나.

머리와 얼굴에 옹저가 생긴 데 두루 쓴다.

청상방풍탕

고적출처 : 심씨존생서

준비할 약재

 방풍 4g
 연교 3.2g
 백지 3.2g
 길경 3.2g
 황금 2.8g
 천궁 2.8g
 형개 2g
 치자 2g

 황련 2g
 지각 2g
 박하 2g
감초 1.2g

| 이렇게 만들어요 |

• 황금과 황련은 술에 축여 볶은 것을 사용한다. 박하는 나중에 넣어 약 5~10분만 끓인다.
• 위의 약을 1첩으로 하여 약제에 적당량의 물을 부어 달여, 찌끼를 버린 다음 죽력 5숟가락을 타서 먹는다.

■ 어느 곳에 좋을까?

상초의 열과 열독을 풀어준다(안면과 머리 부분 부스럼), 풍열을 풀어주고, 해독작용을 한다.

■ 어느 곳을 치료할까?

안면부와 머리 부분의 부스럼, 소아태열, 붓고 충혈된 눈을 치료한다,

■ 주요증상은 무엇일까?

얼굴에 나는 화농성 염증, 습진, 결막염, 중이염, 치근막염, 치은염, 주사비 등 때 쓸 수 있다.

■ 다른 병에 활용해도 될까?

안면부와 머리 부분의 부스럼, 안면충혈, 결막염, 주사비, 두부습진, 두부 화농성 피부염.

■ 주의해야 할 사항은?

특별한 것은 없으나 의사 처방 후에 사용하도록 한다.

| 약초의 효능과 성미 |

황련 염증을 감소시키는 데 도움을 주며 관절염에 좋다. 맛은 쓰다. 성질은 차다. 심경, 간경, 위경, 대장경에 귀경한다.

천궁 통증을 치료하고 월경통, 두통에 유효하다. 맛은 맵다. 성질은 따뜻하다. 간경, 담경, 심포경에 귀경한다.

길경 가래가 있으면서 기침이 나며 숨이 찬 데 쓴다. 맛은 쓰고 맵다. 성질은 평하다. 폐경에 귀경한다.

감초 기와 혈을 길러주며 비를 보하고 기를 길러 정신을 편안하게 한다. 맛은 달고, 성질은 평하다. 심경, 폐경, 비경, 위경에 귀경한다.

연교 발열, 두통, 혈류 개선 작용 등의 효능이 있다. 맛은 쓰다. 성질은 약간 차다. 심경, 담경, 폐경에 귀경한다.

박하 소화불량, 감기, 두통, 치통 등에 치료제로 쓰인다. 맛은 맵다. 성질은 약간 차다. 폐경, 간경에 귀경한다.

방풍 방풍은 땀을 나게 하고 열을 내려주며 진통시키는 작용을 한다. 맛은 맵고 달다. 성질은 약간 따뜻하다.

산치자 간기능 강화, 항산화, 항종양 작용이 있다. 맛은 쓰다. 성질은 차다. 심경, 폐경, 간경, 위경, 삼초경에 귀경한다.

백지 감기로 두통에 좋은 효능을 나타내며 치통에도 활용된다. 맛은 맵다. 성질은 따뜻하다. 폐경, 위경에 귀경한다.

지각 가슴이나 복부가 그득한 증상을 치료한다. 맛은 쓰고 맵다. 성질은 약간 차다. 비경, 위경, 대장경에 귀경한다.

형개 표사를 발산시키고 풍을 제거하고 혈을 조절하는 효능이 있다. 맛은 쓰고 맵다. 성질은 따뜻하다. 폐경, 간경에 귀경한다.

황금 체내에 열이 과다하게 쌓여서 일어나는 안구충혈과 동통을 제거한다. 맛은 쓰다. 성질은 차다.

한방용어사전

- 경계(驚悸) : 걸핏하면 잘 놀라고 가슴이 두근거리는 병증.
- 경관제질(經關諸疾) : 여성의 월경과 관계되는 모든 질병.
- 경궐(驚厥) : 갑작스럽게 정신적 자극을 받아 정신을 잃고 넘어지며 몸이 싸늘해지는 것. 또는 소아경풍小兒驚風 증상의 하나.

열이 나면서 피부가 벌거며 목 안과 양볼, 혀가 붓고 아픈 데 쓴다.

청인이격탕

고적출처 : 증치준승

준비할 약재

 방풍 9g

 망초 4.5g

 치자 4.5g 대

 대황 4.5g

 형개 15g

 박하 15g

 황금 15g

 황련 4.5g

현삼 4.5g

감초 4.5g

연교 15g

길경 15g

  금은화 6g

우방자 4.5g

| 이렇게 만들어요 |

• 박하는 나중에 넣어 약 5~10분만 끓인다.
• 약제에 적당량의 물을 부어 달여, 아침, 저녁으로 식후에 복용한다.
• 위의 약을 거칠게 가루 내어 한 번에 4~8g(2~3알)씩 물에 달여서 먹인다.

■ 어느 곳에 좋을까?

화기를 씻어내고, 독을 배출한다. 인후를 맑게 하고, 가슴 답답함을 풀어준다.

■ 어느 곳을 치료할까?

풍열이 뭉쳐 있는 것, 인후통, 가래가 쌓여 있는 것, 가슴 답답, 호흡곤란, 가슴속에 열이 나고 답답하여 손을 가만히 두지 못하는 증상, 변비 등을 치료한다.

■ 주요증상은 무엇일까?

편도선염, 성홍열을 비롯한 발진성 전염병 등 때 쓸 수 있다.

146

■ 다른 병에 활용해도 될까?

편도선염, 인후염, 구강궤양, 잇몸고름종기.

■ 주의해야 할 사항은?

특별한 것은 없으나 의사 처방 후에 사용하도록 한다.

|약초의 효능과 성미|

 치자 간기능 강화, 항산화, 항종양 작용이 있다. 맛은 쓰다. 성질은 차다. 심경, 폐경, 간경, 위경, 삼초경에 귀경한다.

 대황 설사, 어혈, 변비, 옹종 증세에 이용된다. 맛은 쓰다. 성질은 차다. 비경, 위경, 대장경, 간경, 심포경에 귀경한다.

 방풍
방풍은 땀을 나게 하고 열을 내려주며 진통시키는 작용을 한다. 맛은 맵고 달다. 성질은 약간 따뜻하다.

 금은화 열을 내리는 효능이 있어 풍습성 관절염에 효능이 있다. 맛은 달다. 성질은 차다. 폐경, 대장경, 위경에 귀경한다.

 우방자 폐기를 통하게 하며 부기를 가라앉히며 해독하는 효능이 있다. 맛은 맵고 쓰다. 성질은 차다. 폐경, 위경에 귀경한다.

 길경
가래가 있으면서 기침이 나며 숨이 찬 데 쓴다. 맛은 쓰고 맵다. 성질은 평하다. 폐경에 귀경한다.

 망초 이뇨약으로서 만성변비, 만성 소화 불량에 응용한다. 맛은 쓰고 짜다. 성질은 차다. 폐경, 위경, 대장경에 귀경한다.

 감초 기와 혈을 길러주며 비를 보하고 기를 길러 정신을 편안하게 한다. 맛은 달고, 성질은 평하다. 심경, 폐경, 비경, 위경에 귀경한다.

 연교 발열, 두통, 구갈, 해수, 인후통, 혈류 개선 작용 등의 효능이 있다. 맛은 쓰다. 성질은 약간 차다. 심경, 담경, 폐경에 귀경한다.

 형개 표사를 발산시키고 풍을 제거하고 혈을 조절하는 효능이 있다. 맛은 쓰고 맵다. 성질은 따뜻하다. 폐경, 간경에 귀경한다.

 현삼 목이 마르는 증세, 고혈압 등의 치료에 쓴다. 맛은 쓰고 달고 짜다. 성질은 약간 차다. 폐경, 위경, 신경에 귀경한다.

 박하 소화불량, 감기, 두통, 치통 등에 치료제로 쓰인다. 맛은 맵다. 성질은 약간 차다. 폐경, 간경에 귀경한다.

 황금
체내에 열이 과다하게 쌓여서 일어나는 안구충혈과 동통을 제거한다. 맛은 쓰다. 성질은 차다.

 황련 염증을 감소시키는 데 도움을 주며 관절염에 좋다. 맛은 쓰다. 성질은 차다. 심경, 간경, 위경, 대장경에 귀경한다.

화기가 생겨 귀밑과 가슴, 유방, 옆구리가 붓고 아프면서 오싹오싹 춥고 열이 나는 데 쓴다.

시호청간탕

고적출처 : 의종금감

준비할 약재

시호 8g

치자 6g

황금 4g

인삼 4g

천궁 4g

청피 4g

연교 3.2g

길경 3.2g

감초 2g

| 이렇게 만들어요 |

• 위의 약을 1첩으로 하여 약제에 적당량의 물을 부어 달여, 아침, 저녁으로 식후에 복용한다.

■ 어느 곳에 좋을까?

간열을 내려주고, 풍열을 풀어준다. 해독작용을 한다.

■ 어느 곳을 치료할까?

간경, 담경, 삼초경 의 풍열 증상을 치료한다.

■ 다른 병에 활용해도 될까?

편도선염, 인후염, 경부 임파선 부었을 때 사용할 수가 있다.

■ 주의해야 할 사항은?

특별한 것은 없으나 의사 처방 후에 사용하도록 한다.

|약초의 효능과 성미|

천궁
통증을 치료하고 월경통, 두통에 유효하다. 맛은 맵다. 성질은 따뜻하다. 간경, 담경, 심포경에 귀경한다.

연교 발열, 두통, 혈류 개선 작용 등의 효능이 있다. 맛은 쓰다. 성질은 약간 차다. 심경, 담경, 폐경에 귀경한다.

산치자 간기능 강화, 항산화, 항종양 작용이 있다. 맛은 쓰다. 성질은 차다. 심경, 폐경, 간경, 위경, 삼초경에 귀경한다.

황금
체내에 열이 과다하게 쌓여서 일어나는 안구충혈과 동통을 제거한다. 맛은 쓰다. 성질은 차다.

우방자 폐기를 통하게 하며 부기를 가라앉히며 해독하는 효능이 있다. 맛은 맵고 쓰다. 성질은 차다. 폐경, 위경에 귀경한다.

시호 해열이나 진통, 소염, 귀울음, 황달 등에 효과가 있다. 맛은 맵고 쓰다. 성질은 약간 차다. 간경 담경에 귀경한다.

길경
가래가 있으면서 기침이 나며 숨이 찬 데 쓴다. 맛은 쓰고 맵다. 성질은 평하다. 폐경에 귀경한다.

감초 기와 혈을 길러주며 비를 보하고 기를 길러 정신을 편안하게 한다. 맛은 달고, 성질은 평하다. 심경, 폐경, 비경, 위경에 귀경한다.

청피 열을 내리고 습을 말리는 효능이 있어 천식에 쓰이며 진해거담 작용을 한다. 맛은 쓰고 맵다. 성질은 따뜻하다. 비경 폐경에 귀경한다.

한방용어사전

- 경담(驚痰) : 놀란 것으로 담이 뭉쳐 가슴이나 배에 덩어리가 생기고 발작하면 툭툭 뛰면서 참을 수 없이 아픈 병증. 전간을 일으키기도 하며 여성에게 많이 생김.
- 경부임파선염(頸部淋巴腺炎) : 목 부위에 있는 임파선이 감염되는 것.
- 경산제증(經産諸症) : 월경과 출산에 관한 모든 증세.

얼굴이 벌겋고 가슴이 답답하며 갈증이 나며 소변이 잘 나오지 않고 요도가 아픈 데 쓴다.

도적산 [導赤散]

고적출처 : 소아약증직결

준비할 약재

생지황 4g   목통 4g   감초 4g   죽엽 7잎

| 이렇게 만들어요 |

• 위의 약을 1첩으로 하여 약제에 적당량의 물을 부어 달여, 아침, 저녁으로 식후에 복용한다.

■ 어느 곳에 좋을까?

심열을 내려준다. 음액을 길러준다. 소변을 잘 나오게 한다.

■ 어느 곳을 치료할까?

갈증, 안면홍조, 심장과 가슴에 열이 나고 답답한 증세, 찬물을 마시고 싶어 하는 갈증, 입안과 혀의 궤양, 소변색이 붉고 통증 증상 등을 치료한다.

■ 주요증상은 무엇일까?

급성 신우신염, 구내염 등 때 쓸 수 있다.

■ 다른 병에 활용해도 될까?

급성 비뇨계 감염, 혈뇨, 구강염, 소아 아구창, 설염.

■ 주의해야 할 사항은?

특별한 것은 없으나 의사 처방 후에 사용하도록 한다.

|약초의 효능과 성미 |

 감초 기와 혈을 길러주며 비를 보하고 기를 길러 정신을 편안하게 한다. 맛은 달고, 성질은 평하다. 심경, 폐경, 비경, 위경에 귀경한다.

 목통 사지마비, 류머티즘성 관절염, 신경통에 효험이 있다. 맛은 쓰다. 성질은 차다. 심경, 소장경, 방광경에 귀경한다.

 생지황 몸의 열을 내리고 진정시켜주고 혈액순환 개선, 혈당 조절 효능을 지니고 있다. 성질은 차다. 심경, 간경, 신경에 귀경한다.

 죽엽 대나무 잎은 해열, 거담, 청량 등의 효능이 있고 폐렴, 기관지염, 당뇨병 등의 구갈에 썼다. 달고 맵고 쓰고 차가우며 심장경, 폐경, 담낭경, 위장경에 들어간다.

 한방용어사전

• 경폐(經閉) : 월경이 막힘閉.
• 계면활성(界面活性) : 성질이 다른 두 물질이 맞닿을 때 액체液體의 표면장력表面張力을 현저하게 감소시키는 물질의 성질.
• 고경지혈(固經止血) : 월경을 순조롭게 하고 출혈을 멈추게 하는 효능.

심화가 성하여 입이 마르고 갈증이 나며 가슴이 답답하고 소변이 잘 나오지 않는 데 쓴다.

청심연자음

고적출처 : 태평혜민화제국방

준비할 약재

 연자 8g

 적복령 4g

 인삼 4g

 황기 4g

 황금 2.8g

 차전자 2.8g

 맥문동 2.8g

 지골피 2.8g

 감초 2.8g

| 이렇게 만들어요 |

- 차전자는 볶은 것을 사용한다.
- 위의 약을 1첩으로 하여 약제에 적당량의 물을 부어 달여, 아침, 저녁으로 식후에 복용한다.

■ 어느 곳에 좋을까?

심장 열을 제거하고, 기와 음을 보하며, 임증을 그치게 한다.

■ 어느 곳을 치료할까?

유정, 임증, 하혈, 대하증, 불면, 심장에 열이 많아 답답한 증상, 입과 혀가 마르고 건조한 증상, 당뇨병 초기.

■ 주요증상은 무엇일까?

당뇨병, 신장결핵, 만성 방광염, 만성 신우염, 구내염 등에 쓸 수 있다.

■ 다른 병에 활용해도 될까?

당뇨병, 신우신염, 비뇨기계 감염.

■ 주의해야 할 사항은?

특별한 것은 없으나 의사 처방 후에 사용하도록 한다.

|약초의 효능과 성미|

차전자 이뇨, 소염, 지사약으로서 소변 불리, 대하, 노혈, 서습 사리, 해수 다담, 습비등 증상에 응용한다. 맛은 달다. 성질은 차다.

석련자 연육을 날것으로 이용하면 양위청심, 익은 것을 이용하면 지설고정 효능이 있다. 맛은 달고 약간 쓰다. 성질은 평하다.

황금
체내에 열이 과다하게 쌓여서 일어나는 안구충혈과 동통을 제거한다. 맛은 쓰다. 성질은 차다.

복령
신장병, 방광염, 요도염에 이용한다. 맛은 달고 담백하다. 성질은 평하다. 심경 비경 신경에 귀경한다.

감초 기와 혈을 길러주며 비를 보하고 기를 길러 정신을 편안하게 한다. 맛은 달고, 성질은 평하다. 심경, 폐경, 비경, 위경에 귀경한다.

인삼 강장, 강심, 병약자의 식욕부진 등에도 응용된다. 맛은 달고 약간 쓰다. 성질은 약간 따뜻하다. 비경, 담경, 폐경에 귀경한다.

지골피 해열, 강장약으로서 결핵의 조 열, 해수, 토혈, 번열소갈, 음허의 다한증에 응용된다. 맛은 달고 담백하다. 성질은 차다. 폐경, 신경에 귀경한다.

황기 지한, 이뇨, 강장약으로서 자한, 빈혈, 소변불리 증세에 이용된다. 맛은 달다. 성질은 약간 따뜻하다. 폐경, 비경에 귀경한다.

맥문동 진해, 거담, 강장약으로 변비 등에 좋다. 맛은 달고 약간 쓰다. 성질은 약간 차다. 심경, 비경, 위경에 귀경한다.

한방용어사전

• 고기(固氣) : 기를 고삽固澁하는 효능.
• 고기안태(固氣安胎) : 기를 고정固定시켜 태아를 안전하고 편안하게 함.
• 고림 : 오줌이 쌀 씻은 물이나 기름 같으면서 시원히 나오지 않는 병증.

간담에 사열이 성하여 입이 쓰면서 눈알이 벌겋고 노여움을 잘 타는 데 쓴다.

용담사간탕

고적출처 : 의방집해

준비할 약재

시호 4g

황금 2.8g

감초 2g

인삼 2g

천문동 2g

황련 2g

용담 2g

치자 2g

맥문동 2g

지모 2g

오미자 7알

| 이렇게 만들어요 |

• 위의 약을 1첩으로 하여 약제에 적당량의 물을 부어 달여 빈속에 먹는다.

■ 어느 곳에 좋을까?

간과 담의 열을 내려준다. 신장과 방광의 습열을 내려준다.

■ 어느 곳을 치료할까?

두통, 눈충혈, 옆구리통증, 입이쓴 증상, 귀가 붓고 잘 안 들리는 증상, 근육위축, 음부가 붓고 통증, 소변 탁한 것, 대하증(노랗고 냄새) 등을 치료한다.

■ 주요증상은 무엇일까?

급, 만성 요도염, 방광염, 음부 가려움증, 음부 습진, 고환염, 고혈압증 등 때 쓸 수 있다.

다른 병에 활용해도 될까?

고혈압, 급성 황달형 간염, 담낭염, 신경성두통, 급성결막염, 급성중이염, 대상포진, 급성분강염, 외음염 등

■ 주의해야 할 사항은?

약성이 쓰고 차가운 성질이므로 비장 위장이 허약하거나 임부는 복용을 피한다.

마음대로 복용해서는 안 되며 의사 처방 후 사용해야 한다.

| 약초의 효능과 성미 |

시호 해열이나 진통, 소염, 귀울음, 황달 등에 효과가 있다. 맛은 맵고 쓰다. 성질은 약간 차다. 간경 담경에 귀경한다.

택사 이뇨, 소종제로서 소변불리, 담음, 수종창만, 사리, 임탁, 각기요통등 증세에 이용된다. 맛은 달고 담백하다.

당귀 강장약으로서 빈혈증, 복통, 월경불순 등의 증세 이용된다. 맛은 달고 맵다. 성질은 따뜻하다. 간경, 심경, 비경에 귀경한다.

황금 체내에 열이 과다하게 쌓여서 일어나는 안구충혈과 동통을 제거한다. 맛은 쓰다. 성질은 차다.

생지황 몸의 열을 내리고 진정시켜주고 혈액순환 개선, 혈당 조절 효능을 지니고 있다. 성질은 차다. 심경, 간경, 신경에 귀경한다.

맥문동 진해, 거담, 강장약으로 변비 등에 좋다. 맛은 달고 약간 쓰다. 성질은 약간 차다. 심경, 비경, 위경에 귀경한다.

용담 진정, 해열, 정장, 고미건위제로서 소화기의 충혈, 요도염, 신염, 방광염, 황달, 류머티즘 등 증세에 이용한다. 맛은 쓰다.

감초 기와 혈을 길러주며 비를 보하고 기를 길러 정신을 편안하게 한다. 맛은 달고, 성질은 평하다. 심경, 폐경, 비경, 위경에 귀경한다.

목통 사지마비, 류머티즘성 관절염, 신경통에 효험이 있다. 맛은 쓰다. 성질은 차다. 심경, 소장경, 방광경에 귀경한다.

차전자 이뇨, 소염, 지사약으로서 소변 불리, 대하, 노혈, 서습 사리, 해수 담담, 습비등 증상에 응용한다. 맛은 달다. 성질은 차다. 간경, 신경, 폐경에 귀경한다.

산치자 간기능 강화, 항산화, 항종양 작용이 있다. 맛은 쓰다. 성질은 차다. 심경, 폐경, 간경, 위경, 삼초경에 귀경한다.

한방용어사전

- 고붕지대(固崩止帶) : 여성의 혈붕血崩과 경행經行이 그치지 않는 것과 대하임리帶下淋漓) 등의 병을 치료하는 수삽법收澁法.
- 고삽(固澁) : 수렴收斂시켜서 굳게 지키는 효능.
- 고섭(固攝) : 체내의 장기와 혈액, 진액, 한땀), 뇨(오줌) 등의 대사산물代謝産物에 대하여 제어制御하고 섭납攝納하는 조절작용.

잇몸이 붓고 아프면서 피가 나오며, 입이 마르고 가슴이 답답하며 변비가 있는데 쓴다.

감로음 [甘露飮]

고적출처 : 태평혜민화제국방

준비할 약재

 인진호 6g
 감초 6g
 비파엽 6g
 석곡 6g
 생지황 6g
 속지황 6g
 천문동 6g
 황금 6g

 맥문동 6g
 지각 6g

| 이렇게 만들어요 |

• 위의 약을 1첩으로 하여 약제에 적당량의 물을 부어 달여, 하루 3번에 나누어 먹는다.

■ 어느 곳에 좋을까?

체내열기를 내려주고 음을 돕는다. 체내의 탁한 기를 제거하여 기를 잘 흐르게 한다.

■ 어느 곳을 치료할까?

구취, 인후통, 구내염치은통증 과 고름이 나올때, 황달, 변비 등을 치료한다.

■ 주요증상은 무엇일까?

구내염, 구강 궤양, 치조농루, 괴혈병, 편도선염, 설암, 베체트병 등에 쓸 수 있다.

■ 다른 병에 활용해도 될까?

구취, 인후종통, 치은염, 구내궤양, 설염, 황달, 구강염, 눈이 붓고 충혈, 고혈압, 당뇨병, 변비 등

■ 주의해야 할 사항은?

특별한 것은 없으나 의사 처방 후에 사용하도록 한다.

|약초의 효능과 성미|

인진호 소변불리, 각기요혈 증세에 이용된다. 맛은 쓰다. 성질은 약간 차다. 비경, 간경, 위경, 담경에 귀경한다.

지각 가슴이나 복부가 그득한 증상을 치료한다. 맛은 쓰고 맵다. 성질은 약간 차다. 비경, 위경, 대장경에 귀경한다.

맥문동 진해, 거담, 강장약으로서 변비 등에 좋다. 맛은 달고 약간 쓰다. 성질은 약간 차다. 심경, 비경, 위경에 귀경한다.

황금 체내에 열이 과다하게 쌓여서 일어나는 안구충혈과 동통을 제거한다. 맛은 쓰다. 성질은 차다.

감초 기와 혈을 길러주며 비를 보하고 기를 길러 정신을 편안하게 한다. 맛은 달고, 성질은 평하다. 심경, 폐경, 비경, 위경에 귀경한다.

비파엽 진해, 거담, 이뇨, 건위, 진구제로서 구해, 더위 먹은데, 부종, 구갈, 해수천식, 만성기관지염 등 증세에 이용한다. 맛은 쓰다. 성질은 평하다.

석곡 해열, 건위 강장약으로서 타액 분비를 촉구하여 열병시의 입 마름, 식욕부진, 위장장애 등에 이용된다. 맛은 달다. 성질은 약간 차다. 신경, 위경에 귀경한다.

천문동 해열, 진해, 이뇨, 강장약으로서 폐통허로, 해수, 토혈, 각혈 소갈, 통풍, 심장병수종등 증세에 이용된다. 맛은 달고 쓰다. 성질은 차다.

숙지황 간신을 자양하고 보익하며 혈을 기르고 허를 보하며 골수를 메우는 효능을 가진 약재이다. 맛은 달다. 성질은 약간 따뜻하다. 간경, 신경에 귀경한다.

생지황 몸의 열을 내리고 진정시켜주고 혈액순환 개선, 혈당 조절 효능을 지니고 있다. 성질은 차다. 심경, 간경, 신경에 귀경한다.

한방용어사전

- 고삽활탈(固澁滑脫) : 정精을 수렴收斂시켜 활정滑精을 방지함.
- 고고수부지(固水不止) : 신체의 진액 등이 밖으로 빠져나가는 것을 막지 못함.
- 고고정(固精) : 정精이 밖으로 새지 않도록 견고히 하는 효능.

온몸이 나른해지고 움직이기 싫어하며 몸이 뜨거워지면서 땀이 나고 설사를 자주 하며 음식 먹을 생각이 없는데 쓴다.

청서익기탕

고적출처 : 비위론

준비할 약재

| 황기 9g | 창출 9g | 승마 9g | 백출 4.5g | 진피 4.5g | 당귀 3g | 황백 3g | 인삼 4.5g |

| 청피 3g | 맥문동 3g | 신국 4.5g | 감초 3g | 택사 4.5g | 갈근 3g | 오미자 1.5g |

| 이렇게 만들어요 |

• 땀이 많이 나면 황기 6g을 더 넣어 쓴다.
• 위의 약을 1첩으로 하여 약제에 적당량의 물을 부어 달여서 먹는다.

■ 어느 곳에 좋을까?

서기(더위)를 씻는다. 습을 제거하고, 비장, 위장을 튼튼히 한다.

■ 어느 곳을 치료할까?

힘이나 기운이 없고 약함, 더위 먹은 것(열사병).

■ 주요증상은 무엇일까?

두통, 갈증, 움직이지 않아도 땀이 나는 증상, 사지가 불편함, 식욕감퇴, 가슴이 답답하고 몸이 무거운 증상, 설사, 소변이 적고 붉은색 등

■ 다른 병에 활용해도 될까?

여름철 급성 위장염, 위장형 감기 등 때 쓸 수 있다.

■ 주의해야 할 사항은?

특별한 것은 없으나 의사 처방 후에 사용하도록 한다.

|약초의 효능과 성미|

백출 설사, 수음, 담음, 소변불리, 불안 등 증세에 이용된다. 맛은 달고 쓰다. 성질은 약간 따뜻하다. 비경, 위경에 귀경한다.

청피 간기가 맺힌 것을 흩어지게 하고 기를 뚫어주며 울결을 풀어주고 담을 제거하는 효능을 가진 약재이다. 맛은 맵고 쓰다.

택사 이뇨, 소종제로서 소변불리, 담음, 수종창만, 사리, 입탁, 각기요혈통 증세에 이용된다. 맛은 달고 담백하다.

신국 자양, 소화, 지사약 으로서 복사하리, 창만, 식적, 산후어혈복통, 구토 등 증상에 응용한다. 맛은 맵고 달다. 성질은 따뜻하다.

당귀 강장약으로서 빈혈증, 복통, 월경불순 등의 증세 이용된다. 맛은 달고 맵다. 성질은 따뜻하다. 간경, 심경, 비경에 귀경한다.

황백 위장염, 복통, 황달, 설사, 대하, 변혈 등 증세에 이용된다. 맛은 쓰다. 성질은 차다. 신경, 방광경, 담경에 귀경한다.

오미자
폐 질환에 의한 기침, 유정, 음위, 식욕땀, 입안이 마르는 증세 등이다. 맛은 맵다. 성질은 따뜻하다.

승마
감기로 열이 심할 때 사용하면 땀이 나면서 열이 제거된다. 맛은 달고 맵다. 성질은 약간 차다.

창출
위장을 튼튼하게 하고 비만을 방지한다. 맛은 맵고 쓰다. 성질은 따뜻하다. 비경, 위경에 귀경한다.

진피 열을 내리고 습을 말리는 효능이 있어 천식에 쓰이며 진해거담 작용을 한다. 맛은 쓰고 맵다. 성질은 따뜻하다. 비경 폐경에 귀경한다.

황기 지한, 이뇨, 강장약으로서 자한, 빈혈, 소변불리 증세에 이용된다. 맛은 달다. 성질은 약간 따뜻하다. 폐경, 비경에 귀경한다.

맥문동 진해, 거담, 강장약으로서 변비 등에 좋다. 맛은 달고 약간 쓰다. 성질은 약간 차다. 심경, 비경, 위경에 귀경한다.

갈근 땀이 약간 나는 것과 가슴의 답답함과 갈증을 없애는 효능이 있다. 맛은 맵고 달다. 성질은 약간 차다. 비경, 위경에 귀경한다.

인삼 강장, 강심, 병약자의 식욕부진 등에도 응용된다. 맛은 달고 약간 쓰다. 성질은 약간 따뜻하다. 비경, 담경, 폐경에 귀경한다.

감초 기와 혈을 길러주며 비를 보하고 기를 길러 정신을 편안하게 한다. 맛은 달고, 성질은 평하다. 심경, 폐경, 비경, 위경에 귀경한다.

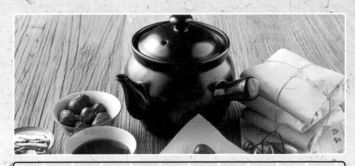

거담약

몸안의 진액이 제대로 순환하지 못하고 특정 부위에 몰려서 생긴 증상 등을 치료한다. 임상증상은 기침, 천식성, 두통, 어지럼, 가슴이 막혀 답답한 증세, 구토, 정신이상, 중풍 등이 다.

*습담증을 습을 말리고 가래를 삭여 치료한다.
*열담증을 열을 내려주고, 가래를 삭여 치료한다.
*내풍에 가래가 엉키어 나타난 증세를 풍을 제거하고 가래를 삭여 치료한다.

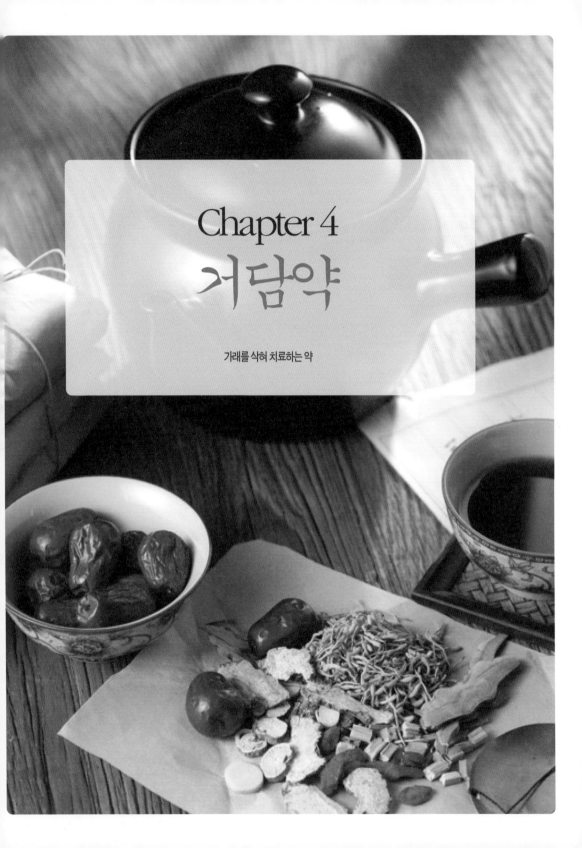

Chapter 4
거담약

가래를 삭혀 치료하는 약

담음으로 가슴과 명치 밑이 그득하고 불러오르며 기침을 하고 가래가 많으며 가슴이 두근거리는 데 쓴다.

이진탕 [二陳湯]

고적출처 : 태평혜민화제국방

준비할 약재

반하 8g

진피 4g

적복령 4g

감초 2g

생강 3쪽

| 이렇게 만들어요 |

• 위의 약을 1첩으로 약제에 적당량의 물을 부어 달여서 먹는다.

■ 어느 곳에 좋을까?

체내의 습과 담을 제거 한다. 체내의 기를 다스리고, 위장을 편하게 한다.

■ 어느 곳을 치료할까?

급, 만성 위염, 위하수, 급, 만성기관지염, 자율 신경 실조증, 임신오조 등에 사용한다.

■ 주요증상은 무엇일까?

흰 가래가 많고, 쉽게 뱉어지며, 가슴 답답, 구역 구토, 몸이 피곤하고, 어지럽고, 심장이 뛰고 두근거림, 혀태는 백색이고 맥은 활액이다.

■ 다른 병에 활용해도 될까?

만성기관지염, 만성위염, 갑상선종, 폐기종, 궤양병, 신경성구토 등

■ 주의해야 할 사항은?

음허성 건열, 가래 적은 기침, 마른 가래, 중상자는 복용 금지이다.

의사 처방 후에 사용하도록 한다.

| 약초의 효능과 성미 |

진피 열을 내리고 습을 말리는 효능이 있어 천식에 쓰이며 진해거담 작용을 한다. 맛은 쓰고 맵다. 성질은 따뜻하다. 비경 폐경에 귀경한다.

복령
신장병, 방광염, 요도염에 이용한다. 맛은 달고 담백하다. 성질은 평하다. 심경 비경 신경에 귀경한다.

반하 거담, 진해 등의 효능과 설사에 사용한다. 맛은 맵다. 성질은 따뜻하다. 독이 있다. 비경, 위경, 폐경에 귀경한다.

감초 기와 혈을 길러주며 비를 보하고 기를 길러 정신을 편안하게 한다. 맛은 달고, 성질은 평하다. 심경, 폐경, 비경, 위경에 귀경한다.

생강 진저롤 성분이 혈액순환을 활성화하고 동맥경화나 고혈압을 예방한다. 맛은 맵다. 성질은 약간 따뜻하다. 폐경, 비경, 위경에 귀경한다.

한방용어사전

- 고창(蠱脹) : 뱀, 지네, 두꺼비 등의 독, 또는 이 독이 들어있는 음식을 먹고 생긴 병.
- 고지혈증(高脂血症) : 필요 이상으로 많은 지방脂肪성분이 혈액 내에 존재하여 혈관벽에 쌓임으로써 염증을 일으키고 그 결과 심혈관 질환을 일으키는 병증.
- 골비(骨痺) : 연비攣痺의 비증痺症이 골骨에 있는 것.

자주 놀라고 겁이 많으며 꿈이 잦고 속이 허전하면서 답답하고 잠들지
못하는 데 쓴다.

온담탕 [溫膽湯]

고적출처 : 천금요방

준비할 약재

반하 8g　진피 8g　백복령 8g　지실 8g　죽여 4g　감초 2g　생강 5쪽　대추 2개

이렇게 만들어요

• 위의 약을 1첩으로 약제에 적당량의 물을 부어 달여서 먹는다.

■ 어느 곳에 좋을까?

가래를 삭이고 정신을 안정시킨다. 담열과 번잡을 제거한다. 기를 잘 조절한다.

■ 어느 곳을 치료할까?

불면과 꿈을 많이 꾸는 증상, 어지럼증, 심장이 뛰고 두근거린 증상, 입이 쓴 증상 등

■ 주요증상은 무엇일까?

위하수증, 위무력증 등 증상이 있으면서 잠이 잘 오지 않는 데 신경증, 심장 신경증 때에 쓸
수 있다.

■ 다른 병에 활용해도 될까?

급만성 위염, 담낭염, 신경쇠약, 불면증, 관심병, 임신구토 등

주■ 의해야 할 사항은?

특별한 것은 없으나 의사 처방 후에 사용하도록 한다.

|약초의 효능과 성미|

 진피 열을 내리고 습을 말리는 효능이 있어 천식에 쓰이며 진해거담 작용을 한다. 맛은 쓰고 맵다. 성질은 따뜻하다. 비경 폐경에 귀경한다.

 반하 거담, 진해 등의 효능과 설사에 사용한다. 맛은 맵다. 성질은 따뜻하다. 독이 있다. 비경, 위경, 폐경에 귀경한다.

 복령
신장병, 방광염, 요도염에 이용한다. 맛은 달고 담백하다. 성질은 평하다. 심경 비경 신경에 귀경한다.

 죽여 열을 내리고 혈분에서 열사를 제거하며 담을 없애고 구토를 멈추는 효능을 가진 약재이다. 맛은 달다. 성질은 약간 차다.

 생강 진저롤 성분이 혈액순환을 활성화하고 동맥경화나 고혈압을 예방한다. 맛은 맵다. 성질은 약간 따뜻하다. 폐경, 비경, 위경에 귀경한다.

 감초 기와 혈을 길러주며 비를 보하고 기를 길러 정신을 편안하게 한다. 맛은 달고, 성질은 평하다. 심경, 폐경, 비경, 위경에 귀경한다.

 대추 비위를 조화롭게 보하고 진액을 보충하며 약재의 독성을 줄이는 효능이 있다. 맛은 달고, 성질은 따뜻하다. 비경, 위경에 귀경한다.

 지실 기를 잘 통하게 하고 비를 흩어지게 하며 담적을 없애는 효능을 가진 약재이다. 맛은 쓰고 맵다. 성질은 약간 차다.

 한방용어사전
• 골위(骨萎) : 위증萎症의 하나. 신열이 안에서 성하거나 사열邪熱이 신腎을 손상시켜 음정陰精이 모손耗損되어 뼈가 마르고 수髓가 허해짐으로써 발생함.
• 골증(骨蒸) : 병의 원인이 신腎에 있음. 아침에 일어나면 몹시 차다가 저녁이 되면 뜨거워지고 번조煩燥하며 잠자리가 편치 못하며 입맛이 없으면 소변이 붉으면서 누렇게 됨.

비용, 비강내 건가과 비후성 비염을 치료하는 처방이다.

신이청폐탕

고적출처 : 외과정종

준비할 약재

 맹문동 9g
 신이 6g
 백합 9g
 치자 9g
 황금 9g
 비파엽 9g
 지모 9g
 승마 3g

 석고 9g
 감초 4.5g

| 이렇게 만들어요 |

• 약제에 적당량의 물을 부어 달여서, 아침, 저녁으로 식후에 복용한다.

■ 어느 곳에 좋을까?

폐열을 내려주고, 체 내외를 잘 통하게 해준다.

■ 어느 곳을 치료할까?

폐열로 인한 코 속에 살이 돋아난 증상, 코 막힘, 기가 잘 통하지 못하는 증상.

■ 다른 병에 활용해도 될까?

코막힘, 비후성비염, 열성 축농증의제 증상.

■ 주의해야 할 사항은?

가래를 삭혀 치료하는 약

특별한 것은 없으나 의사 처방 후에 사용하도록 한다.

|약초의 효능과 성미|

비파엽 진해, 거담, 이뇨, 건위, 진구제로서 구해, 더위 먹은데, 부종, 구갈, 해수천식, 만성기관지염 등 증세에 이용한다. 맛은 쓰다. 성질은 평하다.

지모 음을 자양하고 화를 내리며 장기를 소통시키는 효능이 있다. 맛은 쓰고 달다. 성질은 차다. 폐경, 신경, 위경에 귀경한다.

석고 몸에 열이 많은 사람의 열을 내려주고 갈증을 멈추며 가슴 답답함을 없애준다. 맛은 맵고 달다. 성질은 매우 차다.

백합 소염, 진해, 이뇨, 진정제로서 노수토혈, 허번경계, 부종, 비만, 폐위등 증세에 이용된다. 맛은 달다. 성질은 약간 차다.

승마
감기로 열이 심할 때 사용하면 땀이 나면서 열이 제거된다. 맛은 달고 맵다. 성질은 약간 차다.

감초 기와 혈을 길러주며 비를 보하고 기를 길러 정신을 편안하게 한다. 맛은 달고, 성질은 평하다. 심경, 폐경, 비경, 위경에 귀경한다.

맥문동 진해, 거담, 강장약으로서 변비 등에 좋다. 맛은 달고 약간 쓰다. 성질은 약간 차다. 심경, 비경, 위경에 귀경한다.

신이 목련의 꽃봉오리로, 풍사를 몰아내고 규를 통하게 하는 효능이 있다. 맛은 맵다. 성질은 따뜻하다. 폐경, 위경에 귀경한다.

황금
체내에 열이 과다하게 쌓여서 일어나는 안구충혈과 동통을 제거한다. 맛은 쓰다. 성질은 차다.

산치자 간기능 강화, 항산화, 항종양 작용이 있다. 맛은 쓰다. 성질은 차다. 심경, 폐경, 간경, 위경, 삼초경에 귀경한다.

한방용어사전

- 골비청냉(骨痺淸冷) : 골비骨痺 증상으로 팔다리가 시린 병증.
- 골증다한(骨蒸多汗) : 골증骨蒸으로 땀을 많이 흘림.
- 골증조열(骨蒸潮熱) : 골증骨蒸으로 조열潮熱이 생김.

담수, 폐창 등으로 기침하는 것이 오래도록 낫지 않는 데 쓴다.

청폐탕 [清肺湯]

고적출처 : 만병회춘

준비할 약재

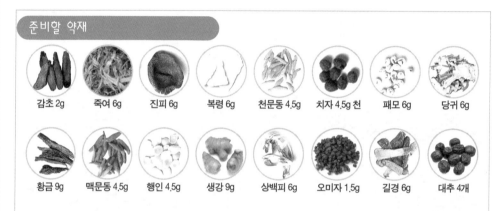

감초 2g	죽여 6g	진피 6g	복령 6g
천문동 4.5g	치자 4.5g 천	패모 6g	당귀 6g
황금 9g	맥문동 4.5g	행인 4.5g	생강 9g
상백피 6g	오미자 1.5g	길경 6g	대추 4개

| 이렇게 만들어요 |

• 위의 약을 1첩으로 약제에 적당량의 물을 부어 달여서 먹는다.

■ 어느 곳에 좋을까?

폐열과 화기를 내려준다. 가래를 풀어준다. 기침을 그치게 한다.

■ 어느 곳을 치료할까?

가슴부에 열이 있고 된 가래 나올 때, 혹은 오래된 기침이 그치지 않을 때, 목소리가 쉬거나, 인후염 등

■ 다른 병에 활용해도 될까?

감기 기침, 기관지염 천식 기침, 만성 인후염.

■ 주의해야 할 사항은?

특별한 것은 없으나 의사 처방 후에 사용하도록 한다.

| 약초의 효능과 성미 |

천문동 해열, 진해, 이뇨, 강장약으로서 폐통허로, 해수, 토혈, 각혈 소갈, 통풍, 심장병수종등 증세에 이용된다. 맛은 달고 쓰다.

행인(살구씨) 각종 해소, 천식, 기관지염, 인후염, 암종 등에 사용한다. 맛은 쓰고 성질은 약간 따뜻하며 약간의 독이 있다.

복령
신장병, 방광염, 요도염에 이용한다. 맛은 달고 담백하다. 성질은 평하다. 심경 비경 신경에 귀경한다.

죽여 열을 내리고 담을 없애고 구토를 멈추는 효능을 가진 약재이다. 맛은 달다. 성질은 약간 차다. 폐경, 위경, 담경에 귀경한다.

당귀 강장약으로서 빈혈증, 복통, 월경불순 등의 증세 이용된다. 맛은 달고 맵다. 성질은 따뜻하다. 간경, 심경, 비경에 귀경한다.

맥문동 진해, 거담, 강장약으로서 변비 등에 좋다. 맛은 달고 약간 쓰다. 성질은 약간 차다. 심경, 비경, 위경에 귀경한다.

오미자 폐 질환에 의한 기침, 유정, 음위, 식은땀에 좋다. 맛은 맵다. 성질은 따뜻하다. 폐경, 심경, 신경에 귀경한다.

대추 비위를 보하고 진액을 보충하며 약재의 독성을 줄이는 효능이 있다. 맛은 달고, 성질은 따뜻하다. 비경, 위경에 귀경한다.

황금
체내에 열이 과다하게 쌓여서 일어나는 안구충혈과 동통을 제거한다. 맛은 쓰다. 성질은 차다.

생강 진저롤 성분이 혈액순환을 활성화하고 동맥경화나 고혈압을 예방한다. 맛은 맵다. 성질은 약간 따뜻하다. 폐경, 비경, 위경에 귀경한다.

감초 기와 혈을 길러주며 비를 보하고 기를 길러 정신을 편안하게 한다. 맛은 달고, 성질은 평하다. 심경, 폐경, 비경, 위경에 귀경한다.

상백피 상백피는 폐열로 인한 해수, 천식을 치료하며 혈압강하 작용이 있다. 맛은 달고, 성질은 차다. 폐경에 귀경한다.

천패모 폐를 촉촉하게 하고 울결된 것을 풀어주며 기침을 멈추게 하고 담을 삭이는 효능을 가진 약재이다. 맛은 쓰고 달다.

산치자 간기능 강화, 항산화, 항종양 작용이 있다. 맛은 쓰다. 성질은 차다. 심경, 폐경, 간경, 위경, 삼초경에 귀경한다.

길경
가래가 있으면서 기침이 나며 숨이 찬 데 쓴다. 맛은 쓰고 맵다. 성질은 평하다. 폐경에 귀경한다.

진피 열을 내리고 습을 말리는 효능이 있어 천식에 쓰이며 진해거담 작용을 한다. 맛은 쓰고 맵다. 성질은 따뜻하다. 비경 폐경에 귀경한다.

머리가 몹시 아프고 토하며 어지러워 눈을 뜰 수 없고·때로 구역질이 나는 데 쓴다.

반하백출천마탕

고적출처 : 비위론

준비할 약재

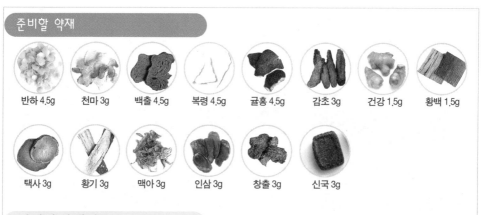

반하 4.5g 천마 3g 백출 4.5g 복령 4.5g 귤홍 4.5g 감초 3g 건강 1.5g 황백 1.5g

택사 3g 황기 3g 맥아 3g 인삼 3g 창출 3g 신국 3g

| 이렇게 만들어요 |

• 위의 약을 1첩으로 하여 약제에 적당량의 물을 부어 달여서 먹는다.

■ 어느 곳에 좋을까?

비장을 강화하여 습 담을 제거한다. 간장을 풀어주어 풍을 제거한다.

■ 어느 곳을 치료할까?

두통과 어지러움, 구역질과 가슴 답답함, 가래가 많고 천식성 호흡, 몸이 무겁게 느껴짐, 손발이 차가움, 숙면하지 못함 등

■ 주요증상은 무엇일까?

메니엘 증후, 위하수, 위무력증 등에 쓸 수 있다.

■ 다른 병에 활용해도 될까?

어지러운 두통, 귀원인의 어지러움, 신경성 어지러움, 습관성두통.

■ 주의해야 할 사항은?

간기의 강성으로 인한 어지럼 두통엔 사용을 금한다.

꼭 의사 처방 후 사용한다.

| 약초의 효능과 성미 |

신국 자양, 소화, 지사약으로서 복사하리, 창만, 식적, 산후어혈복통, 구토 등 증세에 응용한다. 맛은 맵고 달다. 성질은 따뜻하다.

황백 위장염, 복통, 황달, 설사, 대하, 변혈 등 증세에 이용된다. 맛은 쓰다. 성질은 차다. 신경, 방광경, 담경에 귀경한다.

백출 설사, 수음, 담음, 소변불리, 불안 등 증세에 이용된다. 맛은 달고 쓰다. 성질은 약간 따뜻하다. 비경, 위경에 귀경한다.

황기 지한, 이뇨, 강장약으로서 자한, 빈혈, 소변불리 증세에 이용된다. 맛은 달다. 성질은 약간 따뜻하다. 폐경, 비경에 귀경한다.

복령
신장병, 방광염, 요도염에 이용된다. 맛은 달고 담백하다. 성질은 평하다. 심경 비경 신경에 귀경한다.

맥아 맥아는 비위허약으로 인한 소화 장애에 효과가 있고, 특히 밀가루 음식에 대한 소화불량에 쓰인다. 또한 유즙분비 부족에 효과가 있다.

천마 진정, 진경제로서 두운목현, 중풍경간, 언어불수, 풍한습비, 풍담등 증세에 이용된다. 맛은 달다. 성질은 평하다. 간경에 귀경한다.

인삼 강장, 강심, 병약자의 식욕부진 등에도 응용된다. 맛은 달고 약간 쓰다. 성질은 약간 따뜻하다. 비경, 담경, 폐경에 귀경한다.

건강 가슴과 배 부위가 냉기가 돌며 은은하게 통증이 있고 배가 차고 소화가 안 되며 구토, 설사하는 증상에 효과가 있다. 맛은 맵다.

택사 이뇨, 소종제로서 소변불리, 담음, 각기요혈등 증세에 이용된다. 맛은 달고 담백하다. 성질은 차다. 신경, 방광경에 귀경한다.

반하 거담, 진해 등의 효능과 설사에 사용한다. 맛은 맵다. 성질은 따뜻하다. 독이 있다. 비경, 위경, 폐경에 귀경한다.

감초 기와 혈을 길러주며 비를 보하고 기를 길러 정신을 편안하게 한다. 맛은 달고, 성질은 평하다. 심경, 폐경, 비경, 위경에 귀경한다.

귤홍 소담, 이기, 관중, 산결하여 기침과 가래가 나오는 증상, 산물을 토하고 가슴이 답답한 증상을 치료하는 약재이다. 맛은 맵고 쓰다.

창출 위장을 튼튼하게 하고 비만을 방지한다. 맛은 맵고 쓰다. 성질은 따뜻하다. 비경, 위경에 귀경한다.

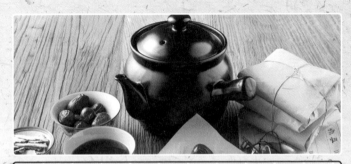

온리약

체내의 한기를 풀어주어 몸을 따뜻이 해주는 약이다.
장부를 따뜻하게 하고 양기 상승을 돕고, 찬 기운을 풀어주고 맥락을 잘 통하게 하는 작용
등, 몸속의 찬기운의 병증을 치료하는 방제이다. 이한증은 체내에 한사가 침입하여 비장 위
장에 찬 나쁜 기운이 엉켜있어 허약한 것, 음이 성하여 양이 쇠약함, 양기가 허탈해 곧 죽을
것 같은 형세, 경맥에 한기가 응결됨 등의 증상을 말한다.

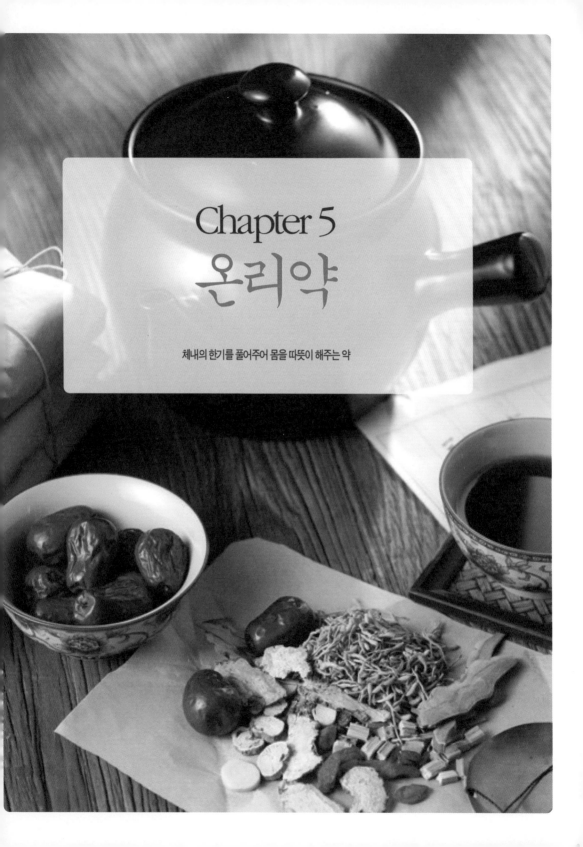

Chapter 5
온리약

체내의 한기를 풀어주어 몸을 따뜻이 해주는 약

비위가 허한하여 배가 그득하고 아프며 자주 설사하는 데 쓴다.

이중탕 [理中湯]

고적출처 : 상한론

준비할 약재

 인삼 9g

 백출 9g

 건강 9g

 감초 4g

이렇게 만들어요

• 이중환(理中丸), 인삼이중탕(人參理中湯)이라고도 한다.
• 위의 약을 1첩으로 하여 물에 달여서 먹는다. 또한 가루 내어 꿀로 1g 되게 환약을 만든다. 한 번에 10~15환씩 먹는다.

■ 어느 곳에 좋을까?

위장을 따뜻하게 하고, 한기를 내보낸다. 양기를 보하고, 비장 위장을 튼튼히 한다.

■ 어느 곳을 치료할까?

만성 위염, 위무력증, 위십이지장 궤양, 만성 위장염 등에 쓸 수 있다.

■ 주요증상은 무엇일까?

입 마르지 않고, 구토, 복통, 상복부 통, 따뜻한 것을 배에 대면 편안해짐, 배를 누르면 통증이 풀림, 복부가 가득찬 느낌, 식욕부진 등

■ 다른 병에 활용해도 될까?

급만성 위장염, 위 십이지장궤양, 허 한성 하혈, 위하수, 만성 결장 염 등

■ 주의해야 할 사항은?

신체 양허증 환자와 과다 출혈자는 복용을 금지하고 임신부는 조심해서 사용해야 한다.
의사 처방 후 사용한다.

|약초의 효능과 성미|

백출 설사, 수음, 담음, 소변불리, 불안 등 증세에 이용된다. 맛은 달고 쓰다. 성질은 약간 따뜻하다. 비경, 위경에 귀경한다.

건강 가슴과 배 부위가 냉기가 돌며 은은하게 통증이 있고 배가 차고 소화가 안 되며 구토, 설사하는 증상에 효과가 있다. 맛은 맵다. 성질은 열성이다.

감초 기와 혈을 길러주며 비를 보하고 기를 길러 정신을 편안하게 한다. 맛은 달고, 성질은 평하다. 심경, 폐경, 비경, 위경에 귀경한다.

인삼 강장, 강심, 병약자의 식욕부진 등에도 응용된다. 맛은 달고 약간 쓰다. 성질은 약간 따뜻하다. 비경, 담경, 폐경에 귀경한다.

한방용어사전

• 골증침한(骨蒸寢汗) : 골증骨蒸으로 잠잘 때寢 식은 땀을 흘림.
• 골통(骨痛) : 뼈마디가 아픔.
• 공독(攻毒) : 사독邪毒을 제거하는 방법.

비위가 찬 기운을 받아 소화가 안 되면서 명치 밑이 차고 부어오르고 아픈 데 쓴다.

후박온중탕

고적출처 : 내외상변 혹론

준비할 약재

| 후박 9g | 적복령 5g | 건강 2g | 진피 9g | 광목향 5g | 초두구 5g | 감초 5g |

| 이렇게 만들어요 |

• 위의 약을 1첩으로 하여 약제에 생강3편을 첨가해 적당량의 물을 부어 달여서, 아침, 저녁으로 식후 30분에

■ 어느 곳에 좋을까?

비장 위장을 따뜻하게 하여 한기를 풀어주고, 기를 잘 돌게 하여 배부른 것을 풀어준다.

■ 어느 곳을 치료할까?

만성 위염, 만성 대장염을 치료한다.

■ 주요증상은 무엇일까?

배부름, 복통, 상 복부 통, 식욕부진 등에 사용한다.

■ 다른 병에 활용해도 될까?

급만성 위염, 위의 소화불량, 위 십이지장궤양, 설사 등 쓸 수 있다.

■ 주의해야 할 사항은?

특별한 것은 없으나 의사 처방 후에 사용하도록 한다.

|약초의 효능과 성미|

감초 기와 혈을 길러주며 비를 보하고 기를 길러 정신을 편안하게 한다. 맛은 달고, 성질은 평하다. 심경, 폐경, 비경, 위경에 귀경한다.

진피 열을 내리고 습을 말리는 효능이 있어 천식에 쓰이며 진해거담 작용을 한다. 맛은 쓰고 맵다. 성질은 따뜻하다. 비경 폐경에 귀경한다.

적복령 신장병, 방광염, 요도염에 이용한다. 맛은 달고 담백하다. 성질은 평하다. 심경 비경 신경에 귀경한다.

목향 기와 혈을 소통시키며 거담작용을 한다. 맛은 맵고 쓰다. 성질은 따뜻하다. 비경, 위경, 대장경, 담경에 귀경한다.

후박 습을 조절하고 창만을 흩어버리고 기를 순환시키는 효능이 있다. 맛은 쓰고 맵다. 성질은 따뜻하다. 비경, 위경, 폐경, 대장경에 귀경한다.

초두구 중초를 따뜻하게 하고 한을 제거하며 기를 통하게 하고 습한 것을 조하게 하는 효능을 가진 약재이다. 맛은 맵다. 성질은 따뜻하다.

건강 가슴과 배 부위가 냉기가 돌려 은은하게 통증이 있고 배가 차고 소화가 안 되며 구토, 설사하는 증상에 효과가 있다. 맛은 맵다. 성질은 열성이다.

 한방용어사전

- 공심복(空心腹) : 속이 비었을 때 약을 먹음.
- 곽란(癨亂) : 설사하고 토하는 병증.
- 관격(關格) : 급체하여 가슴이 답답하고 먹지도 못하고 대변을 보지도 못하고 정신을 잃는 위급한 증세.

비위허약으로 기혈이 울체되어 배가 아프고 배꼽노리에서 박동이 느껴지는 증상이 있는데 쓴다.

안중산 [安中散]

고적출처 : 태평혜민화제국방

준비할 약재

| 모려 6g | 육계 6g | 감초 12g | 고량강 6g | 연호색 6g | 사인 6g | 소회향 6g |

| 이렇게 만들어요 |

• 위의 약을 가루 내어 한 번에 3~5g씩 하루 3번 식간에 먹는다.

• 또는 물에 달여 하루 2번에 나누어 먹어도 된다.

■ 어느 곳에 좋을까?

비장 위장을 따뜻이 하여 한사를 제거하고, 위장을 튼튼히 하여 통증을 가라앉힌다.

■ 어느 곳을 치료할까?

비장 위장에 한기가 응결 되어 적체된 현상을 치료한다.

■ 주요증상은 무엇일까?

상 복부 통증, 신물 넘어옴, 소화불량, 위산과다 적체, 배부르고 가득 차 답답하고 불편함 등

■ 다른 병에 활용해도 될까?

위경련, 과산성 만성 위염, 위십이지장 궤양, 위무력증 등 때에 쓸 수 있다.

■ 주의해야 할 사항은?

본방제는 급성 염증성 심복통엔 적용되지 않는다.

의사 처방 후에 사용하도록 한다.

|약초의 효능과 성미|

 육계 원기를 보하고 비위를 따뜻하게 하며 혈액순환을 촉진 시킨다. 맛은 달고 맵다. 성질은 아주 열성이다. 신경, 비경, 심경, 간경에 귀경한다.

 사인 기가 잘 안 통하거나 식욕이 없으면서 배가 불러 오는 증상에 유효하다. 맛은 맵다. 성질은 따뜻하다. 비경, 위경에 귀경한다.

 고량강 방향성 건위, 진통, 구풍제로서 완복냉통, 비위중한, 구토, 식체 등 증세에 이용된다. 맛은 맵다. 성질은 열성이다.

 연호색 혈을 잘 순환시키고 어혈을 제거하고 기의 순환을 조절하고 통증을 완화시키는 효능을 가진 약재이다. 맛은 맵고 쓰다. 성질은 따뜻하다.

 소회향 비를 튼튼히 하고 위를 열어주고 장을 통하게 하는 효능을 가진 약재이다. 맛은 맵다. 성질은 따뜻하다. 간경, 신경, 비경, 위경에 귀경한다.

 모려 제산, 지갈, 지한, 진정약으로 골증, 유정, 붕대, 지한, 도한, 위산과다증 등에 응용한다. 맛은 맵다. 성질은 따뜻하다. 비경, 위경에 귀경한다.

 감초 기와 혈을 길러주며 비를 보하고 기를 길러 정신을 편안하게 한다. 맛은 달고, 성질은 평하다. 심경, 폐경, 비경, 위경에 귀경한다.

 한방용어사전

- 관상동맥(冠狀動脈) : 심장을 둘러싼 동맥, 좌우로 2개가 있는데 심방과 심실을 관상冠狀으로 둘러싸고 있는 데서 연유된 이름임. 심장근육에 영양소를 공급하는 혈관임.
- 관절불리(關節不利) : 관절염이나 기타 원인으로 관절이 정상적으로 움직이지 않음.

허로로 배가 땅기고 아프며 식욕이 부진하며 몸에 열감이 나고 유정이 있는데 쓴다.

소건중탕 [小建中湯]

고적출처 : 상한론

준비할 약재

| 백작약 20g | 계지 12g | 자감초 4g | 생강 5쪽 | 대추 4개 |

| 이렇게 만들어요 |

• 위의 약을 1첩으로 하여 물에 달여서 찌끼를 버린 다음 엿 40g을 넣고 녹여 먹는다.

■ 어느 곳에 좋을까?

비장 위장을 따뜻이 하여 허약한 것을 보한다. 장부 기능을 서로 화합시켜 완급을 조절하여 통증을 제거한다.

■ 어느 곳을 치료할까?

허약하고 피로하여 비장 기운의 손상으로 일어나는 현상을 치료한다.

■ 주요증상은 무엇일까?

때때로 복부 통증, 따뜻한 것을 복부에 대거나 세게 누르면 통증이 가라앉는 증세, 혹은 허하

고 피곤할 시 가슴 두근거림, 답답함, 정신불안, 손발의 답답한 열, 입과 목이 건조함 등

■ 다른 병에 활용해도 될까?

만성 위염, 위십이지장 궤양, 위신경증, 자율 신경 실조증, 심장 신경증 등에 쓸 수 있다.

■ 주의해야 할 사항은?

구토하는 사람은 주의를 요한다.

의사 처방 후에 사용하도록 한다.

|약초의 효능과 성미|

 계지 기혈이 뒤틀리고 막혀 오는 마비 증상들에 사용된다. 맛은 달고 맵다. 성질은 따뜻하다. 심경, 폐경, 방광경에 귀경한다.

 교이 보중, 익기, 건비, 해독, 소담, 지해하는 효능이 있는 약재이다. 맛은 달고, 성질은 따뜻하다. 비경, 위경, 폐경에 귀경한다.

 작약 월경을 고르게 하며 땀을 멈추게 하고 방광과 대소장을 이롭게 한다. 맛은 시고 쓰다. 성질은 약간 차다. 간경 비경에 귀경한다.

 대추 비위를 조화롭게 보하고 진액을 보충하며 약재의 독성을 줄이는 효능이 있다. 맛은 달고, 성질은 따뜻하다. 비경, 위경에 귀경한다.

 감초 기와 혈을 길러주며 비를 보하고 기를 길러 정신을 편안하게 한다. 맛은 달고, 성질은 평하다. 심경, 폐경, 비경, 위경에 귀경한다.

 생강 진저롤 성분이 혈액순환을 활성화하고 동맥경화나 고혈압을 예방한다. 맛은 맵다. 성질은 약간 따뜻하다. 폐경, 비경, 위경에 귀경한다.

 한방용어사전

- 관중순기(寬中順氣) : 속을 편안하게 하고 기운을 고르게 하는 효능.
- 관흉산결(寬胸散結) : 가슴을 편안하게 하여 적취積聚를 푸는 효능.
- 관흉이기(寬胸利氣) : 가슴을 편안하게 하고 기를 돕는 효능.

허로로 기가 허하여 배가 아프고 입맛이 없으며 손발이 노곤하고 식은 땀이 나는 데 쓴다.

황기건중탕

고적출처 : 금궤요략

준비할 약재

| 백작약 20g | 계지 12g | 황기 4g | 감초 4g | 이당 40g | 생강 5쪽 | 대추 4알 |

| 이렇게 만들어요 |

• 황기는 꿀에 축여 볶은 것을 사용한다.
• 위의 약을 1첩으로 하여 물에 달여서 엿 40g을 넣고 다시 약간 달여서 먹는다.

■ 어느 곳에 좋을까?

비장 위장을 따뜻이 하여 허약한 것을 보한다. 장부 기능을 서로 화합시켜 완급을 조절하여 통증을 제거한다.

■ 어느 곳을 치료할까?

허약하고 피로 하여 비장 기운의 손상으로 일어나는 현상을 치료한다.

■ 주요증상은 무엇일까?

상복부 통증, 따뜻한 것을 복부에 대거나 세게 누르면 통증이 가라앉는 증세, 다한증, 잠잘 때 식은땀, 비위허약의 설사, 팔다리 피곤, 병치레 후 체력저하 등 위 및 십이지장 궤양, 급성 위염, 위경련 등 때 쓸 수 있다.

■ 다른 병에 활용해도 될까?

위 십이지장 궤양, 만성위염, 생리통, 만성간염, 만성 소화불량, 만성 신염, 갱년기증상.

■ 주의해야 할 사항은?

음허성으로 열이 나거나 복부 팽만한 사람은 주의해서 사용할 것. 의사 처방 후에 사용하도록 한다.

|약초의 효능과 성미|

계지 기혈이 뒤틀리고 막혀 오는 마비 증상들에 사용된다. 맛은 달고 맵다. 성질은 따뜻하다. 심경, 폐경, 방광경에 귀경한다.

감초 기와 혈을 길러주며 비를 보하고 기를 길러 정신을 편안하게 한다. 맛은 달고, 성질은 평하다. 심경, 폐경, 비경, 위경에 귀경한다.

작약 월경을 고르게 하며 땀을 멈추게 하고 방광과 대소장을 이롭게 한다. 맛은 시고 쓰다. 성질은 약간 차다. 간경 비경에 귀경한다.

생강 진저롤 성분이 혈액순환을 활성화하고 동맥경화나 고혈압을 예방한다. 맛은 맵다. 성질은 약간 따뜻하다. 폐경, 비경, 위경에 귀경한다.

대추 비위를 조화롭게 보하고 진액을 보충하며 약재의 독성을 줄이는 효능이 있다. 맛은 달고, 성질은 따뜻하다. 비경, 위경에 귀경한다.

교이(이당) 보중, 익기, 건비, 윤폐, 화중, 생진, 해독, 소담, 지해하는 효능이 있는 약재이다. 맛은 달고, 성질은 따뜻하다.

황기 지한, 이뇨, 강장약으로서 자한, 빈혈, 소변불리 증세에 이용된다. 맛은 달다. 성질은 약간 따뜻하다. 폐경, 비경에 귀경한다.

한방용어사전

• 구갈다한(口渴多汗) : 입안이 마르고口渴 식은땀을 많이 흘림.
• 구건번열(口乾煩熱) : 번열煩熱로 인해 목이 마르고 갈증을 느낌.
• 구건인통(口乾咽痛) : 목이 건조하여 목구멍에 통증이 있음.

양기부족으로 속에 음한이 성하고 몸이 차며 손발이 싸늘한 데, 온몸이 아프고 소화되지 않은 설사를 하는 데 쓴다.

사역탕 [四逆湯]

고적출처 : 상한론

준비할 약재

감초24g

포건강20g

생부자 큰것1개

| 이렇게 만들어요 |

• 위의 약을 2첩으로 나누어 약제에 적당량의 물을 부어 달여서, 아침, 저녁으로 식후 30분에 복용한다.

■ 어느 곳에 좋을까?

따뜻한 온법을 이용하여 팔다리에 혈맥이 돌지 않아 차가워진 것을 풀어주고, 비장 위장을 따뜻이 해 한사를 풀어준다.

■ 어느 곳을 치료할까?

상한병 때 땀을 많이 냈거나 설사를 몹시 한 탓으로 망양증이 되어 손발이 싸늘해지고 기운이 없으며 냉한을 흘리고 맥이 잘 느껴지지 않는 데 쓴다.

■ 주요증상은 무엇일까?

음한내성, 정신이 희미함, 잠자고 싶음, 사지가 냉하고 혈맥이 약함, 구토, 복통, 설사, 추위를 심하게 탐, 입이 마르지 않음 등

■ 다른 병에 활용해도 될까?

감기, 만성 위염, 식중독, 여러 가지 원인으로 피를 흘렸을 때 쓸 수 있다.

■ 주의해야 할 사항은?

양기가 너무 왕성하여 생긴 열성의 혈맥이 통하지 않는 증상의 환자는 복용하지 말 것. 의사 처방 후에 사용하도록 한다.

| 약초의 효능과 성미 |

포부자 부자를 물에 불려 잿불에 묻어 구운 것으로 부자는 신장의 양기를 보하며 강심작용이 있다. 맛은 맵다. 성질은 열성이다. 심경, 신경, 비경에 귀경한다.

건강 가슴과 배 부위가 냉기가 돌며 은은하게 통증이 있고 배가 차고 소화가 안 되며 구토, 설사하는 증상에 효과가 있다. 맛은 맵다. 성질은 열성이다.

감초 기와 혈을 길러주며 비를 보하고 기를 길러 정신을 편안하게 한다. 맛은 달고, 성질은 평하다. 심경, 폐경, 비경, 위경에 귀경한다.

한방용어사전

• 구고(口苦) : 입 안이 씀.
• 구규(九竅) : 몸에 있는 9九개의 구멍.
• 구련(拘攣) : 손발이 굳고 경련이 일어나 마음대로 쓰지 못하는 병.

손발이 싸늘하고 맥이 미약하면서 멎으려는 듯한 데, 한증으로 월경이 고르지 못한 데 쓴다.

당귀사역탕

고적출처 : 상한론

준비할 약재

| 당귀 8g | 백작약 8g | 계지 6g | 세신 4g | 통초 4g | 감초 4g | 대추 2개 |

| 이렇게 만들어요 |

• 위의 약을 1첩으로 하여 약제에 적당량의 물을 부어 달여서, 아침, 점심, 저녁으로 식후 30분에 복용한다.

■ 어느 곳에 좋을까?

경락을 따뜻하게 통하게 하여, 한사를 풀어준다. 혈액을 보양 하여 경락을 잘 통하게 한다.

■ 어느 곳을 치료할까?

혈액 부족으로 한기가 뭉친 것, 손발 이 차가운 것, 한사가 경락에 침입한 것, 요부 대퇴부 다리통증 등을 치료한다.

■ 주요증상은 무엇일까?

좌골신경통, 특발성 괴저, 레이노병(Raynaud's disease), 장통, 자궁 부속기 질병 등 같은 것에 쓸 수 있다.

■ 다른 병에 활용해도 될까?

동상, 풍습성 관절염, 혈전폐색형 맥관 염, 레이노병, 생리통, 생리불순 등

■ 주의해야 할 사항은?

특별한 것은 없으나 의사 처방 후에 사용하도록 한다.

| 약초의 효능과 성미 |

감초 기와 혈을 길러주며 비를 보하고 기를 길러 정신을 편안하게 한다. 맛은 달고, 성질은 평하다. 심경, 폐경, 비경, 위경에 귀경한다.

대추 비위를 조화롭게 보하고 진액을 보충하며 약재의 독성을 줄이는 효능이 있다. 맛은 달고, 성질은 따뜻하다. 비경, 위경에 귀경한다.

목통 사지마비, 류머티즘성 관절염, 신경통에 효험이 있다. 맛은 쓰다. 성질은 차다. 심경, 소장경, 방광경에 귀경한다.

계지 기혈이 뒤틀리고 막혀 오는 마비 증상들에 활용된 약초이다. 맛은 달고 맵다. 성질은 따뜻하다. 심경, 폐경, 방광경에 귀경한다.

세신 머리가 아프고 코가 막히고 열이 나며 가래, 기침이 나고 숨이 찰때 쓴다. 맛은 맵다. 성질은 따뜻하다.

당귀 강장약으로서 빈혈증, 복통, 월경불순 등의 증세 이용된다. 맛은 달고 맵다. 성질은 따뜻하다. 간경, 심경, 비경에 귀경한다.

작약 월경을 고르게 하며 땀을 멈추게 하고 방광과 대소장을 이롭게 한다. 맛은 시고 쓰다. 성질은 약간 차다. 간경 비경에 귀경한다.

한방용어사전

• 구배(龜背) : 갓 나서 진등을 보호하지 않아서 풍사風邪가 등뼈에 들어가거나 너무 일찍 앉히면 등이 굽어져서 거북이 등처럼 되는 것인데 고질병이 됨.
• 구병허체(久病虛體) : 오랜 병으로 신체가 허약해 짐.
• 구사구리(久瀉久痢) : 오랜 설사와 오랜 이질.

혈비로 팔다리를 잘 쓰지 못하고 마비감이 있는데 쓴다.

황기계지오물탕

고적출처 : 금궤요략

준비할 약재

황기 20g   계지 12g   백작약 12g   생강 12g   대추 3알

이렇게 만들어요

• 위의 약을 1첩으로 하여 약제에 적당량의 물을 부어 달여서, 아침, 점심, 저녁으로 식후 30분에 복용한다.

■ 어느 곳에 좋을까?

기를 보하고, 경맥을 따뜻이 한다. 혈액을 잘 통하게 하여 막힌 통증을 제거한다.

■ 어느 곳을 치료할까?

뇌출혈, 안면 신경 마비 등 때 쓸 수 있다.

■ 주요증상은 무엇일까?

근육마비, 반신불수, 다리가 약하고 힘이 없는 증세 등

■ 다른 병에 활용해도 될까?

신경계통 질병, 견주염, 풍습성 관절염, 산후 허리다리 통증, 피부염, 말초 신경염, 중풍 후유증, 동상, 마비 통증 등

■ 주의해야 할 사항은?

특별한 것은 없으나 의사 처방 후에 사용하도록 한다.

|약초의 효능과 성미|

대추 비위를 조화롭게 보하고 진액을 보충하며 약재의 독성을 줄이는 효능이 있다. 맛은 달고, 성질은 따뜻하다. 비경, 위경에 귀경한다.

계지 기혈이 뒤틀리고 막혀 오는 마비 증상들에 활용된 약초이다. 맛은 달고 맵다. 성질은 따뜻하다. 심경, 폐경, 방광경에 귀경한다.

황기 지한, 이뇨, 강장약으로서 자한, 빈혈, 소변불리 증세에 이용된다. 맛은 달다. 성질은 약간 따뜻하다. 폐경, 비경에 귀경한다.

생강 진저롤성분이 혈액순환을 활성화해 몸과 신체 내부가 따뜻해지고, 동맥경화나 고혈압 등에 효과적이다. 맛은 맵다. 성질은 약간 따뜻하다.

작약 월경을 고르게 하며 땀을 멈추게 하고 방광과 대소장을 이롭게 한다. 맛은 시고 쓰다. 성질은 약간 차다. 간경 비경에 귀경한다.

한방용어사전

• 구설생창(口舌生瘡) : 입안이나 혓바닥이 허는 것.
• 구수(久嗽) : 기침이 오랫동안 계속되는 병. 기침이 나아졌다 더해졌다 하면서 오래 끌며 기침소리는 약하고 가래는 없거나 진득진득하여 잘 뱉어지지 않음.
• 구안와사(口眼喎斜) : 안면 신경마비. 입과 눈이 한쪽으로 틀어지는 병증.

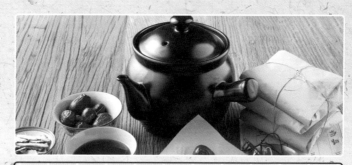

이기약

기의 흐름을 잘 다스려 주는 약으로 기를 잘 순환 하게 하고기가 너무 오른 것을 가라앉히
는 작용을 하고기가 막히거나 상역하여 너무 오른 것을 치료하는 방제를 말한다.

*기가 울체된 것을 풀어주어 잘 순환되게 하는 작용을 한다.
*비장 위장의기가 막혔을 때
*기가 너무 오른 것을 내려주어 천식성 기침을 안정시키거나, 구역질을 가라앉히는 작용을
한다.
*위기가 너무 올랐을시 임상증상은, 구역, 딸꾹질, 구토 등

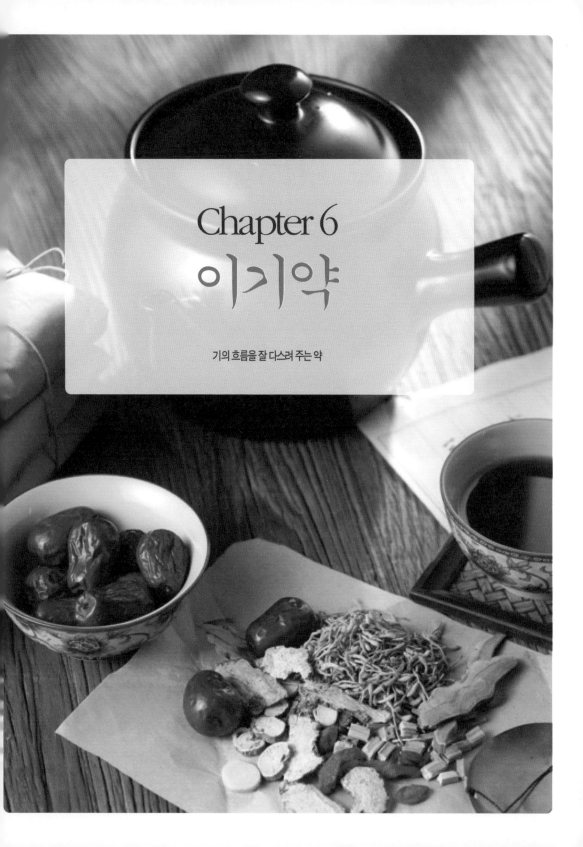

Chapter 6
이기약

기의 흐름을 잘 다스려 주는 약

가슴이 답답하고 기분이 우울하며 목에 무엇인가 걸려 있는 것 같은 감이 있으면서 때로 숨이 차는 증상이 있는데 쓴다.

반하후박탕

고적출처 : 금궤요략

준비할 약재

반하 12g　　후박 9g　　복령 12g　　생강 9g　　자소엽 6g

| 이렇게 만들어요 |

• 위의 약을 1첩으로 하여 약제에 적당량의 물을 부어 달여서, 아침, 저녁으로 식후 30분에 하루 2번에 나누어 먹는다.

■ 어느 곳에 좋을까?

기를 잘 흐르게 하고, 울결된 것을 풀어준다. 상역한 기를 가라앉게 하고 가래를 풀어준다.

■ 어느 곳을 치료할까?

매각기 현상을 치료한다.

■ 주요증상은 무엇일까?

인후에 무엇이 걸려 있는 느낌, 삼켜도 삼켜지지 않고, 뱉어도 뱉어지지 않는 증세, 가슴 옆구리가 가득차고 답답한 증세, 상복부 통증, 기침과 구역증상.

■ 다른 병에 활용해도 될까?

식도경만, 히스테리, 위장 신경 관능 중, 만성 인후염.

■ 주의해야 할 사항은?

본처방의 쓰고 따뜻하고 맵고 건조한 성질이 음과 진액을 손상시킨다. 그러므로 음이 허해 열이 많은 자는 복용하지 말 아야 한다.

의사 처방 후에 사용하도록 한다.

|약초의 효능과 성미|

자소엽
발한, 행려, 진해, 진통약으로서 이용한다. 맛은 맵다. 성질은 따뜻하다. 폐경, 비경에 귀경한다.

복령
신장병, 방광염, 요도염에 이용한다. 맛은 달고 담백하다. 성질은 평하다. 심경 비경 신경에 귀경한다.

반하 거담, 진해 등의 효능과 설사에 사용한다. 맛은 맵다. 성질은 따뜻하다. 독이 있다. 비경, 위경, 폐경에 귀경한다.

후박 습을 조절하고 창만을 흩어버리고 기를 순환시키는 효능이 있다. 맛은 쓰고 맵다. 성질은 따뜻하다. 비경, 위경, 폐경, 대장경에 귀경한다.

생강 진저롤 성분이 혈액순환을 활성화하고 동맥경화나 고혈압을 예방한다. 맛은 맵다. 성질은 약간 따뜻하다. 폐경, 비경, 위경에 귀경한다.

한방용어사전

• 구역(嘔逆) : 구역질. 구토가 급박한 느낌.
• 구진(丘疹) : 반점과 달리 피부가 솟아 올라가 있는 것.
• 구창(灸瘡) : 화상.

음낭이 부어서 한쪽이 더 커지고 단단하며 아랫배가 몹시 아픈 데, 음낭이 붓고 헤져서 누런 진물이 나오는 데 쓴다.

귤핵환 [橘核丸]

고적출처 : 제생방

준비할 약재

귤핵 9g　　천련자 9g　　해조 9g　　해대 9g　　곤포 9g　　도인 9g　　연호색 6g　　광목향 6g

후박 6g　　지실 6g　　목통 6g　　계심 6g

| 이렇게 만들어요 |

• 광목향은 나중에 넣어 약5~10분만 끓인다.
• 약제에 적당량의 물을 부어 달여서, 아침, 저녁으로 식후에 복용한다.
• 위의 약을 가루 내어 술을 넣어서 쑨 풀에 반죽하여 0.3g 되게 알약을 만들어 데운 술이나 소금을 넣어서 끓인 물로 먹는다.

■ 어느 곳에 좋을까?

기를 잘 통하게 하여 통증을 그치게 한다. 부어있는 것과 덩어리진 것을 풀어준다.

■ 어느 곳을 치료할까?

한습 산기의 현상을 치료한다.

■ 주요증상은 무엇일까?

고환이 붓고 늘어져 있으며, 크기가 같지 않고, 또는 단단하기가 돌과 같고, 또는 배꼽 부근의 배가 당기는 통증, 음낭이 붓고 늘어지는 증세와 궤양과 미란이 있다.

■ 다른 병에 활용해도 될까?

제산(배꼽 부근의 배가 붓고 당기는 통증), 고환종통, 고환염, 갑상선 선류.

■ 주의해야 할 사항은?

특별한 것은 없으나 의사 처방 후에 사용하도록 한다.

|약초의 효능과 성미|

후박 습을 조절하고 창만을 흩어버리고 기를 순환시키는 효능이 있다. 맛은 쓰고 맵다. 성질은 따뜻하다. 비경, 위경, 폐경, 대장경에 귀경한다.

천련자 구충, 진통, 수렴제로서 심복통, 산기, 충적, 복통 증세에 이용한다. 맛은 쓰다. 성질은 차다. 독이 조금 있다. 간경, 위경, 방광경, 소장경에 귀경한다.

해대 단단한 덩어리를 연하게 하고 담을 삭이며 소변이 잘 나오게 하고 열을 배출시키는 효능이 있다. 맛은 짜다. 성질은 차다.

지실 기를 잘 통하게 하고 비를 흩어지게 하며 담적을 없애는 효능을 가진 약재이다. 맛은 쓰고 맵다. 성질은 약간 차다.

도인 하복부의 만통, 방광축혈, 경폐징가, 혈조변비, 장옹 등 증상에 응용한다. 맛은 쓰다. 성질은 평하다. 심경, 간경, 폐경, 대장경에 귀경한다.

곤포 강장작용, 동맥경화 막이 작용, 피 응고 막이 작용, 혈압 낮춤 작용, 약한 설사 작용이 있다. 맛은 짜다. 성질은 차다. 간경, 위경, 신경에 귀경한다.

해조 단단한 덩어리를 연하게 하고 담을 제거하며 소변을 잘 나오게 하고 열을 배출시키는 효능이 있다. 맛은 쓰고 짜다. 성질은 차다.

계심
보양활혈의 효능이 있다. 맛은 쓰고 맵다. 성질은 따뜻하다. 심경에 귀경한다.

연호색 혈을 잘 순환시키고 어혈을 제거하고 기의 순환을 조절하고 통증을 완화시키는 효능을 가진 약재이다. 맛은 맵고 쓰다. 성질은 따뜻하다.

귤핵 이기, 지통하여, 화농성 유선염, 요통, 방광기의 통증을 치료하는 약재이다. 맛은 쓰다. 성질은 평하다. 간경에 귀경한다.

목통 사지마비, 류머티즘성 관절염, 신경통에 효험이 있다. 맛은 쓰다. 성질은 차다. 심경, 소장경, 방광경에 귀경한다.

광목향 기와 혈을 소통시키며 진통, 거담작용을 한다. 맛은 맵고 쓰다. 성질은 따뜻하다. 비경, 위경, 대장경, 담경에 귀경한다.

한방용어사전

• 구창(口瘡) : 입안이 헐어 종기가 생김.
• 구폐증(硅肺症) : 유리규사琉璃硅砂 미립자微粒子를 장기간 호흡함으로써 폐에 상처가 생기는 병증.
• 구풍축수(驅風逐水) : 몸의 풍기를 몰아내고, 습기를 물리침.

기침하고 숨이 차며 가래가 많은데, 가슴이 그득하고 식욕이 부진하며 소화가 안 되는 데 쓴다.

삼자양친탕

고적출처 : 한씨의통

준비할 약재

백개자 6g   자소자 9g   내복자 9g

| 이렇게 만들어요 |

• 위의 약을 1첩으로 하여 약간 볶고 갈아서 약제를 여과포로 싸아 적당량의 물을 넣은 다음 끓여 차로 마신다.

• 짧은 시간 달이는 것이 좋다.

■ 어느 곳에 좋을까?

기를 내려 가슴과 명치부위를 편안하게 한다. 가래를 삭히고 소화를 촉진한다.

■ 어느 곳을 치료할까?

노인성 기침, 기가 상역하여 가래로 인한 답답한 현상.

■ 주요증상은 무엇일까?

노인 기침, 기가 순조롭지 못하고, 가래가 많아 막힌 증상.

■ 다른 병에 활용해도 될까?

노인기침, 가래가 많을 때, 천식성 기침, 기관지천식.

■ 주의해야 할 사항은?

특별한 것은 없으나 의사 처방 후에 사용하도록 한다.

|약초의 효능과 성미|

내복자 호흡을 가라앉히며 소화를 돕고 가래를 삭이는 효능이 있으며 해수로 인한 기관지 천식, 이급후중을 치료하는 약재이다. 맛은 맵고 달다. 성질은 평하다

백개자 폐에 습담이 쌓여서 기침과 천식, 가래가 맑을 때, 어깨와 팔뚝의 담을 제거하는데 쓰이는 약재이다. 맛은 맵다. 성질은 따뜻하다.

자소자 기가 위로 치밀어 오르는 것을 내리고 담을 제거하며 장을 소통시키는 효능이 있다. 맛은 맵다. 성질은 따뜻하다. 폐경 대장경에 귀경한다.

한방용어사전

- 구황식물(救荒植物) : 흉년이 들어 굶주릴 때 농작물 대신 먹을 수 있는 식물(쑥, 칡 따위)
- 굴신불리(屈伸不利) : 신체를 구부렸다 펴는 동작이 잘 되지 않음.
- 궐역(厥逆) : 기가 거꾸로 흘러 팔다리가 싸늘해지면서 정신을 잃는 증상.

풍한사로 숨이 차고 기침을 하며 가래가 끓고 가슴이 답답하며 머리가 아프고 열이 나는 데 쓴다.

정천탕 [定喘湯]

고적출처 : 섭생중묘방

준비할 약재

관동화 9g

황금 6g

반하 9g

백과 9g

마황 9g

상백피 6g

행인 9g

자소자 6g

감초 3g

| 이렇게 만들어요 |

• 위의 약을 1첩으로 하여 약제에 적당량의 물을 부어 달여서, 아침, 저녁으로 식후에 복용한다.

■ 어느 곳에 좋을까?

폐기를 잘 통하게 하고, 기의 상역 을 내려준다. 가래를 풀어주고, 기침을 그치게 하여 숨을 고르게 한다.

■ 어느 곳을 치료할까?

풍한외속, 담열 내온 의 현상.

■ 주요증상은 무엇일까?

가래가 많고 호흡을 급하게 자주 한다. 가래는 황색이고 진하게 뭉쳐있다. 천식 기침, 오한발

■ 다른 병에 활용해도 될까?

급, 만성기관지염, 기관지 천식 등 때 쓸 수 있다.

■ 주의해야 할 사항은?

땀이 없는 천식 기침이나 안에 담열이 없는 경우, 오래된 천식, 기가 허하고 맥이 약한 자는 복용을 하지 말 것.

의사 처방 후에 사용하도록 한다.

|약초의 효능과 성미|

황금
체내에 열이 과다하게 쌓여서 일어나는 안구충혈과 동통을 제거한다. 맛은 쓰다. 성질은 차다.

백과 진해, 정천, 고정약으로서 담수, 백대, 백탁, 유정, 암병, 소변빈수 등 증상에 응용한다. 맛은 달고 쓰고 떫다. 성질은 평하다.

관동화 진해, 거담, 건위제로서 해수기천, 후비, 폐위, 소갈, 경간, 토혈 등 증세에 이용된다. 맛은 맵다. 성질은 따뜻하다. 폐경에 귀경한다.

반하 거담, 진해 등의 효능과 설사에 사용한다. 맛은 맵다. 성질은 따뜻하다. 독이 있다. 비경, 위경, 폐경에 귀경한다.

자소자 기가 위로 치밀어 오르는 것을 내리고 담을 제거하며 장을 소통시키는 효능이 있다. 맛은 맵다. 성질은 따뜻하다. 폐경 대장경에 귀경한다.

마황
두통, 천식, 해수, 충혈, 어혈에 쓰인다. 맛은 맵고 약간 쓰다. 성질은 따뜻하다. 폐경, 방광경에 귀경한다.

상백피 상백피는 폐열로 인한 해수, 천식을 치료하며 혈압강하 작용이 있다. 맛은 달고, 성질은 차다. 폐경에 귀경한다.

행인(살구씨) 각종 해소, 천식, 기관지염, 인후염, 암종 등에 사용한다. 맛은 쓰고 성질은 약간 따뜻하며 약간의 독이 있다.

감초 기와 혈을 길러주며 비를 보하고 기를 길러 정신을 편안하게 한다. 맛은 달고, 성질은 평하다. 심경, 폐경, 비경, 위경에 귀경한다.

 한방용어사전

- 궐증(厥症) : 갑자기 정신을 잃어 사람을 알아보지 못하고 손발이 찬 병증.
- 근골위연 : 근골이 바람 맞은 무 같이 연하고 힘이 없음.
- 근맥구급(筋脈拘急) : 경련이 일어나 팔다리를 굽혔다 펴지를 못하는 병증.

비위가 허약하여 명치 밑이 단단하고 트적지근하면서 딸꾹질이 나는
데 쓴다.

선복화대자석탕

고적출처 : 상한론

준비할 약재

| 선복화 9g | 반하 9g | 인삼 6g | 감초 6g | 대자석 9g | 대추 4개 | 생강 10g |

| 이렇게 만들어요 |

• 위의 약을 1첩으로 하여 하루 2첩을 쓰는데 1첩씩 물에 달여서 식간에 먹고 2첩의 약찌끼를 합쳐 다시 달여 한 번 먹는다.

■ 어느 곳에 좋을까?

기 상역을 내려주고 가래를 풀어준다. 기를 보하고 비위를 따뜻하게 해준다.

■ 어느 곳을 치료할까?

위기허약, 가래가 가득 찬 부적응을 치료한다.

■ 주요증상은 무엇일까?

먹은 음식물이 한참 후에 다시 나오는 증상, 구역, 구토, 명치 부위가 가득 차 더부룩하고 답답한 증세, 트림이 멈추지 않는 증상.

■ 다른 병에 활용해도 될까?

상한태양중 때 한법 또는 하법을 쓴 다음에도 명치 밑이 트적지근하고 단단하면서 딸꾹질이
나 트림이 나는 데 쓸 수 있다.

■ 주의해야 할 사항은?

특별한 것은 없으나 의사 처방 후에 사용하도록 한다.

| 약초의 효능과 성미 |

인삼 강장, 강심, 병약자의 식욕부진 등에도 응용된다.
맛은 달고 약간 쓰다. 성질은 약간 따뜻하다. 비경, 담경,
폐경에 귀경한다.

감초 기와 혈을 길러주며 비를 보하고 기를 길러 정신
을 편안하게 한다. 맛은 달고, 성질은 평하다. 심경, 폐
경, 비경, 위경에 귀경한다.

대추 비위를 조화롭게 보하고 진액을 보충하며 약재
의 독성을 줄이는 효능이 있다. 맛은 달고, 성질은 따뜻
하다. 비경, 위경에 귀경한다.

대자석 보혈.수렴, 지혈, 진정, 진토약으로서 위출혈,
자궁출혈, 토육, 장풍변혈, 여자붕대 등 증상에 응용한
다. 맛은 쓰다. 성질은 차다.

선복화 건위, 거담, 진해, 이뇨제로서 해천, 애기, 흉만
협통, 복수종, 구토, 딸꾹질등 증세에 이용된다. 맛은 짜
다. 성질은 따뜻하다. 약간의 독이 있다.

생강 진저롤 성분이 혈액순환을 활성화하고 동맥경
화나 고혈압을 예방한다. 맛은 맵다. 성질은 약간 따뜻
하다. 폐경, 비경, 위경에 귀경한다.

반하 거담, 진해 등의 효능과 설사에 사용한다. 맛은
맵다. 성질은 따뜻하다. 독이 있다. 비경, 위경, 폐경에
귀경한다.

한방용어사전

• 근불유(筋不柔) : 근육이 굳어져 부드럽지 못함.
• 금창고(金瘡膏) : 칼 등에 손상된 상처를 치료하는 연고.
• 금창류혈(金瘡流血) : 손상된 상처에서 피가 남.

위가 허약하고 가슴에 열이 있어 딸꾹질이 나는 데, 급성 열병을 앓은 뒤 토하거나 딸꾹질이 나는 데 쓴다.

귤피죽여탕

고적출처 : 금궤요략

준비할 약재

진피 12g   죽여 12g   대추 5개   생강 9g   감초 6g   인삼 3g

| 이렇게 만들어요 |

• 진피죽여탕(陳皮竹茹湯)이라고도 한다.

• 위의 약을 1첩으로 하여 약제에 적당량의 물을 부어 달여서, 아침, 점심, 저녁으로 식후에 복용한다.

• 백출, 지각을 더 넣어 쓰면 좋다.

■ 어느 곳에 좋을까?

기를 보한다. 위기를 편하게 한다. 위열을 내려준다. 기의상역을 내려주고, 구토를 그치게 한다.

■ 어느 곳을 치료할까?

오랜 병치레로 허약한 몸, 위가 허해 열이 있는 것을 치료한다.

■ 주요증상은 무엇일까?

기가 상역하여 내려가지 않은 딸꾹질, 구역, 구토는 하나 음식물은 넘어오지 않는 증세, 상복

부의 가득차고 답답하고 더부룩함, 갈증, 식욕부진 등

■ 다른 병에 활용해도 될까?

임신성 구토, 횡격막 경련, 신경성 위염, 구토 등 때 쓸 수 있다.

■ 주의해야 할 사항은?

특별한 것은 없으나 의사 처방 후에 사용하도록 한다.

|약초의 효능과 성미|

 대추 비위를 조화롭게 보하고 진액을 보충하며 약재의 독성을 줄이는 효능이 있다. 맛은 달고, 성질은 따뜻하다. 비경, 위경에 귀경한다.

 죽여 열을 내리고 혈분에서 열사를 제거하며 담을 없애고 구토를 멈추는 효능을 가진 약재이다. 맛은 달다. 성질은 약간 차다.

 감초 기와 혈을 길러주며 비를 보하고 기를 길러 정신을 편안하게 한다. 맛은 달고, 성질은 평하다. 심경, 폐경, 비경, 위경에 귀경한다.

 진피 열을 내리고 습을 말리는 효능이 있어 천식에 쓰이며 진해거담 작용을 한다. 맛은 쓰고 맵다. 성질은 따뜻하다. 비경 폐경에 귀경한다.

 생강 진저롤 성분이 혈액순환을 활성화하고 동맥경화나 고혈압을 예방한다. 맛은 맵다. 성질은 약간 따뜻하다. 폐경, 비경, 위경에 귀경한다.

 인삼 강장, 강심, 병약자의 식욕부진 등에도 응용된다. 맛은 달고 약간 쓰다. 성질은 약간 따뜻하다. 비경, 담경, 폐경에 귀경한다.

 한방용어사전

• 급성신우신염(急性腎盂腎炎) : 신우염에 나타나는 신장염으로 요통의 원인이 됨.
• 기경팔맥(奇經八脈) : 내장과 직접 관계된 12경맥과 교차되면서 운행하는 경맥을 기경이라 하는데 몸의 좌우에 8개씩 있어 그 작용과 순환부위에 따라 8맥八脈이라 함.

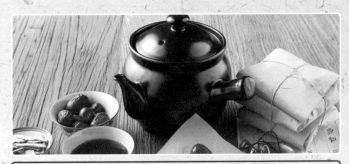

이혈제

어혈을 풀어주어 혈액을 잘 돌게 하며 지혈 작용으로 어혈증, 출혈증을 치료하는 방제를 이혈제라 한다. 체내의 원인으로 혈액순환이 원활하지 못해 어혈 출혈 허혈 등의 증상이 나타날 시 이혈제를 사용한다.

*열병으로 인한 열이 혈액과 뭉친 병증과 어혈이 막힌 병증을 풀어준다.
*혈액을 잘 돌게 하여 통증을 그치게 한다.

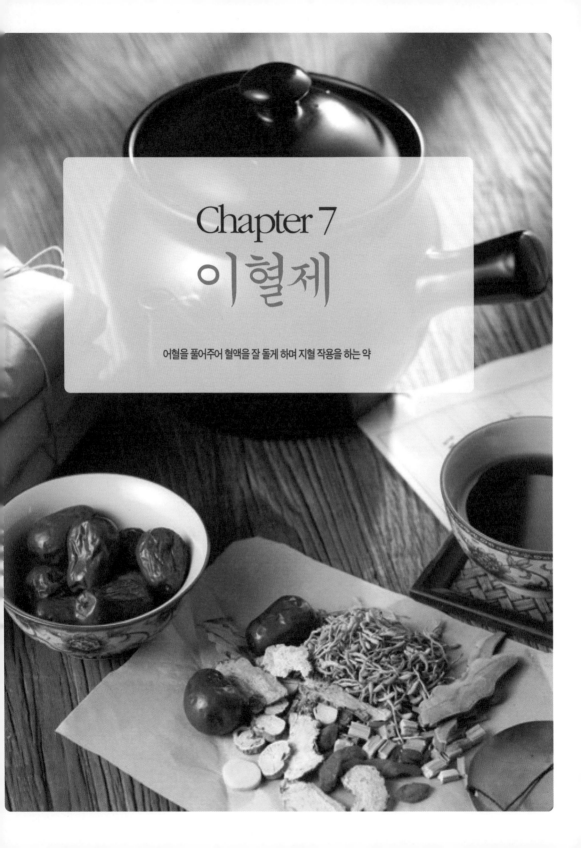

Chapter 7
이혈제

어혈을 풀어주어 혈액을 잘 돌게 하며 지혈 작용을 하는 약

가슴속에 어혈이 있어 가슴이 찌르는 듯이 아프면서 오래도록 낫지 않는 데, 딸꾹질이 오랫동안 멎지 않는 데 등에 쓴다.

혈부축어탕

고적출처 : 의림개착

준비할 약재

도인 12g

당귀 9g

시호 3g

홍화 9g

지각 6g

우슬 9g

길경 5g

감초 3g

적작 6g

천궁 5g

생지황 9g

| 이렇게 만들어요 |

• 위의 약을 1첩으로 하여 약제에 적당량의 물을 부어 달여서, 아침, 저녁으로 식후 30분에 복용한다.

■ 어느 곳에 좋을까?

혈액과 기를 순조롭게 잘 흐르게 한다. 가슴속의 어혈을 제거하여 혈로를 순조롭게 하여 통증을 그치게 한다.

■ 어느 곳을 치료할까?

어혈정체, 가슴 옆구리의 꾹꾹 찌르는 통증을 치료한다.

■ 주요증상은 무엇일까?

흉통, 두통, 고정부위의 찌르는 통증, 완고성두통, 내열이 있고 번잡하고 답답함, 가슴이 두근

거리고 불안함, 불면증 등

■ 다른 병에 활용해도 될까?

심교통, 풍습성 심장병, 휴부좌상, 늑연골염의 흉통, 관심병에 사용할 수 있다.

■ 주의해야 할 사항은?

약효가 강하므로 임신부는 복용 금지이다.

의사 처방 후에 사용하도록 한다.

| 약초의 효능과 성미 |

시호 해열이나 진통, 소염, 귀울음, 황달 등에 효과가 있다. 맛은 맵고 쓰다. 성질은 약간 차다. 간경 담경에 귀경한다.

우슬 풍사를 몰아내고 습을 수렴하며 월경을 통하게 하고 혈액 순환을 촉진시키는 효능을 가진 약재이다. 맛은 쓰고 시다. 성질은 평하다.

도인 하복부의 만통, 방광축혈, 경폐징가, 혈조변비, 장옹 등 증상에 응용한다. 맛은 쓰다. 성질은 평하다. 심경, 간경, 폐경, 대장경에 귀경한다.

적작약 활혈산어, 청열양혈제로서 혈액망행, 창옹종독 등 기어혈제 작용을 증강시킨다. 맛은 쓰다. 성질은 약간 차다. 간경에 귀경한다.

당귀 강장약으로서 빈혈증, 복통, 월경불순 등의 증세 이용된다. 맛은 달고 맵다. 성질은 따뜻하다. 간경, 심경, 비경에 귀경한다.

홍화 통경, 정혈제로서 부녀경기복통, 경폐, 난산, 징가, 타박상 등 증세에 이용된다. 맛은 맵다. 성질은 따뜻하다. 심경, 간경에 귀경한다.

생지황 몸의 열을 내리고 진정시켜주고 혈액순환 개선, 혈당 조절 효능을 지니고 있다. 성질은 차다. 심경, 간경, 신경에 귀경한다.

길경 가래가 있으면서 기침이 나며 숨이 찬 데 쓴다. 맛은 쓰고 맵다. 성질은 평하다. 폐경에 귀경한다.

감초 기와 혈을 길러주며 비를 보하고 기를 길러 정신을 편안하게 한다. 맛은 달고, 성질은 평하다. 심경, 폐경, 비경, 위경에 귀경한다.

지각 가슴이나 복부가 그득한 증상을 치료한다. 맛은 쓰고 맵다. 성질은 약간 차다. 비경, 위경, 대장경에 귀경한다.

천궁 통증을 치료하고 월경통, 두통에 유효하다. 맛은 맵다. 성질은 따뜻하다. 간경, 담경, 심포경에 귀경한다.

한방용어사전

• 기결자통(氣結刺痛) : 기가 맺혀 찌르듯 아픈 증세.
• 기단(氣短) : 숨 쉬는 간격의 시간이 짧음.
• 기담(氣痰) : 조담. 칠정이 울결(鬱結)하여 기와 담이 목안에 몰려 가래가 목에 붙어서 뱉어도 나오지 않고 삼켜도 넘어가지 않으며 가슴이 그득하고 답답함.

중풍으로 반신을 쓰지 못하며 눈과 입이 한쪽으로 틀어지고 말을 하지 못하는 데 쓴다.

보양환오탕

고적출처 : 의림개착

준비할 약재

황기 60g　당귀미 8g　적작약 6g　구인4g　천궁4g　도인4g　홍화 4g

| 이렇게 만들어요 |

• 위의 약을 1첩으로 하여 약제에 적당량의 물을 부어 달여서, 아침, 저녁으로 식후 30분에 복용한다.

■ 어느 곳에 좋을까?

기를 보하고, 혈액 흐름을 촉진하며, 경락을 잘 통하게 한다.

■ 어느 곳을 치료할까?

기가 허하고 어혈로 인한 반신불수, 구안와사, 말이 어눌한 증상, 말을 표현 못하는 증상, 침을 흘리는 증상, 하지 무감각 증상, 움직이지 못하는 증상, 유뇨, 요실금 증상.

■ 다른 병에 활용해도 될까?

중풍 후유증의 반신불수, 뇌출혈 후유증, 뇌혈전, 소아마비 후유증 등 때 쓸 수 있다.

■ 주의해야 할 사항은?

임신부나 출혈성 중풍환자는 복용해서는 안된다.

의사 처방 후에 사용하도록 한다.

| 약초의 효능과 성미 |

도인 하복부의 만통, 방광축혈, 경폐징가, 혈조변비, 장옹 등 증상에 응용한다. 맛은 쓰다. 성질은 평하다. 심경, 간경, 폐경, 대장경에 귀경한다.

천궁 통증을 치료하고 월경통, 두통에 유효하다. 맛은 맵다. 성질은 따뜻하다. 간경, 담경, 심포경에 귀경한다.

적작약 활혈산어, 청열양혈제로서 혈열망행, 경폐, 창옹종독등 기어혈제 작용을 증강시킨다. 맛은 쓰다. 성질은 약간 차다. 간경에 귀경한다.

홍화 통경, 정혈제로서 부녀경기복통, 경폐, 난산, 징가, 타박상 등 증세에 이용된다. 맛은 맵다. 성질은 따뜻하다. 심경, 간경에 귀경한다.

구인 맛은 짜다. 성질은 차다. 간경, 비경, 방광경에 귀경한다.

황기 지한, 이뇨, 강장약으로서 지한, 빈혈, 소변불리 증세에 이용된다. 맛은 달다. 성질은 약간 따뜻하다. 폐경, 비경에 귀경한다.

당귀미 혈을 잘 돌게 한다. 맛은 맵고 달다. 성질은 따뜻하다. 심경, 간경, 비경에 귀경한다.

한방용어사전

• 기미승강(氣味昇降) : 약재의 냄새와 맛, 약기운의 오름과 내림.
• 기부(肌膚) : 기표肌表 즉 피부.
• 기상충(氣上衝) : 내려가야 할 기가 위로 치밀어 오르는 증.

이혈제

어혈을 풀어주어 혈액을 잘 돌게 하며 지혈 작용을 하는 약

209

어혈이 생겨 옆구리가 결려서 몸을 돌릴 수 없고 찌르는 듯이 아프며 때로 검고 굳은 변이 나오는 데 쓴다.

복원활혈탕

고적출처 : 의학발명

준비할 약재

| 시호 9g | 홍화 6g | 대황 12g | 감초 6g | 천화분 9g | 도인 9g | 당귀 9g |

이렇게 만들어요

• 위의 약을 1첩으로 하여 술과 물을 절반씩 섞은 데 달여 먹는다.

■ 어느 곳에 좋을까?

어혈을 제거하고, 혈액 흐름을 촉진한다. 간기를 소통시키고, 경락을 잘 통하게 해준다.

■ 어느 곳을 치료할까?

각종 염좌, 어혈이 옆구리에 뭉쳐있을 때, 가슴 옆구리에 어혈성 부종으로 극열한 통증 증상을 치료한다.

■ 다른 병에 활용해도 될까?

염좌, 흉 협 좌상, 골절, 늑간신경통, 유선증생, 대상포진 후유증의 신경통에 사용할 수 있다.

■ 주의해야 할 사항은?

임신부는 복용금지. 의사 처방 후에 사용하도록 한다.

|약초의 효능과 성미|

 대황 설사, 어혈, 변비, 옹종 증세에 이용된다. 맛은 쓰다. 성질은 차다. 비경, 위경, 대장경, 간경, 심포경에 귀경한다.

 시호 해열이나 진통, 소염, 귀울음, 황달 등에 효과가 있다. 맛은 맵고 쓰다. 성질은 약간 차다. 간경 담경에 귀경한다.

 도인 하복부의 만통, 방광축혈, 경폐징가, 혈조변비, 장옹 등 증상에 응용한다. 맛은 쓰다. 성질은 평하다. 심경, 간경, 폐경, 대장경에 귀경한다.

 감초 기와 혈을 길러주며 비를 보하고 기를 길러 정신을 편안하게 한다. 맛은 달고, 성질은 평하다. 심경, 폐경, 비경, 위경에 귀경한다.

 천화분 진액을 생성하고 갈증을 멎게 하며 화를 낮추는 효능이 있다. 맛은 달고 쓰다. 성질은 약간 차다. 폐경, 위경에 귀경한다.

 당귀 강장약으로서 빈혈증, 복통, 월경불순 등의 증세 이용된다. 맛은 달고 맵다. 성질은 따뜻하다. 간경, 심경, 비경에 귀경한다.

 홍화 통경, 정혈제로서 부녀경기복통, 경폐, 난산, 징가, 타박상 등 증세에 이용된다. 맛은 맵다. 성질은 따뜻하다. 심경, 간경에 귀경한다.

 한방용어사전

• 기열(肌熱) : 기표肌表에 열이 나는 느낌이 드는 병증.
• 기욕무절(嗜欲無節) : 좋아하는 것만 너무 탐하고 절제를 하지 못함.
• 기울(氣鬱) : 간기울결.

211

월경이 고르지 못하며 가슴과 손발바닥이 달아오르며 입이 마르고 아랫배가 차며 오랫동안 임신하지 못한 데 쓴다.

온경탕 [溫經湯]

고적출처 : 금궤요략

준비할 약재

당귀 6g | 계지 6g | 천궁 6g | 아교 6g | 맥문동 9g | 반하 6g | 작약 6g | 생강 6g

감초 6g | 오수유 9g | 인삼 6g | 목단피 6g

| 이렇게 만들어요 |

• 조경산, 대온경탕이라고도 한다.
• 위의 약을 1첩으로 하여 약제에 적당량의 물을 부어 달여서, 아침, 점심, 저녁으로 식후 30분에 복용한다.

■ 어느 곳에 좋을까?

경락을 따뜻이 잘 통하게 하고 한사를 풀어준다. 혈액을 보하고 어혈을 제거하여 혈액 소통을 촉진시킨다.

■ 어느 곳을 치료할까?

충임 허한, 어혈 적제현상을 치료한다.

■ 주요증상은 무엇일까?

생리불순, 생리주기가 앞당겨지거나 늦어지는 증세, 무월경, 손발 바닥의 번열, 입과 입술 마

름 중세, 아랫배의 차가운 통증, 불임증 등

■ 다른 병에 활용해도 될까?

자궁 발육 부전, 불임증, 습관성 유산, 갱년기 장애, 수장 각화증 등 때 쓸 수 있다.

■ 주의해야 할 사항은?

복부가 팽만하고 뭉쳐있는 덩어리가 있으면 복용을 삼간다.

의사 처방 후에 사용하도록 한다.

| 약초의 효능과 성미 |

천궁 통증을 치료하고 월경통, 두통에 유효하다. 맛은 맵다. 성질은 따뜻하다. 간경, 담경, 심포경에 귀경한다.

오수유 방향성고미건위, 구풍, 지통제로서 구토탄산, 두통, 설사, 완복창만, 산통, 각기, 변비, 소화불량 등 증세에 이용된다. 맛은 맵고 쓰다. 성질은 열성이다.

인삼 강장, 강심, 병약자의 식욕부진 등에도 응용된다. 맛은 달고 약간 쓰다. 성질은 약간 따뜻하다. 비경, 담경, 폐경에 귀경한다.

반하 거담, 진해 등의 효능과 설사에 사용한다. 맛은 맵다. 성질은 따뜻하다. 독이 있다. 비경, 위경, 폐경에 귀경한다.

작약 월경을 고르게 하며 땀을 멈추게 하고 방광과 대소장을 이롭게 한다. 맛은 시고 쓰다. 성질은 약간 차다. 간경 비경에 귀경한다.

감초 기와 혈을 길러주며 비를 보하고 기를 길러 정신을 편안하게 한다. 맛은 달고, 성질은 평하다. 심경, 폐경, 비경, 위경에 귀경한다.

아교 자양강장, 지혈약 으로서 허로해수, 폐위토농, 음허혈소, 빈혈, 출혈성질환 등에 응용한다. 맛은 달다. 성질은 평하다. 폐경, 간경, 신경에 귀경한다.

계지 기혈이 뒤틀리고 막혀 오는 마비 증상들에 사용된다. 맛은 달고 맵다. 성질은 따뜻하다. 심경, 폐경, 방광경에 귀경한다.

생강 진저롤 성분이 혈액순환을 활성화하고 동맥경화나 고혈압을 예방한다. 맛은 맵다. 성질은 약간 따뜻하다. 폐경, 비경, 위경에 귀경한다.

맥문동 진해, 거담, 강장약으로서 변비 등에 좋다. 맛은 달고 약간 쓰다. 성질은 약간 차다. 심경, 비경, 위경에 귀경한다.

당귀 강장약으로서 빈혈증, 복통, 월경불순 등의 증세 이용된다. 맛은 달고 맵다. 성질은 따뜻하다. 간경, 심경, 비경에 귀경한다.

목단피 두통, 복통, 부인과질환, 월경불순에 이용한다. 맛은 맵다. 성질은 약간 차다. 심경, 간경, 신장에 귀경한다.

 한방용어사전

• 기육(肌肉) : 인체의 살과 근육.
• 기육소수(肌育消瘦) : 근육이 점점 여위는 병증. 비기脾氣가 허손虛損되면 운화기능運化機能을 잘하지 못하여 음식이 근육을 기르지 못하여 생김.
• 기천(氣喘) : 천증喘症의 하나. 숨이 차고 가래 끓는 소리는 없으며 심하면 코를 벌름거리면서 숨을 쉬고, 때로는 가슴이 두근거리고 답답한 증상.

해산 후 오로가 잘 나오지 않으면서 아랫배가 아픈 데 쓰며 해산을 쉽게 하고 해산 후에 올 수 있는 병을 예방하기 위해서 쓴다.

생화탕 [生化湯]

고적출처 : 전청주녀과

준비할 약재

당귀 8g

천궁 4g

감초 2g

포건강 2g

도인 10알

| 이렇게 만들어요 |

• 숙지황을 더 넣거나 익모초를 더 넣은 생화탕도 있다.

• 위의 약을 1첩으로 하여 약제에 적당량의 물을 부어 달여서, 아침, 저녁으로 식후 30분에 복용한다.

■ 어느 곳에 좋을까?

어혈을 제거하고, 혈액 흐름을 촉진한다. 경락을 따뜻이 잘 통하게 하여 통증을 제거한다.

■ 어느 곳을 치료할까?

산후 허혈성의 한증을 치료한다.

■ 주요증상은 무엇일까?

오로가 제대로 나오지 않거나, 복통어혈, 아랫배의 차가운 통증, 배를 눌렀을 때 더 아프게 느껴지는 증상을 치료한다.

■ 다른 병에 활용해도 될까?

산후 오로가 잘나오지 않을 때, 태반 체류, 복부가 냉한통증에 사용랄 수 있다.

■ 주의해야 할 사항은?

산후 혈액이 뜨거워 어혈이 뭉쳐 생긴 복통 환자는 복용을 삼간다.

의사 처방 후에 사용하도록 한다.

|약초의 효능과 성미|

당귀 강장약으로서 빈혈증, 복통, 월경불순 등의 증세 이용된다. 맛은 달고 맵다. 성질은 따뜻하다. 간경, 심경, 비경에 귀경한다.

도인 하복부의 만통, 방광축혈, 경폐징가, 혈조변비, 장옹 등 증상에 응용한다. 맛은 쓰다. 성질은 평하다. 심경, 간경, 폐경, 대장경에 귀경한다.

포건강
온중, 지혈, 지통의 효능이 있다. 맛은 쓰고 떫다. 성질은 따뜻하다. 비경, 간경에 귀경한다.

감초 기와 혈을 길러주며 비를 보하고 기를 길러 정신을 편안하게 한다. 맛은 달고, 성질은 평하다. 심경, 폐경, 비경, 위경에 귀경한다.

천궁
통증을 치료하고 월경통, 두통에 유효하다. 맛은 맵다. 성질은 따뜻하다. 간경, 담경, 심포경에 귀경한다.

한방용어사전
• 기체(氣滯) : 기가 막혀 흐름에 장애를 일으킴.
• 기체어혈(氣滯瘀血) : 기가 막혀 어혈이 생김.
• 기허(氣虛) : 기가 허함.

임신부가 사태가 나오지 않아 배가 몹시 아프면서 성기로 피가 나오는
데 태동불안 어혈에 의한 생리통 등에 쓴다.

계지복령환

고적출처 : 금궤요략

준비할 약재

| 계지 6g | 복령 6g | 목단피 6g | 작약 6g | 도인 6g |

| 이렇게 만들어요 |

• 탈명환(奪命丸)의 다른 이름이다.
• 위의 약을 가루 내어 바짝 끓여서 정제한 벌꿀에 반죽하여 5g 되게 환약을 만든다. 한 번에 3환씩 연한 식초 달인 물로 먹는다.
• 약제에 적당량의 물을 부어 달여서, 아침, 저녁으로 식후에 복용한다.

■ 어느 곳에 좋을까?

혈액순환을 잘되게 하며 어혈을 제거한다. 체내에 적체된 덩어리를 서서히 없앤다.

■ 어느 곳을 치료할까?

어혈이 자궁 안에 적체되어있는 현상을 치료한다,

■ 주요증상은 무엇일까?

임신 태동 불안, 생리와 관계없는 소량의 출혈이 그치질 않는 중세, 산후 오로가 그치질 않는
중세, 하복부통증, 단단한 덩어리가 있음, 누르면 통증이 더욱 심해져 누르는 것을 거부함, 생

리불순 생리통 등

■ **다른 병에 활용해도 될까?**

생리불순 또는 생리곤란, 자궁근종, 난소낭종, 불임증, 만성 분강염, 자궁 외 임신에 사용할 수 있다.

■ **주의해야 할 사항은?**

임산부는 의사의 지시에 따라 조심해 복용할 것.

의사 처방 후에 사용하도록 한다.

|약초의 효능과 성미|

계지 기혈이 뒤틀리고 막혀 오는 마비 증상들에 사용된다. 맛은 달고 맵다. 성질은 따뜻하다. 심경, 폐경, 방광경에 귀경한다.

도인 하복부의 만통, 방광축혈, 경폐징가, 혈조변비, 장옹 등 증상에 응용한다. 맛은 쓰다. 성질은 평하다. 심경, 간경, 폐경, 대장경에 귀경한다.

복령 신장병, 방광염, 요도염에 이용한다. 맛은 달고 담백하다. 성질은 평하다. 심경 비경 신경에 귀경한다.

작약 월경을 고르게 하며 땀을 멈추게 하고 방광과 대소장을 이롭게 한다. 맛은 시고 쓰다. 성질은 약간 차다. 간경 비경에 귀경한다.

목단피 두통, 복통, 부인과질환, 월경불순에 이용한다. 맛은 맵다. 성질은 약간 차다. 심경, 간경, 신장에 귀경한다.

 한방용어사전

• 기허하함(氣虛下陷) : 중기하함中氣下陷.
• 기혈쌍보(氣血雙補) : 기와 혈을 동시에 보함.
• 기혈양허(氣血兩虛) : 기와 혈이 모두 허함.

산후에 산후통으로 배가 몹시 아픈 데, 월경이 고르지 못하고 아랫배가 아픈 데 쓴다.

실소산 [失笑散]

고적출처 : 태평혜민화제국방

준비할 약재

오령지 6g

포황 6g

| 이렇게 만들어요 |

- 자금환(紫金丸)이라고도 한다.
- 약제에 적당량의 물을 부어 달여서, 아침, 저녁으로 식후 30분에 복용한다.
- 위의 약을 가루 내어 식초를 넣고 졸여서 고약을 만든 다음 1.5g 되게 환약을 만든다.
- 한 번에 2환씩 데운 술이나 더운물에 타서 먹는다.

■ 어느 곳에 좋을까?

혈액순환을 잘되게 하며 어혈을 제거한다. 체내에 적체된 덩어리를 서서히 없앤다. 통증을 없앤다.

■ 어느 곳을 치료할까?

어혈 정체 현상을 치료한다.

■ 주요증상은 무엇일까?

산후 오로가 잘나오지 않을 때, 생리불순, 하복부의 극열 통증, 어지럽고 눈이 침침한 증상.

■ 다른 병에 활용해도 될까?

관상동맥경화증성 협심증에 쓸 수 있다.

■ 주의해야 할 사항은?

임산부는 복용을 금하며, 위장허약자는 조심해서 사용해야 한다.
의사 처방 후에 사용하도록 한다.

| 약초의 효능과 성미 |

오령지
생것을 쓰면 혈를 순환시키고 통증을 멎게 하는 효능이
초해서 쓰면 지혈하는 효능을 가진 약재이다.

포황 지혈 소염, 이뇨제로서 심복통, 혈체경폐, 소변불
리, 혈림, 타박상, 토혈, 자궁출혈, 치출혈 등에 이용된
다. 맛은 달다. 성질은 평하다. 심포경에 귀경한다.

한방용어사전

- 기혈어체(氣血瘀滯) : 기와 혈이 정상적으로 순환하지 못하고 응어리가 되어 막히는 것으로 팔다리가 저리고 멍이 잘 드는 증상이 나타남.
- 기혈허약(氣血虛弱) : 기혈이 모자라는 것으로 항상 피곤하며 기운이 없는 무기력한 증상이 나타남.
- 기화공능(氣化功能) : 인체의 승강출입升降出入을 자유롭게 하는 효능.
- 길항작용(拮抗作用) : 생물체의 어떤 현상에 대하여 두 개의 요인이 동시에 작용하면서 서로 그 효과를 줄이는 작용.

임신 때 명치 밑으로부터 배꼽 주위까지 아프고 설사를 하는 데 해산
전이나 해산 후에 생기는 현기증의 여러 가지 병증에 두루 쓴다.

당귀작약산

고적출처 : 금궤요략

준비할 약재

| 당귀 6g | 천궁 6g | 백출 6g | 복령 6g | 작약 24g | 택사 12g |

이렇게 만들어요

• 위의 약을 1첩으로 하여 약제에 적당량의 물을 부어 달여서, 아침, 저녁으로 식후 30분에 복용한다.
• 가루 내어 한 번에 8g씩 데운 술에 타서 먹기도 한다.

■ 어느 곳에 좋을까?

혈액을 보하고, 간기를 풀어주어 기를 잘 통하게 한다. 비위를 튼튼히 하여, 체내의 남는 습을
배출한다.

■ 어느 곳을 치료할까?

생리불순, 임신 중의 복중 문제 현상을 치료한다.

■ 주요증상은 무엇일까?

임부 회임시 복부 가벼운 통증, 식욕감퇴, 소변이 잘 나오지 않는 증상 등

■ 다른 병에 활용해도 될까?

위무력증, 위경련, 부종, 월경 장애, 갱년기 장애 등 때 빈혈 증상이나 하복통이 있고 허증 증상이 있는데 쓸 수 있다.

■ 주의해야 할 사항은?

특별한 것은 없으나 의사 처방 후에 사용하도록 한다.

|약초의 효능과 성미|

천궁
통증을 치료하고 월경통, 두통에 유효하다. 맛은 맵다. 성질은 따뜻하다. 간경, 담경, 심포경에 귀경한다.

작약 월경을 고르게 하며 땀을 멈추게 하고 방광과 대소장을 이롭게 한다. 맛은 시고 쓰다. 성질은 약간 차다. 간경 비경에 귀경한다.

택사 이뇨, 소종제로서 소변불리, 담음, 수종창만, 사리, 임탁, 각기요혈등 증세에 이용된다. 맛은 달고 담백하다. 성질은 차다. 신경, 방광경에 귀경한다.

백출 설사, 수음, 담음, 소변불리, 불안 등 증세에 이용된다. 맛은 달고 쓰다. 성질은 약간 따뜻하다. 비경, 위경에 귀경한다.

복령
신장병, 방광염, 요도염에 이용한다. 맛은 달고 담백하다. 성질은 평하다. 심경 비경 신경에 귀경한다.

당귀 강장약으로서 빈혈증, 복통, 월경불순 등의 증세 이용된다. 맛은 달고 맵다. 성질은 따뜻하다. 간경, 심경, 비경에 귀경한다.

한방용어사전

- 나력 : 림프절에 멍울이 생기는 병증.
- 나미감 : 찹쌀 뜨물.
- 나팔관염(喇叭管炎) : 나팔관에 생기는 염증.

부정자궁출혈과 자궁루혈이 멎지 않는 데 월경량이 많은 데 해산한 뒤에 피가 계속 나오는 데 쓴다.

궁귀교애탕

고적출처 : 금궤요략

준비할 약재

천궁 3g   애엽 4.5g   당귀 4.5g   아교 1.5g   감초 3g   작약 6g   생지황 9g

| 이렇게 만들어요 |

• 아교를 뺀 나머지 약들에 물과 술을 절반씩 섞은 데에 넣어 달이고 찌끼를 버린 다음 아교를 넣고 다시 끓여 녹인다.

• 약제에 적당량의 물을 부어 달여서, 아침, 저녁으로 식후 30분에 복용한다.

■ 어느 곳에 좋을까?

혈액을 보하고 지혈작용, 생리를 바르게 조절하고 태아를 안정시킨다.

■ 어느 곳을 치료할까?

충맥, 임맥의 허한 손상의 현상을 치료한다.

■ 주요증상은 무엇일까?

하혈, 생리과다, 생리가 깨끗이 끝나지 않음, 산후출혈이 그치지 않음, 임신 출혈, 복중통증 등

■ 다른 병에 활용해도 될까?

생리과다. 산후출혈 이 그치지 않음, 임신출혈, 태동불안, 복중통증, 유산 전준비할 약재 출혈에 사용한다.

■ 주의해야 할 사항은?

혈액이 뜨거워 흐르는 길을 이탈하는 성격의 하혈엔 복용을 금한다.

의사 처방 후에 사용하도록 한다.

| 약초의 효능과 성미 |

천궁
통증을 치료하고 월경통, 두통에 유효하다. 맛은 맵다. 성질은 따뜻하다. 간경, 담경, 심포경에 귀경한다.

아교 자양강장, 지혈약 으로서 허로해수, 폐위토농, 음허혈소, 빈혈, 출혈성질환 등에 응용된다. 맛은 달다. 성질은 평하다. 폐경, 간경, 신경에 귀경한다.

감초 기와 혈을 길러주며 비를 보하고 기를 길러 정신을 편안하게 한다. 맛은 달고, 성질은 평하다. 심경, 폐경, 비경, 위경에 귀경한다.

당귀 강장약으로서 빈혈증, 복통, 월경불순 등의 증세 이용된다. 맛은 달고 맵다. 성질은 따뜻하다. 간경, 심경, 비경에 귀경한다.

생지황 몸의 열을 내리고 진정시켜주고 혈액순환 개선, 혈당 조절 효능을 지니고 있다. 성질은 차다. 심경, 간경, 신경에 귀경한다.

작약 월경을 고르게 하며 땀을 멈추게 하고 방광과 대소장을 이롭게 한다. 맛은 시고 쓰다. 성질은 약간 차다. 간경 비경에 귀경한다.

애엽 심복냉통, 구리, 하혈, 월경불순, 붕루, 대하, 태동불안, 개선, 자궁출혈, 월경과다, 허탈성출혈 등 증세에 이용된다. 맛은 쓰고 맵다. 성질은 따뜻하다.

한방용어사전

• 낙설(落屑) : 피부에 백선이 생겨 흰 가루 같은 것이 떨어지는 것.
• 난비위(暖脾胃) : 비위을 따뜻하게 하는 효능.
• 난신(暖腎) : 신腎을 따뜻하게 하는 효능.

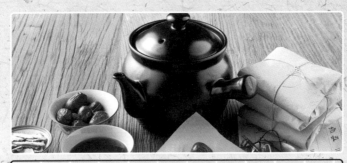

안신제

심신을 안정시키는 약으로 정신안정의 작용을 하고 정신 불안 등을 치료하는 방제를 안신 제라고 한다.

임상증상은 심장이 뛰는 불면증, 답답하며 불안하고 놀라 미친 증세, 건망증, 화를 잘 내는 증상 등이다.

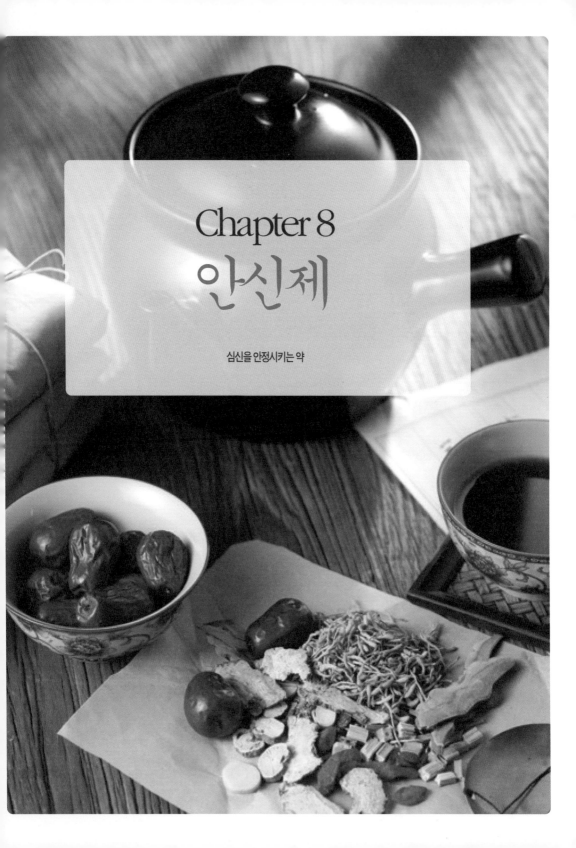

Chapter 8
안신제

심신을 안정시키는 약

심음부족으로 가슴이 두근거리고 마음이 불안하며 잘 놀라고 잠을 잘 이루지 못하며 건망증이 있는데 쓴다.

천왕보심단

고적출처 : 섭생비부

준비할 약재

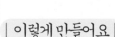

생지황 12g · 현삼 5g · 단삼 5g · 당귀 9g · 오미자 5g · 맥문동 9g · 원지 5g · 길경 5g

천문동 9g · 산조인 9g · 인삼 5g · 복령 5g · 백자인 9g

| 이렇게 만들어요 |

• 위의 약을 가루 내어 바짝 끓여서 정제한 벌꿀에 반죽하여 0.3g 되게 환약을 만들고 겉에 주사를 입힌다.

• 한 번에 30~50환씩 등심초, 죽엽을 달인 물로 잠잘 무렵에 먹는다.

• 약제에 적당량의 물을 부어 달여서, 아침, 점심, 저녁으로 식후에 복용한다.

■ 어느 곳에 좋을까?

음허를 치료하고, 열을 내려준다. 보혈과 신경을 안정시킨다.

■ 어느 곳을 치료할까?

심장 신장의 음이 고갈되고 혈액이 적음, 음이 허하여 열이 지나치게 많아 내동하는 것을 치료한다.

■ 주요증상은 무엇일까?

음이 허하여 가슴이두근거리고 뛰고 불안함, 수면이 부족함, 정신피로, 몽유, 건망증, 대변이

건조, 입과 혀의 염증 등

■ 다른 병에 활용해도 될까?

신경쇠약, 심장 신경증, 번열증 등 때 쓸 수 있다.

■ 주의해야 할 사항은?

약 복용 중에는 무, 마늘은 먹지 않는다.

의사 처방 후에 사용하도록 한다.

| 약초의 효능과 성미 |

 생지황 몸의 열을 내리고 진정시켜주고 혈액순환 개선, 혈당 조절 효능을 지니고 있다. 성질은 차다. 심경, 간경, 신경에 귀경한다.

 오미자 폐 질환에 의한 기침, 유정, 음위, 식은땀, 입안이 마르는 증세 등이다. 맛은 맵다. 성질은 따뜻하다. 폐경, 심경, 신경에 귀경한다.

 백자인 오랫동안 복용하면 안색이 좋아지고 늙지도 않으며 몸이 가벼워져서 수명이 늘어난다. 맛은 달다. 성질은 평하다. 심경, 신경, 대장경에 귀경한다.

 당귀 강장약으로서 빈혈증, 복통, 월경불순 등의 증세 이용된다. 맛은 달고 맵다. 성질은 따뜻하다. 간경, 심경, 비경에 귀경한다.

 복령 신장병, 방광염, 요도염에 이용한다. 맛은 달고 담백하다. 성질은 평하다. 심경 비경 신경에 귀경한다.

 길경 가래가 있으면서 기침이 나며 숨이 찬 데 쓴다. 맛은 쓰고 맵다. 성질은 평하다. 폐경에 귀경한다.

 인삼 강장, 강심, 병약자의 식욕부진 등에도 응용된다. 맛은 달고 약간 쓰다. 성질은 약간 따뜻하다. 비경, 담경, 폐경에 귀경한다.

 현삼 목이 마르는 증세, 고혈압 등의 치료에 쓴다. 맛은 쓰고 달고 짜다. 성질은 약간 차다. 폐경, 위경, 신경에 귀경한다.

 산조인 강장성 진정약으로서 실면, 번조 불안 증상에 응용한다. 맛은 달다. 성질은 평하다. 심경, 간경에 귀경한다.

 원지 진정, 거담, 항염증제로서 경계건망, 한담해수, 옹종 등에 이용한다. 맛은 맵고 쓰다. 성질은 약간 따뜻하다. 심경, 폐경에 귀경한다.

 맥문동 진해, 거담, 강장약으로서 변비 등에 좋다. 맛은 달고 약간 쓰다. 성질은 약간 차다. 심경, 비경, 위경에 귀경한다.

 천문동 해열, 진해, 이뇨, 강장약으로서 폐통허로, 해수, 토혈, 각혈 소갈, 통풍, 심장병수종등 증세에 이용된다. 맛은 달고 쓰다. 성질은 차다.

 단삼 활혈, 조경소종, 진통제라서 월경불순, 복통, 경폐, 악조복통, 류우마티즘 등에 이용한다. 맛은 쓰다. 성질은 약간 차다. 심잠을 못 자면서 가슴이 답답하고 두근거리며 식은땀이 나고 어지러운 데 쓴다.

산조인탕 [酸棗仁湯]

고적출처 : 금궤요락

준비할 약재

| 산조인 15g | 지모 6g | 복령 6g | 천궁 6g | 감초 3g |

| 이렇게 만들어요 |

• 위의 약을 한 첩으로 하여 약제에 적당량의 물을 부어 달여서, 아침, 점심, 저녁으로 식후 30분에 복용한다.

■ 어느 곳에 좋을까?

혈액을 보하고, 신경을 안정시킨다. 열을 내려주고, 가슴 답답함을 풀어준다.

■ 어느 곳을 치료할까?

허하여 가슴이 답답하고 잠을 못자는 현상을 치료한다.

■ 주요증상은 무엇일까?

밤에 깊은 잠을 못 자는 증상, 성격이 급하고 쉽게 화를 내는 증상, 가슴 두근거리고 불안함, 밤에 수면 중 식은땀, 어지럽고 눈이 침침함, 입과 목이 건조함, 머리가 가득하여 불편한 느

낌, 두통 등

■ 다른 병에 활용해도 될까?

신경쇠약증, 히스테리 등에 쓸 수 있다.

■ 주의해야 할 사항은?

특별한 것은 없으나 의사 처방 후에 사용하도록 한다.

|약초의 효능과 성미|

산조인 강장성 진정약으로서 실면, 번조 불안 증상에 응용한다. 맛은 달다. 성질은 평하다. 심경, 간경에 귀경한다.

지모 음을 자양하고 화를 내리며 장기를 소통시키는 효능이 있다. 맛은 쓰고 달다. 성질은 차다. 폐경, 신경, 위경에 귀경한다..

감초 기와 혈을 길러주며 비를 보하고 기를 길러 정신을 편안하게 한다. 맛은 달고, 성질은 평하다. 심경, 폐경, 비경, 위경에 귀경한다.

천궁
통증을 치료하고 월경통, 두통에 유효하다. 맛은 맵다. 성질은 따뜻하다. 간경, 담경, 심포경에 귀경한다.

복령
신장병, 방광염, 요도염에 이용한다. 맛은 달고 담백하다. 성질은 평하다. 심경 비경 신경에 귀경한다.

한방용어사전

• 난신납기(暖腎納氣) : 신腎을 보하여 폐기肺氣의 흡수를 강하게 하는 효능.
• 난신장양(暖腎壯陽) : 신腎을 보하여 양기를 도모하는 효능.
• 난요슬(暖腰膝) : 허리와 무릎을 따뜻하게 하는 효능.

부인이 심허 또는 간기 장애로 슬퍼하거나 고민하고 잠을 이루지 못하며 심하면 정신이 혼미해지는 등 증상이 있는데 쓴다.

감맥대추탕

고적출처 : 금궤요략

준비할 약재

감초 40g

소맥 3홉

대추 7개

| 이렇게 만들어요 |

- 감초소맥대추탕(甘草小麥大棗湯)이라고도 한다.
- 위의 약을 1첩으로 하여 약제에 적당량의 물을 부어 달여서, 아침, 점심, 저녁으로 식후 30분에 복용한다.

■ 어느 곳에 좋을까?

심신을 안정시킨다. 완급을 조화를 이루도록 해준다.

■ 어느 곳을 치료할까?

장조(히스테리)현상을 치료한다.

■ 주요증상은 무엇일까?

정신 황홀, 때때로 슬퍼 우는 증상, 자기 통제가 안 되는 증상, 가슴이 답답하고 불안한 증상, 수면이 불안정함, 계속 하품을 함, 심한 경우는 말과 행동이 통제가 안 되는 증상 등

■ 다른 병에 활용해도 될까?

갱년기 증상, 신경증, 신경쇠약증, 히스테리, 조현증, 경미한 무도병에 쓸 수 있다.

■ 주의해야 할 사항은?

특별한 것은 없으나 의사 처방 후에 사용하도록 한다.

|약초의 효능과 성미|

감초 기와 혈을 길러주며 비를 보하고 기를 길러 정신을 편안하게 한다. 맛은 달고, 성질은 평하다. 심경, 폐경, 비경, 위경에 귀경한다.

소맥
열을 내리고 심신을 강화하고 갈증을 가시게 한다. 맛은 달고, 성질은 서늘하다. 심경에 귀경한다.

대추 비위를 조화롭게 보하고 진액을 보충하며 약재의 독성을 줄이는 효능이 있다. 맛은 달고, 성질은 따뜻하다. 비경, 위경에 귀경한다.

한방용어사전

• 납기(納氣) : 신腎이 폐로부터 흡수한 기운을 받아들이는 효능.
• 납기정천(納氣定喘) : 신腎이 허한 것을 보하여 납기納氣기능 장애를 치료함으로써 숨을 고르게 하는 효능.
• 납기평천(納氣平喘) : 신腎이 허한 것을 보하여 납기納氣기능 장애를 치료함으로서 천식을 멈추게 하는 효능.

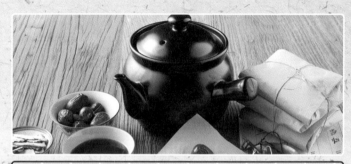

화해제

소양(삼초과 담), 간장과 비장, 장과 위장, 한성과 열성 등의 화합과 조화를 이루게 하는 작용
의 방제를 통칭하여 화해제라고 한다.

*상한사기가 소양경에 침입한 증상이 나타날 때 사용하는 것이 적합하다.
*간장 비장의 부조화의 병증에 적용한다, 주로 간기의 울결이 비장에 영향을 준다.
*찬기운과 더운 기운이 서로 엉겨 붙어 기의 상승 하강운동이 상실되었을 때 나타나는 증상
을 치료한다.

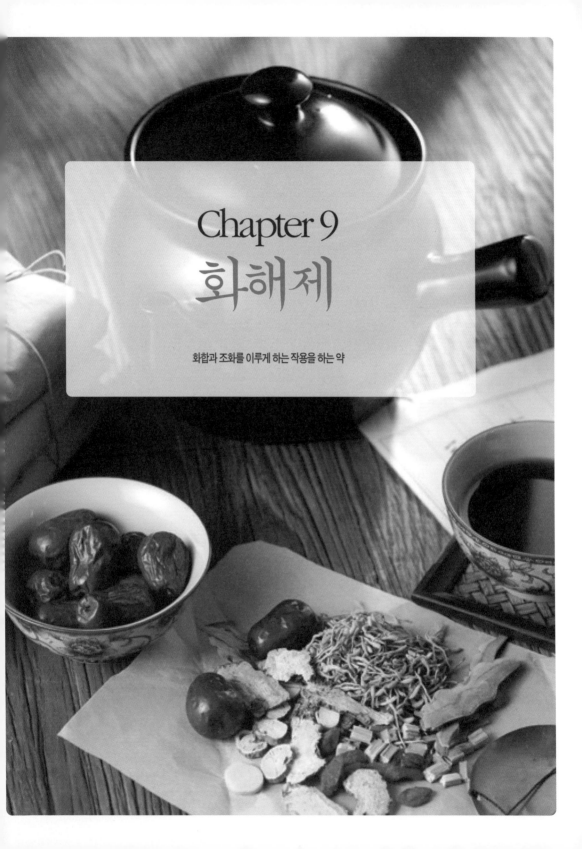

Chapter 9
화해제

화합과 조화를 이루게 하는 작용을 하는 약

추웠다 열이 났다 하면서 가슴과 옆구리가 답답하고 식욕이 부진하고 현기증이 나는 데 쓴다.

소시호탕 [小柴胡湯]

고적출처 : 상한론

준비할 약재

| 시호 12g | 황금 8g | 인삼 4g | 반하 4g | 감초 2g | 생강 3쪽 | 대추 2개 |

| 이렇게 만들어요 |

- 삼금탕(三禁湯)이라고도 한다.
- 위의 약을 1첩으로 하여 약제에 적당량의 물을 부어 달여서 먹는다.

■ 어느 곳에 좋을까?

소양증을 조화로 풀어준다. 간이 울체된 것을 풀어준다. 위를 편안하게 한다.

■ 어느 곳을 치료할까?

상한 소양증의 현상갑자기 추워졌다 더워졌다 반복하고, 가슴 옆구리가 불편함, 식욕부진, 가슴 답답하고 구역이 자주남, 입이 쓰고 목이 마름, 눈이 침침함, 혀태는 얇고 백색이다.

■ 주요증상은 무엇일까?

임신부 감기에도 쓴다.

담낭염, 간염, 담석증, 만성 위염, 결핵성 림프절염, 편도선염, 중이염, 신우신염, 자율 신경 부조화증 등 때 쓸 수 있다.

■ 다른 병에 활용해도 될까?

전염성간염, 삼출성 흉막염, 급성 신우신염, 급 만성 담낭염, 산욕열, 궤양병.

■ 주의해야 할 사항은?

특별한 것은 없으나 의사 처방 후에 사용하도록 한다.

| 약초의 효능과 성미 |

인삼 강장, 강심, 병약자의 식욕부진 등에도 응용된다. 맛은 달고 약간 쓰다. 성질은 약간 따뜻하다. 비경, 담경, 폐경에 귀경한다.

황금
체내에 열이 과다하게 쌓여서 일어나는 안구충혈과 동통을 제거한다. 맛은 쓰다. 성질은 차다.

대추 비위를 조화롭게 보하고 진액을 보충하며 약재의 독성을 줄이는 효능이 있다. 맛은 달고, 성질은 따뜻하다. 비경, 위경에 귀경한다.

반하 거담, 진해 등의 효능과 설사에 사용한다. 맛은 맵다. 성질은 따뜻하다. 독이 있다. 비경, 위경, 폐경에 귀경한다.

생강 진저롤 성분이 혈액순환을 활성화하고 동맥경화나 고혈압을 예방한다. 맛은 맵다. 성질은 약간 따뜻하다. 폐경, 비경, 위경에 귀경한다.

감초 기와 혈을 길러주며 비를 보하고 기를 길러 정신을 편안하게 한다. 맛은 달고, 성질은 평하다. 심경, 폐경, 비경, 위경에 귀경한다.

시호 해열이나 진통, 소염, 귀울음, 황달 등에 효과가 있다. 맛은 맵고 쓰다. 성질은 약간 차다. 간경 담경에 귀경한다.

한방용어사전

• 내복(內服) : 복용. 먹거나 마심.
• 내열상진(內熱傷津) : 몸속의 열로 인해 진액이 손상을 입음.
• 내열소갈(內熱消渴) : 음허로 몸속에 열이 많아져 갈증이 생김.

추우면서 열이 나고 낮에는 안정되었다가 밤이 되면 열이 나면서 헛소리를 하는 데 쓴다.

가미소시호탕

고적출처 : 의방고

준비할 약재

| 시호1g | 황금0.4g | 인삼0.4g | 감초0.4g | 생지황0.4g | 반하2.4g | 생강 3쪽 |

| 이렇게 만들어요 |

• 위의 약을 1첩으로 하여 약제에 적당량의 물을 물에 달여서 복용한다.

■ 어느 곳에 좋을까?

소양증을 조화로 풀어준다.

■ 어느 곳을 치료할까?

중기가 부족하지 않은 소양증(입이 쓰고 목이 건조하다. 눈이 침침하다. 갑자기 추웠다 더웠다 반복하면서 가슴 옆구리가 불편함, 식욕부진, 가슴 답답하고 구역이 자주 나는 중기가 허하지 않은 사람).

■ 다른 병에 활용해도 될까?

급성 외감 열병, 늑막염, 간기능 장애, 간 담 위 질병.

■ 주의해야 할 사항은?

특별한 것은 없으나 의사 처방 후에 사용하도록 한다.

|약초의 효능과 성미|

반하 거담, 진해 등의 효능과 설사에 사용한다. 맛은 맵다. 성질은 따뜻하다. 독이 있다. 비경, 위경, 폐경에 귀경한다.

시호 해열이나 진통, 소염, 귀울음, 황달 등에 효과가 있다. 맛은 맵고 쓰다. 성질은 약간 차다. 간경 담경에 귀경한다.

생강 진저롤 성분이 혈액순환을 활성화하고 동맥경화나 고혈압을 예방한다. 맛은 맵다. 성질은 약간 따뜻하다. 폐경, 비경, 위경에 귀경한다.

황금
체내에 열이 과다하게 쌓여서 일어나는 안구충혈과 동통을 제거한다. 맛은 쓰다. 성질은 차다.

감초 기와 혈을 길러주며 비를 보하고 기를 길러 정신을 편안하게 한다. 맛은 달고, 성질은 평하다. 심경, 폐경, 비경, 위경에 귀경한다.

대추 비위를 조화롭게 보하고 진액을 보충하며 약재의 독성을 줄이는 효능이 있다. 맛은 달고, 성질은 따뜻하다. 비경, 위경에 귀경한다.

생지황 몸의 열을 내리고 진정시켜주고 혈액순환 개선, 혈당 조절 효능을 지니고 있다. 성질은 차다. 심경, 간경, 신경에 귀경한다.

한방용어사전

• 내증(內蒸) : 혈증이라고도 함.
• 내풍(內風) : 갑자기 어지러우면서 의식을 잃고 넘어지고 떨리며 경련이 일어나고 눈과 입이 돌아가고 언어장애가 생기며 반신불수가 될 수 있는 병증.
• 냉림 : 출산 후 몸의 열을 뺏겨 추운 증세.

열이 나고 오한이 약간 있으며 관절에 열감이 있고 아프며 명치 밑이 그득하고 답답하며 때로 토하는 데 쓴다.

시호계지탕

고적출처 : 상한론

준비할 약재

 시호 8g
 계지 4g
 황금 4g
 인삼 4g
 백작약 4g
 반하 3.2g
 감초 2.4g
 생강 5쪽

 대추 2개

| 이렇게 만들어요 |

• 위의 약을 1첩으로 하여 약제에 적당량의 물을 부어 달여서 식후에 복용한다.

■ 어느 곳에 좋을까?

소양증을 조화로 풀어준다. 풍한으로 인한 발열, 다한증을 해표약으로 풀어준다.

■ 어느 곳을 치료할까?

발열, 몸에 열이 나면서 추위를 느끼는 증세, 사지 관절 통증. 약간의 구역질 증세, 가슴 답답함을 치료한다.

■ 다른 병에 활용해도 될까?

소화 궤양, 신경쇠약, 상한 발열, 사지의 관절 통증, 두통, 관절통, 위통, 오심(울렁거림).

■ 주의해야 할 사항은?

특별한 것은 없으나 의사 처방 후에 사용하도록 한다.

| 약초의 효능과 성미 |

 인삼 강장, 강심, 병약자의 식욕부진 등에도 응용된다. 맛은 달고 약간 쓰다. 성질은 약간 따뜻하다. 비경, 담경, 폐경에 귀경한다.

 생강 진저롤성분이 혈액순환을 활성화해 몸과 신체 내부가 따뜻해지고, 동맥경화나 고혈압 등에 효과적이다. 맛은 맵다. 성질은 약간 따뜻하다.

 작약 월경을 고르게 하며 땀을 멈추게 하고 방광과 대소장을 이롭게 한다. 맛은 시고 쓰다. 성질은 약간 차다. 간경 비경에 귀경한다.

 감초 기와 혈을 길러주며 비를 보하고 기를 길러 정신을 편안하게 한다. 맛은 달고, 성질은 평하다. 심경, 폐경, 비경, 위경에 귀경한다.

 시호 해열이나 진통, 소염, 귀울음, 황달 등에 효과가 있다. 맛은 맵고 쓰다. 성질은 약간 차다. 간경 담경에 귀경한다.

 계지 기혈이 뒤틀리고 막혀 오는 마비 증상들에 사용된다. 맛은 달고 맵다. 성질은 따뜻하다. 심경, 폐경, 방광경에 귀경한다.

 반하 거담, 진해 등의 효능과 설사에 사용한다. 맛은 맵다. 성질은 따뜻하다. 독이 있다. 비경, 위경, 폐경에 귀경한다.

 황금 체내에 열이 과다하게 쌓여서 일어나는 안구충혈과 동통을 제거한다. 맛은 쓰다. 성질은 차다.

 대추 비위를 조화롭게 보하고 진액을 보충하며 약재의 독성을 줄이는 효능이 있다. 맛은 달고, 성질은 따뜻하다. 비경, 위경에 귀경한다.

 한방용어사전

- 냉비통(冷痺痛) : 찬 기운 때문에 손발의 감각이 없어지고 저리고 아픈 병증.
- 냉적(冷積) : 배 속에 찬 기운이 뭉쳐 아픔을 느끼는 냉병.
- 냉혈산어(冷血散瘀) : 피를 식혀 어혈을 흩어지게 함.

화해제

효험과 조화를 이루게 하는 작용을 하는

추웠다 열이 났다 하면서 가슴과 옆구리가 답답하고 대변이 굳은 데 쓴다.

대시호탕 [大柴胡湯]

준비할 약재

 시호 16g 황금 10g 백작약 10g 대황 8g 지실 6g 반하 4g 생강 3쪽 대추 2개

| 이렇게 만들어요 |

• 위의 약을 1첩으로 하여 약제에 적당량의 물을 부어 달여서 식후에 복용한다.

■ 어느 곳에 좋을까?

소양증을 조화로 풀어준다. 체내에 적체되어 준비할 약재된 변비를 쏟아서 제거한다.

■ 어느 곳을 치료할까?

소양 양명 합병의 현상을 치료한다.

■ 주요증상은 무엇일까?

갑자기 추웠다 더웠다 반복하면서 가슴 옆구리가 불편함, 그치지 않는 구토, 명치 부위가 더 부룩하고, 답답하거나 가득 찬 느낌과 통증, 변비 등

■ 다른 병에 활용해도 될까?

급성 열성 질병, 급성 폐렴, 담낭염, 담석증, 급성 췌장염, 심낭염, 만성 위염의 실증 때, 습관성 변비 등 때 쓸 수 있다.

■ 주의해야 할 사항은?

특별한 것은 없으나 의사 처방 후에 사용하도록 한다.

|약초의 효능과 성미|

대황 설사, 어혈, 변비, 옹종 증세에 이용된다. 맛은 쓰다. 성질은 차다. 비경, 위경, 대장경, 간경, 심포경에 귀경한다.

작약 월경을 고르게 하며 땀을 멈추게 하고 방광과 대소장을 이롭게 한다. 맛은 시고 쓰다. 성질은 약간 차다. 간경 비경에 귀경한다.

생강 진저롤 성분이 혈액순환을 활성화하고 동맥경화나 고혈압을 예방한다. 맛은 맵다. 성질은 약간 따뜻하다. 폐경, 비경, 위경에 귀경한다.

황금
체내에 열이 과다하게 쌓여서 일어나는 안구충혈과 동통을 제거한다. 맛은 쓰다. 성질은 차다.

대추 비위를 조화롭게 보하고 진액을 보충하며 약재의 독성을 줄이는 효능이 있다. 맛은 달고, 성질은 따뜻하다. 비경, 위경에 귀경한다.

시호 해열이나 진통, 소염, 귀울음, 황달 등에 효과가 있다. 맛은 맵고 쓰다. 성질은 약간 차다. 간경 담경에 귀경한다.

반하 거담, 진해 등의 효능과 설사에 사용한다. 맛은 맵다. 성질은 따뜻하다. 독이 있다. 비경, 위경, 폐경에 귀경한다.

지실 기를 잘 통하게 하고 비를 흩어지게 하며 담적을 없애는 효능을 가진 약재이다. 맛은 쓰고 맵다. 성질은 약간 차다. 비경, 위경, 대장경에 귀경한다.

 한방용어사전

• 냉혈지혈(冷血止血) : 피를 식혀 출혈을 멈추게 함.
• 노권(勞倦) : 내상병증内傷病症으로 인해 항상 권태倦怠와 피곤해 하며 조금만 움직여도 숨이 차고 땀이 나며 답답해하는 증상.
• 노기울열(怒氣鬱熱) : 성난 기운으로 인해 열이 몸 안에 얽히고 뭉친 병리적 상태.

몸에 열이 나면서 손발이 따뜻하다가 점차 싸늘한 데 쓴다.

사역산 [四逆散]

고적출처 : 상한론

준비할 약재

| 시호 6g | 지실 6g | 작약 6g | 감초 6g |

| 이렇게 만들어요 |

• 위의 약을 1첩으로 하여 약제에 적당량의 물을 부어 달여서 식후에 복용한다.
• 위의 약을 가루 내어 한 번에 8g씩 하루 2번 미음에 타서 먹는다.

■ 어느 곳에 좋을까?

사기(해로운 기운)를 내보내고, 간기를 소통시켜 울체된 것을 풀어준다.

■ 어느 곳을 치료할까?

수족냉증, 기침, 가슴 두근거림, 소변이 시원치 않음, 복통, 심한 설사, 또한 간장 비장의부조화(가슴, 옆구리, 윗배, 답답한 통증) 등

■ 주요증상은 무엇일까?

담낭염, 담석증, 만성 위염, 위십이지장 궤양, 만성 간염, 만성 대장염, 결핵성 복막염 등 때 쓸

수 있다.

■ 다른 병에 활용해도 될까?

급만성 간염, 위궤양, 충수염, 늑간 신경통, 만성위염, 소장산기, 이선염(췌장염).

■ 주의해야 할 사항은?

간혈이 허하거나, 양기가 허해 몸에 한기가 서려 있는 사람은 복용을 피한다.

꼭 의사 처방 후 사용한다.

| 약초의 효능과 성미 |

시호 해열이나 진통, 소염, 귀울음, 황달 등에 효과가 있다. 맛은 맵고 쓰다. 성질은 약간 차다. 간경 담경에 귀경한다.

작약 월경을 고르게 하며 땀을 멈추게 하고 방광과 대소장을 이롭게 한다. 맛은 시고 쓰다. 성질은 약간 차다. 간경 비경에 귀경한다.

감초 기와 혈을 길러주며 비를 보하고 기를 길러 정신을 편안하게 한다. 맛은 달고, 성질은 평하다. 심경, 폐경, 비경, 위경에 귀경한다.

지실 기를 잘 통하게 하고 비를 흩어지게 하며 담적을 없애는 효능을 가진 약재이다. 맛은 쓰고 맵다. 성질은 약간 차다. 비경, 위경, 대장경에 귀경한다.

한방용어사전

• 노수(勞嗽) : 심신이 피로하여 허약해서 생기는 병.
• 노두(蘆頭) : 인삼, 길경 등의 뿌리에서 싹이 나오는 꼭지 부분.
• 노상(勞傷) : 과로로 인해 몸이 상하는 것.

소화가 안 되고 식욕이 부진하며 트림을 자주 하면서 옆구리가 아프고 추웠다 열이 났다 하는 데 쓴다.

시호소간탕

고적출처 : 경악전서

준비할 약재

| 시호 12g | 향부자 9g | 진피 12g | 작약 9g | 감초 3g | 지각 9g | 천궁 9g |

이렇게 만들어요

• 위의 약을 1첩으로 하여 약제에 적당량의 물을 부어 달여서 식후에 복용한다.

■ 어느 곳에 좋을까?

간기울결을 풀어주고, 혈액의 조화로 통증을 풀어준다.

■ 어느 곳을 치료할까?

간기울결, 기혈의울체, 옆구리 늑골부근 통증, 갑자기 추웠다 더웠다 반복하면서 윗배가 부르고 답답함 등

■ 주요증상은 무엇일까?

신경증, 만성 간염, 담낭염 등에 쓸 수 있다.

■ 다른 병에 활용해도 될까?

급만성 간염, 조기 간경화, 가슴 옆구리의 내상, 경전 종합증, 만성위염.

■ 주의해야 할 사항은?

특별한 것은 없으나 의사 처방 후에 사용하도록 한다.

| 약초의 효능과 성미 |

천궁
통증을 치료하고 월경통, 두통에 유효하다. 맛은 맵다. 성질은 따뜻하다. 간경, 담경, 심포경에 귀경한다.

작약 월경을 고르게 하며 땀을 멈추게 하고 방광과 대소장을 이롭게 한다. 맛은 시고 쓰다. 성질은 약간 차다. 간경 비경에 귀경한다.

지각 가슴이나 복부가 그득한 증상을 치료한다. 맛은 쓰고 맵다. 성질은 약간 차다. 비경, 위경, 대장경에 귀경한다.

향부자 기의 순환을 조절하여 통증을 완화시키고 월경을 조절하는 효능이 있는 약재이다. 맛은 맵고 약간 쓰고 달다. 성질은 평하다.

진피 열을 내리고 습을 말리는 효능이 있어 천식에 쓰이며 진해거담 작용을 한다. 맛은 쓰고 맵다. 성질은 따뜻하다. 비경 폐경에 귀경한다.

시호 해열이나 진통, 소염, 귀울음, 황달 등에 효과가 있다. 맛은 맵고 쓰다. 성질은 약간 차다. 간경 담경에 귀경한다.

감초 기와 혈을 길러주며 비를 보하고 기를 길러 정신을 편안하게 한다. 맛은 달고, 성질은 평하다. 심경, 폐경, 비경, 위경에 귀경한다.

한방용어사전

• 노수(勞嗽) : 몸이 허약해져 기침과 오한이 있고 열이 나는 병증.
• 노채 : 전시병이라고도 함.
• 녹내장(綠內障) : 안압의 상승으로 시신경이 눌리거나 혈액 공급에 장애가 생겨 시신경기능에 이상을 초래하는 질환.

옆구리가 아프고 월경이 고르지 못하면서 가슴이 답답하고 유방이 부어오르는 것 같으면서 아픈 데 쓴다.

소요산 [逍遙散]

고적출처 : 태평혜민화제국방

준비할 약재

시호 9g

백출 9g

감초 4.5g

작약 9g

당귀 9g

복령 9g

외강 9g

박하 2g

이렇게 만들어요

• 박하(나중에 넣어 약5~10분만 끓인다)
• 위의 약을 1첩으로 하여 약제에 적당량의 물을 부어 달여서 식후에 복용한다.

■ 어느 곳에 좋을까?

간기울결을 풀어준다. 비장을 튼튼히 하여 혈액을 생성한다.

■ 어느 곳을 치료할까?

간기울체, 혈액 부족, 양옆구리 통증, 갑자기 추웠다 더웠다 반복하면서 두통, 어지럽고 눈이 침침함, 입 마르고 목이 건조함, 정신이 피로하고 고달픔, 식욕감퇴, 생리불순, 유방통증 등

■ 주요증상은 무엇일까?

신경쇠약, 만성 간염, 월경 장애 등 때 쓸 수 있다.

■ 다른 병에 활용해도 될까?

생리불순, 간염, 갱년기장애, 중심성 시망막염, 흉막염, 궤양증, 신경관능증.

■ 주의해야 할 사항은?

매운 음식과 차가운 생식은 피할 것.

마음대로 복용해서는 안 되며 의사 처방 후 사용해야 한다.

| 약초의 효능과 성미 |

 박하 소화불량, 감기, 두통, 치통 등에 치료제로 쓰인다. 맛은 맵다. 성질은 약간 차다. 폐경, 간경에 귀경한다.

 복령 신장병, 방광염, 요도염에 이용한다. 맛은 달고 담백하다. 성질은 평하다. 심경 비경 신경에 귀경한다.

 당귀 강장약으로서 빈혈증, 복통, 월경불순 등의 증세 이용된다. 맛은 달고 맵다. 성질은 따뜻하다. 간경, 심경, 비경에 귀경한다.

 외강 화중, 지구, 지사 등에 사용한다. 맛은 맵다. 성질은 따뜻하다. 폐경, 위경, 비경에 귀경한다.

 백출 설사, 수음, 담음, 소변불리, 불안 등 증세에 이용된다. 맛은 달고 쓰다. 성질은 약간 따뜻하다. 비경, 위경에 귀경한다.

 작약 월경을 고르게 하며 땀을 멈추게 하고 방광과 대소장을 이롭게 한다. 맛은 시고 쓰다. 성질은 약간 차다. 간경 비경에 귀경한다.

 감초 기와 혈을 길러주며 비를 보하고 기를 길러 정신을 편안하게 한다. 맛은 달고, 성질은 평하다. 심경, 폐경, 비경, 위경에 귀경한다.

 시호 해열이나 진통, 소염, 귀울음, 황달 등에 효과가 있다. 맛은 맵고 쓰다. 성질은 약간 차다. 간경 담경에 귀경한다.

 한방용어사전

• 녹반(綠礬) : 광물의 하나, 황산제1철을 산화시켜 만드는 무색의 가루로 약재과 염료로 사용함.
• 농가진(膿痂疹) : 농포, 수포水泡와 가피痂皮를 주증主症으로 하는 피부병.
• 농독증(膿毒症) : 농혈증, 핏독. 고름 속에 있는 균이 핏속에 들어가 번식하여 혈액의 순환을 따라 온몸에 퍼져 부스럼이 생기는 병.

담에 혈액이 보이는 것을 다스린다. 또 화가 있을 때도 쓰인다.

가미소요산

고적출처 : 내과적요

준비할 약재

목단피 6g

백출 6g

당귀 4g

적작약 4g

도인 4g

외강 4g

치자 3.2g

황금 3.2g

길경 2.8g

청피 2g

감초 1.2g

| 이렇게 만들어요 |

• 위의 약을 1첩으로 하여 약제에 적당량의 물을 부어 달여서 식후에 복용한다.

■ 어느 곳에 좋을까?

간장 울체를 풀어주고, 비위를 튼튼히 한다. 열을 내려주고 혈액을 식혀준다.

■ 어느 곳을 치료할까?

간장 비장 혈액부족하고 열이 있을 때 치료한다.

■ 주요증상은 무엇일까?

전신궤양, 열이 나고, 잠잘 때 식은땀. 두통, 눈이 뻑뻑함. 가슴이 두근거리고 불안함. 입 마르고 목이 건조함. 생리불순, 소변시 통증.

■ 다른 병에 활용해도 될까?

만성간염, 미열, 생리불순, 불면증과 꿈 많은것, 갱년기 증상시에 사용한다.

■ 주의해야 할 사항은?

허약하고 냉한증세인 자는 복용을 피한다.

마음대로 복용해서는 안 되며 의사 처방 후 사용해야 한다.

| 약초의 효능과 성미 |

 치자 간기능 강화, 항산화, 항종양 작용이 있다. 맛은 쓰다. 성질은 차다. 심경, 폐경, 간경, 위경, 삼초경에 귀경한다.

 백출 설사, 수음, 담음, 소변불리, 불안 등 증세에 이용된다. 맛은 달고 쓰다. 성질은 약간 따뜻하다. 비경, 위경에 귀경한다.

 작약 월경을 고르게 하며 땀을 멈추게 하고 방광과 대소장을 이롭게 한다. 맛은 시고 쓰다. 성질은 약간 차다. 간경 비경에 귀경한다.

 감초 기와 혈을 길러주며 비를 보하고 기를 길러 정신을 편안하게 한다. 맛은 달고, 성질은 평하다. 심경, 폐경, 비경, 위경에 귀경한다.

 목단피 두통, 복통, 부인과 질환, 월경불순에 이용한다. 맛은 맵다. 성질은 약간 차다. 심경, 간경, 신장에 귀경한다.

 청피 열을 내리고 습을 말리는 효능이 있어 천식에 쓰이며 진해거담 작용을 한다. 맛은 쓰고 맵다. 성질은 따뜻하다. 비경 폐경에 귀경한다.

 박하 소화불량, 감기, 두통, 치통 등에 치료제로 쓰인다. 맛은 맵다. 성질은 약간 차다. 폐경, 간경에 귀경한다.

 황금 체내에 열이 과다하게 쌓여서 일어나는 안구충혈과 동통을 제거한다. 맛은 쓰다. 성질은 차다.

 당귀 강장약으로서 빈혈증, 복통, 월경불순 등의 증세 이용된다. 맛은 달고 맵다. 성질은 따뜻하다. 간경, 심경, 비경에 귀경한다.

 외강 화중, 지구, 지사증에 사용한다. 맛은 맵다. 성질은 따뜻하다. 폐경, 위경, 비경에 귀경한다.

 시호 해열이나 진통, 소염, 귀울음, 황달 등에 효과가 있다. 맛은 맵고 쓰다. 성질은 약간 차다. 간경 담경에 귀경한다.

 한방용어사전

- 농성비루(膿性鼻漏) : 고름같이 진한 콧물.
- 농양(膿瘍) : 신체조직의 한 부위에 화농성 염증이 생겨 그 부분의 세포가 죽고 고름이 몰려있는 현상.
- 농즙(濃汁) : 농도가 짙은 즙액.

혈액 순환이 장애되어 배가 심하게 아픈 데와 팔다리가 땅기며 아픈 데 쓴다.

작약감초탕

고적출처 : 상한론

준비할 약재

백작약 16g   자감초 8g

| 이렇게 만들어요 |

• 위의 약을 1첩으로 하여 약제에 적당량의 물을 부어 달여서 식후에 복용한다.

• 갑기탕(甲己湯)이라고도 한다.

■ 어느 곳에 좋을까?

긴장성 통증을 풀어준다.

■ 어느 곳을 치료할까?

기혈이 부조화로 인한 통증, 다리(종아리)가 힘줄이 당겨 뻣뻣해지는 증상을 치료한다.

■ 주요증상은 무엇일까?

비장근 경련, 좌골신경통, 요통, 위경련, 장산통, 담석증 등 때 통증을 멎게 할 목적으로 쓸 수 있다.

■ 다른 병에 활용해도 될까?

위장도통증, 위신경통, 위염, 소화성 궤양통증. 비장기경만(장단지가 당기고 뻣뻣함).

■ 주의해야 할 사항은?

특별한 것은 없으나 의사 처방 후에 사용하도록 한다.

|약초의 효능과 성미|

 감초 기와 혈을 길러주며 비를 보하고 기를 길러 정신을 편안하게 한다. 맛은 달고, 성질은 평하다. 심경, 폐경, 비경, 위경에 귀경한다.

 백작약 월경을 고르게 하며 땀을 멈추게 하고 방광과 대소장을 이롭게 한다. 맛은 시고 쓰다. 성질은 약간 차다. 간경 비경에 귀경한다.

 한방용어사전

• 농포창(膿疱瘡) : 피부에 작은 물집이 생겼다가 곧 속에 이 차는 병증.
• 농혈(膿血) : 피 고름.
• 뇌막염(腦膜炎) : 뇌수막염腦髓膜炎이라고도 함.

명치 밑이 막힌 것 같은 감이 있으면서 식욕이 부진하고 토하며 때로 설사하는 데 쓴다.

반하사심탕

고적출처 : 상한론

준비할 약재

| 반하 8g | 황금 6g | 인삼 6g | 감초 6g | 건강 4g | 황련 2g | 생강 3쪽 | 대추 2개 |

| 이렇게 만들어요 |

• 위의 약을 1첩으로 하여 약제에 적당량의 물을 부어 달여서 식후에 복용한다.

■ 어느 곳에 좋을까?

위를 편하게 하며 순조롭게 한다. 위장이 붓고 더부룩한 것을 풀어준다.

■ 어느 곳을 치료할까?

한과 열이 서로 엉켜있어 위기가 편하지 못한 것을 치료한다.

■ 주요증상은 무엇일까?

윗배가 더부룩하고 통증은 없다. 식욕부진, 구역과 구토, 뱃속에서 소리남, 설사 등

■ 다른 병에 활용해도 될까?

주로 급, 만성 위염, 위확장증, 위십이지장 궤양, 위장염 등 때 쓸 수 있다.

■ 주의해야 할 사항은?

특별한 것은 없으나 의사 처방 후에 사용하도록 한다.

| 약초의 효능과 성미 |

 대추 비위를 조화롭게 보하고 진액을 보충하며 약재의 독성을 줄이는 효능이 있다. 맛은 달고, 성질은 따뜻하다. 비경, 위경에 귀경한다.

 황금 체내에 열이 과다하게 쌓여서 일어나는 안구충혈과 동통을 제거한다. 맛은 쓰다. 성질은 차다.

 인삼 강장, 강심, 병약자의 식욕부진 등에도 응용된다. 맛은 달고 약간 쓰다. 성질은 약간 따뜻하다. 비경, 담경, 폐경에 귀경한다.

 반하 거담, 진해 등의 효능과 설사에 사용한다. 맛은 맵다. 성질은 따뜻하다. 독이 있다. 비경, 위경, 폐경에 귀경한다.

 건강 가슴과 배 부위가 냉기가 돌며 은은하게 통증이 있고 배가 차고 소화가 안 되며 구토, 설사를 하는 증상에 효과가 있다. 맛은 맵다. 성질은 열성이다.

 감초 기와 혈을 길러주며 비를 보하고 기를 길러 정신을 편안하게 한다. 맛은 달고, 성질은 평하다. 심경, 폐경, 비경, 위경에 귀경한다.

 황련 염증을 감소시키는 데 도움을 주며 관절염에 좋다. 맛은 쓰다. 성질은 차다. 심경, 간경, 위경, 대장경에 귀경한다.

 생강 가슴과 배 부위가 냉기가 돌며 은은하게 통증이 있고 배가 차고 소화가 안 되며 구토, 설사를 하는 증상에 효과가 있다. 맛은 맵다. 성질은 열성이다.

 한방용어사전

• 뇌염(腦炎) : 바이러스 감염이나 물리적‧화학적 자극에 의한 뇌의 염증을 통틀어 이르는 말.
• 뇌일혈(腦溢血) : 뇌의 동맥이 터져 뇌 속에 혈액이 넘쳐흐르는 상태.
• 뇨정(尿精) : 오줌에 정액이 섞여 나오는 병증.

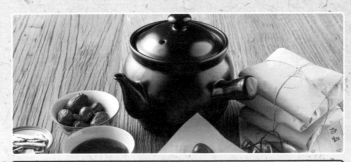

방향화습약

해표 약물과 치리 약물을 함께 사용하여 표리를 동시에 치료하는 병증에 쓴다.

겉(외부로부터 피부체표에 침입한 나쁜 기운)을 풀어주는 약에 속(장부, 혈맥, 골수 등에 출현 증상)을 풀어주는 약을 배합한다.

예를 들면 사하약(설사하게 하는 약), 청열약(해열), 온리약(속을 따뜻하게 해주는 약)을 같이 배합해 쓰는 방제이다. 겉과 속을 같이 치료하고 안과 밖을 같이 풀어주는 작용을 한다.

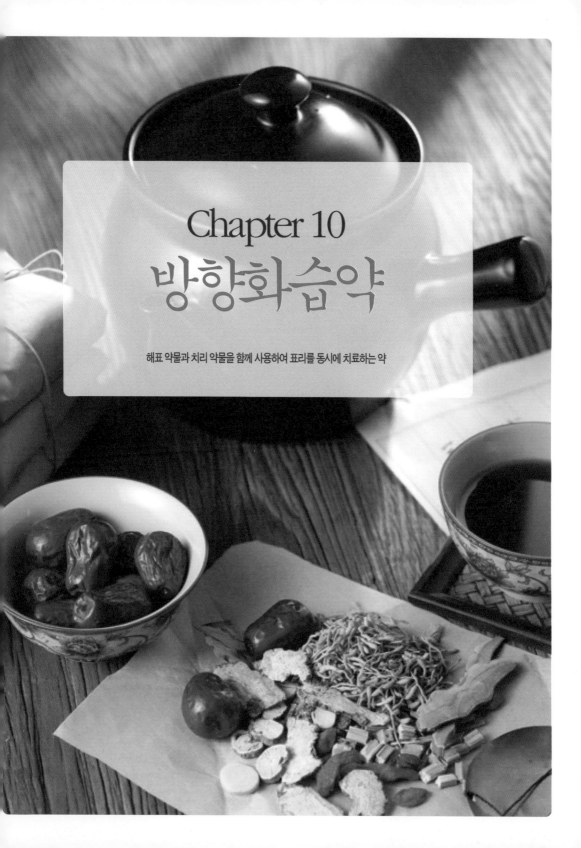

Chapter 10
방향화습약

해표 약물과 치리 약물을 함께 사용하여 표리를 동시에 치료하는 약

밖으로는 열이 나고 안으로는 설사가 멎지 않는 것을 치료하는 처방이다.

갈근황금황련탕

고적출처 : 상한론

준비할 약재

 갈근 15g

 황련 9g

 황금 9g

 감초 6g

| 이렇게 만들어요 |

• 다른 이름은 갈근금련탕[葛根芩連湯]이다.
• 위의 약을 1첩으로 하여 약제에 적당량의 물을 부어 달여서 식후에 복용한다.

■ 어느 곳에 좋을까?

표증을 풀어주고 리증을 맑게 한다. 진액을 나게 하고 설사를 그치게 한다.

■ 어느 곳을 치료할까?

외감표증이 아직 해소되지 않았거나, 열사가 안에 침범한 것을 치료한다.

■ 주요증상은 무엇일까?

몸에 열이 나며 바람을 싫어하는 증상. 흉부, 상복부의 답답하고 열이있는 증상. 천식성 호흡시 땀 나는 증상, 입 마르고 갈증 나는 증상, 냄새나는 설사 등

■ 다른 병에 활용해도 될까?

구강염, 눈이 붉고 부은 통증, 급성장염, 세균성 이질, 아메바 이질, 소아마비증, 위장형 감기 등에도 사용할 수 있다.

■ 주의해야 할 사항은?

허한형 설사자는 복용해서는 안 된다.

의사 처방 후 사용해야 한다.

| 약초의 효능과 성미 |

황련 염증을 감소시키는 데 도움을 주며 관절염에 좋다. 맛은 쓰다. 성질은 차다. 심경, 간경, 위경, 대장경에 귀경한다.

갈근 땀이 약간 나는 것과 가슴의 답답함과 갈증을 없애는 효능이 있다. 맛은 맵고 달다. 성질은 약간 차다. 비경, 위경에 귀경한다.

감초 기와 혈을 길러주며 비를 보하고 기를 길러 정신을 편안하게 한다. 맛은 달고, 성질은 평하다. 심경, 폐경, 비경, 위경에 귀경한다.

황금 체내에 열이 과다하게 쌓여서 일어나는 안구충혈과 동통을 제거한다. 맛은 쓰다. 성질은 차다.

한방용어사전

• 누정(漏精) : 유정遺精과 같은 뜻으로 쓰이며 정액이 저절로 나오는 병증.
• 누출(淚出) : 눈에 이상이 생겨 병적으로 눈물을 흘림.
• 뉵혈 : 코피.
• 늑막염(肋膜炎) : 여러 가지 요인에 의해 생기는 늑막의 염증성 질환.

몸에 열이 나고 땀은 없으면서 머리와 온 몸이 아프며 목덜미와 등이 땅기고 토하기도 하며 배가 아픈 데 쓴다.

오적산 [五積散]

고적출처 : 태평혜민화제국방

준비할 약재

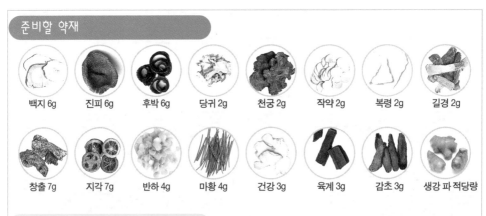

백지 6g	진피 6g	후박 6g	당귀 2g	천궁 2g	작약 2g	복령 2g	길경 2g
창출 7g	지각 7g	반하 4g	마황 4g	건강 3g	육계 3g	감초 3g	생강 파 적당량

| 이렇게 만들어요 |

• 위의 약을 1첩으로 하여 물에 달여서 먹는다.

• 혹은 백지와 계피를 뺀 나머지 약들을 거칠게 가루 내어 약한 불로 덖은 다음 계피와 백지를 넣고 다시 아주 곱게 가루 낸다.

• 한 번에 4~6g씩 하루 3번 생강 달인 물로 먹는다.

■ 어느 곳에 좋을까?

표증을 땀을 내서 제거한다. 속을 따뜻하게 하여 한기를 풀어준다. 적체된 것을 풀어준다.

■ 어느 곳을 치료할까?

외감상한, 외감풍한, 내상생냉을 치료한다.

■ 주요증상은 무엇일까?

몸에 열이 나고 땀이 나지 않는 두통, 전신통, 목과 등의 뻣뻣함, 명치 부분의 팽만감, 답답함, 식욕감퇴, 구토 복통, 갑자기 추웠다 더웠다 하는 증상, 생리불순 등 급, 만성 위염, 위십이지장 궤양, 과산성 위염, 좌골신경통, 노인의 감기 등에 쓸 수 있다.

■ 다른 병에 활용해도 될까?

감기, 급성위장염, 위경련, 이질, 위하수, 생리통, 생리불순.

■ 주의해야 할 사항은?

특별한 것은 없으나 의사 처방 후에 사용하도록 한다.

| 약초의 효능과 성미 |

당귀 강장약으로서 빈혈증, 복통, 월경불순 등의 증세 이용된다. 맛은 달고 맵다. 성질은 따뜻하다. 간경, 심경, 비경에 귀경한다.

건강 가슴과 배 부위가 냉기가 돌며 은은하게 통증이 있고 배가 차고 소화가 안 되며 구토, 설사를 하는 증상에 효과가 있다. 맛은 맵다. 성질은 열성이다.

생강 진저롤 성분이 혈액순환을 활성화하고 동맥경화나 고혈압을 예방한다. 맛은 맵다. 성질은 약간 따뜻하다. 폐경, 비경, 위경에 귀경한다.

백지 감기로 두통에 좋은 효능을 나타내며 치통에도 활용된다. 맛은 맵다. 성질은 따뜻하다. 폐경, 위경에 귀경한다.

작약 월경을 고르게 하며 땀을 멈추게 하고 방광과 대소장을 이롭게 한다. 맛은 시고 쓰다. 성질은 약간 차다. 간경 비경에 귀경한다.

지각 가슴이나 복부가 그득한 증상을 치료한다. 맛은 쓰고 맵다. 성질은 약간 차다. 비경, 위경, 대장경에 귀경한다.

후박 습을 조절하고 창만을 흩어버리고 기를 순환시키는 효능이 있다. 맛은 쓰고 맵다. 성질은 따뜻하다. 비경, 위경, 폐경, 대장경에 귀경한다.

창출 위장을 튼튼하게 하고 비만을 방지한다. 맛은 맵고 쓰다. 성질은 따뜻하다. 비경, 위경에 귀경한다.

천궁 통증을 치료하고 월경통, 두통에 유효하다. 맛은 맵다. 성질은 따뜻하다. 간경, 담경, 심포경에 귀경한다.

마황 두통, 천식, 해수, 충혈, 어혈에 쓰인다. 맛은 맵고 약간 쓰다. 성질은 따뜻하다. 폐경, 방광경에 귀경한다.

총백 감기에 땀을 내고 복부냉통, 소화불량, 사지냉증에 사용한다. 맛은 맵다. 성질은 따뜻하다. 폐경, 위경에 귀경한다.

길경 가래가 있으면서 기침이 나며 숨이 찬 데 쓴다. 맛은 쓰고 맵다. 성질은 평하다. 폐경에 귀경한다.

반하 거담, 진해 등의 효능과 설사에 사용한다. 맛은 맵다. 성질은 따뜻하다. 독이 있다. 비경, 위경, 폐경에 귀경한다.

감초 기와 혈을 길러주며 비를 보하고 기를 길러 정신을 편안하게 한다. 맛은 달고, 성질은 평하다. 심경, 폐경, 비경, 위경에 귀경한다.

육계 원기를 보하고 비위를 따뜻하게 하며 혈액순환을 촉진 시킨다. 맛은 달고 맵다. 성질은 아주 열성이다. 신경, 비경, 심경, 간경에 귀경한다.

진피 열을 내리고 습을 말리는 효능이 있어 천식에 쓰이며 진해거담 작용을 한다. 맛은 쓰고 맵다. 성질은 따뜻하다. 비경 폐경에 귀경한다.

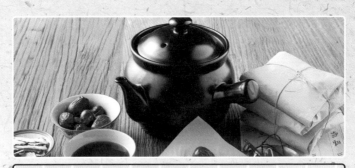

사하제

대변이 적체된 것을 잘 통하게 하는 약이다. 통변, 장 위의적체, 실열을 쓸어 내려주고 체내 특정 부위에 쌓여있는 체액과 한기를 빼내주며 안의 실증을 치료하는 방제이다.

*안에 열이 적체 되있는 실증을 찬성질의 약제로 치료한다.

*안에 찬기운이 적체되어 있는 실증을 따뜻한 성질의 약제로 치료한다.

*장이 건조하고 진액이 고갈된 변비를 보음하고 기름기 있고 윤활작용을 하는 약제로 치료한다.

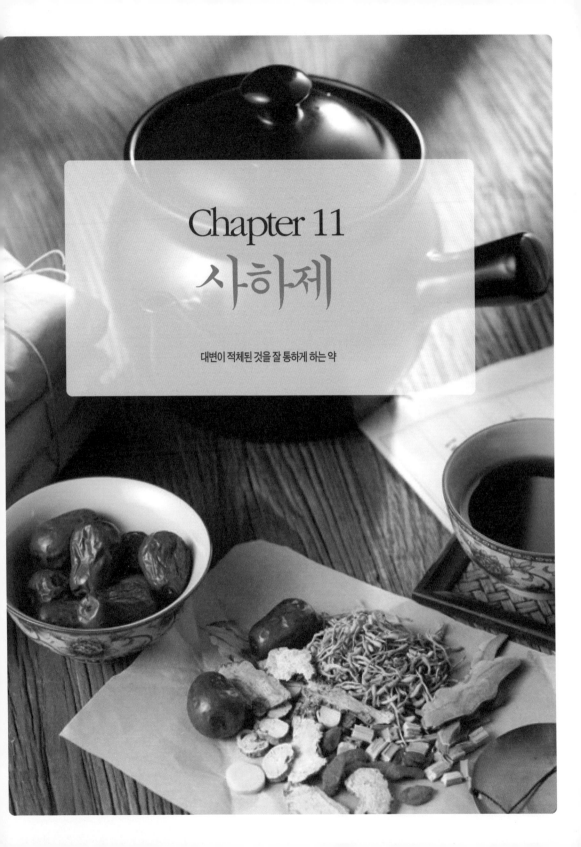

Chapter 11
사하제

대변이 적체된 것을 잘 통하게 하는 약

열이 몹시 나고 배가 더부룩하게 불러오며 단단하고 아프면서 심하면 헛소리를 하며 대변을 누지 못하는 데 쓴다.

대승기탕 [大承氣湯]

고적출처 : 상한론

준비할 약재

대황 16g   후박 8g   지실 8g   망초 8g

이렇게 만들어요

• 먼저 지실과 후박을 물에 달여서 절반으로 줄면 다시 대황을 넣고 달이며 나중에 망초를 넣고 녹인 다음 따뜻하게 해서 먹는다.

■ 어느 곳에 좋을까?

체내 열을 제거하여 적체를 해소함.

■ 어느 곳을 치료할까?

평소에 위장에 열이 있거나 진액이 부족한 사람에게서 생긴다. 배가 불어나 그득하고 조열이 있으며 헛소리를 하고 소변이 벌거며 대변을 보지 못하는 증상.

■ 주요증상은 무엇일까?

열성 변비, 배가 더부룩한 통증, 가슴속에 열이 나고 답답하고 손을 움직이며 중얼거림이나 열이 뭉쳐 흐르는 현상도 개선할 수 있다.

■ 다른 병에 활용해도 될까?

이질성 물 설사, 독한냄새, 배꼽부위 복부통증, 만지면 딱딱한 덩어리가 있다. 또한 발광자도 치료한다.

■ 주의해야 할 사항은?

임신부, 허한증, 허약자는 복용금지.

마음대로 복용해서는 안 되며 의사 처방 후 사용해야 한다.

|약초의 효능과 성미|

 지실 기를 잘 통하게 하고 비를 흩어지게 하며 담적을 없애는 효능을 가진 약재이다. 맛은 쓰고 맵다. 성질은 약간 차다. 비경, 위경, 대장경에 귀경한다.

 대황 설사, 어혈, 변비, 옹종 증세에 이용된다. 맛은 쓰다. 성질은 차다. 비경, 위경, 대장경, 간경, 심포경에 귀경한다.

 망초 사하, 이뇨약으로서 만성변비, 만성 소화불량에 응용한다. 맛은 쓰고 짜다. 성질은 차다. 폐경, 위경, 대장경에 귀경한다.

 후박 습을 조절하고 창만을 흩어버리고 기를 순환시키는 효능이 있다. 맛은 쓰고 맵다. 성질은 따뜻하다. 비경, 위경, 폐경, 대장경에 귀경한다.

 한방용어사전

- 다몽(多夢) : 깊게 잠들지 못하고 뒤척이며 갖가지 꿈을 많이 꾸는 병증.
- 단기(短氣) : 기가 짧아서 서로 접속되지 않는 증세.
- 단기천핍(短氣喘乏) : 호흡이 가쁘며 숨이 차고 천식을 함.

사하제

대변이 적체된 것을 잘 통하게 하는 원인다

263

열이 나고 헛소리를 하며 가슴과 배가 그득하고 단단하며 대변이 잘 나오지 않는 데 쓴다.

소승기탕 [小承氣湯]

고적출처 : 상한론

준비할 약재

대황 16g

후박 6g

지실 6g

| 이렇게 만들어요 |

• 약제에 적당량의 물을 부어 달여서, 아침, 저녁으로 식후에 복용한다.
• 대황을 뺀 약제를 먼저 달이고 나중에 대황을 넣어 약간 달인다 그러면 더 강한 하제의 효과를 볼수 있다.

■ 어느 곳에 좋을까?

기의 통행을 순조롭게 한다. 장부의 실증을 풀어준다. 체내 열사가 뭉쳐 있는 것을 쏟아 내려 보낸다.

■ 어느 곳을 치료할까?

변비, 상복부의 더부룩한 팽만감, 혼자 중얼거림, 열나고 초기 이질, 팽만감 있는 복통, 변은 급한데 잘나오지 않는 증상.

■ 다른 병에 활용해도 될까?

더부룩하고, 가득찬 느낌, 실증, 건조증상의 불명확한 양명 부 실증, 장 경색, 장 마비, 담도계통 질병 등

■ 주의해야 할 사항은?

나이가 많아 혈액이 건조하거나, 산후 혈액이 부족하거나, 큰병치레 후 진액이 부족한 자는 함부로 복용 하지 않는다.

의사 처방 후 사용해야 한다.

| 약초의 효능과 성미 |

지실 기를 잘 통하게 하고 비를 흩어지게 하며 담적을 없애는 효능을 가진 약재이다. 맛은 쓰고 맵다. 성질은 약간 차다. 비경, 위경, 대장경에 귀경한다.

후박 습을 조절하고 창만을 흩어버리고 기를 순환시키는 효능이 있다. 맛은 쓰고 맵다. 성질은 따뜻하다. 비경, 위경, 폐경, 대장경에 귀경한다.

대황 설사, 어혈, 변비, 옹종 증세에 이용된다. 맛은 쓰다. 성질은 차다. 비경, 위경, 대장경, 간경, 심포경에 귀경한다.

한방용어사전

• 단독(丹毒) : 피부의 헌데나 다친 곳으로 세균이 들어가 열이 나고 얼굴이 붉어지며 붓게 되어 종창腫脹, 동통疼痛을 일으키는 전염병.
• 단방(單方) : 한 가지 약재로 치료하는 것.
• 단복(單服) : 한 가지 약재만을 끓여 복용함.

음한이 몰려서 배가 아프면서 변비가 있고 때로 한쪽 옆구리가 아프며 열이 나는 데 쓴다.

대황부자탕

고적출처 : 금궤요략

준비할 약재

대황 9g   포부자 9g   세신 3g

| 이렇게 만들어요 |

• 약제에 적당량의 물을 부어 달여서, 아침, 점심, 저녁으로 식후에 복용한다.
• 대황을 뺀 약제를 먼저 달이고 나중에 대황을 넣어 약간 달인다. 그러면 더 강한 하제의 효과를 볼 수 있다.

■ 어느 곳에 좋을까?

체내의 장부를 따뜻하게 해주고, 풍한을 제거한다. 차가운 사기의 적체로 인한 변비를 통하게 하고, 통증을 그치게 한다.

■ 어느 곳을 치료할까?

차가운 성질의 복통, 변비성 복통, 옆구리 통증, 신체발열, 수족냉증 등

■ 다른 병에 활용해도 될까?

좌골신경통, 담석증 등에 쓸 수 있다.

■ 주의해야 할 사항은?

체내에 냉하고 차가운 기운이 적체된 사람만이 복용할 수 있다.

의사 처방 후 사용해야 한다.

|약초의 효능과 성미|

포부자 부자를 물에 불려 잿불에 묻어 구운 것으로 부자는 신장의 양기를 보하며 강심작용이 있다. 맛은 맵다. 성질은 열성이다.

세신 머리가 아프고 코가 막히고 열이 나며 가래, 기침이 나고 숨이 찰 때 쓴다. 맛은 맵다. 성질은 따뜻하다.

대황 설사, 어혈, 변비, 옹종 증세에 이용된다. 맛은 쓰다. 성질은 차다. 비경, 위경, 대장경, 간경, 심포경에 귀경한다.

한방용어사전

• 담(痰) : 가래 또는 결리고 아픈 증상.
• 담겁(膽怯) : 두려워 감히 사람을 쳐다보지도 못하는 증상.
• 담괴(痰塊) : 피부 밑에 담으로 인해 멍울이 생긴 것.

진액 부족으로 변이 굳은 데 쓴다. 허약자, 노인, 해산 뒤, 병이 나은 뒤 변비가 있는데 쓸 수 있다.

오인환 [五仁丸]

고적출처 : 세의득효방

준비할 약재

| 도인 15g | 행인 15g | 백자인 9g | 송자인 5g | 욱이인 5g | 진피 15g |

| 이렇게 만들어요 |

• 위의 약을 고약처럼 잘 짓찧어 진피를 가루 내어 넣고 고루 섞은 다음 꿀을 첨가하여 직경 6~8mm의 환으로 만들어 매식 전 30분에 약 12g을 먹는다.

• 약제에 적당량의 물을 부어 달여서, 아침, 저녁으로 식후에 복용한다.

■ 어느 곳에 좋을까?

장을 윤활하게 하여 변을 잘 통하게 한다.

■ 어느 곳을 치료할까?

대변이 마르고 뭉쳐 잘 나오지 않는 증상, 노인성 혹은 산후 혈액 부족으로 인한 변비 증상.

■ 다른 병에 활용해도 될까?

노인성 변비, 산후변비, 습관성 변비, 치질성 변비 등에 사용한다.

■ 주의해야 할 사항은?

임산부에 사용은 주의를 해야 한다.

의사 처방 후에 사용하도록 한다.

| 약초의 효능과 성미 |

백자인 오랫동안 복용하면 안색이 좋아지고 늙지도 않으며 몸이 가벼워져서 수명이 늘어난다. 맛은 달다. 성질은 평하다. 심경, 신경, 대장경에 귀경한다.

진피 열을 내리고 습을 말리는 효능이 있어 천식에 쓰이며 진해거담 작용을 한다. 맛은 쓰고 맵다. 성질은 따뜻하다. 비경 폐경에 귀경한다.

도인 하복부의 만통, 방광축혈, 경폐징가, 혈조변비, 장옹 등 증상에 응용한다. 맛은 쓰다. 성질은 평하다. 심경, 간경, 폐경, 대장경에 귀경한다.

행인(살구씨) 각종 해소, 천식, 기관지염, 인후염, 암종 등에 사용한다. 맛은 쓰고 성질은 약간 따뜻하며 약간의 독이 있다.

송자인 자양강장, 생진약으로서 풍비, 두현, 조해, 토혈, 변비 등 증상에 응용한다. 맛은 달다. 성질은 따뜻하다. 간경, 폐경, 대장경에 귀경한다.

울이인 통변, 소변불이, 수종복만, 이수소종, 각기부종에 사용한다. 맛은 맵고 달다. 성질은 평하다. 비경, 대장경, 소장경에 귀경한다.

한방용어사전

• 담궐(痰厥) : 몸 내부에 노폐물이 쌓여 배설되지 못하여 생기는 궐증.
• 담낭염(膽囊炎) : 쓸개에 생기는 염증.
• 담다해수(痰多咳嗽) : 해수咳嗽에 담이 많이 나옴.

소변 잦고, 대변이 잘 나오지 않는 속변을 자주 누는 데 쓴다.

마자인환 [脾約丸]

고적출처 : 상한론

준비할 약재

후박 9g　　지실 9g　　대황 12g　　작약 9g　　화마인 20g　　행인 10g

| 이렇게 만들어요 |

• 6가지의 약을 분말을 만들어 꿀로 교반하여 직경6~8mm의 환으로 만들어 식후 1회9g 1일1~2회 복용한다.
• 또는 약제에 적당량의 물을 부어 달여서, 아침, 저녁으로 식후에 복용한다.

■ 어느 곳에 좋을까?

장을 윤활하게 하고, 열을 내보내며, 기를 잘 흐르게 하여 변을 잘 통하게 한다.

■ 어느 곳을 치료할까?

위장 열이 많아서 오는 진액부족, 변비, 소변을 자주 보고 양이 적을 때, 상복부의 팽만감 있는 통증 등

■ 주요증상은 무엇일까?

위, 장에 사열이 있어 대변이 굳고 허약자나 노인의 습관성 변비, 야뇨증, 빈뇨, 위축신, 치질

때에 변이 굳은 데 쓸 수 있다.

■ 다른 병에 활용해도 될까?

습관성 변비, 노인성 또는 산후 건준비할 약재 변비, 치질 수술 후 변비 등

■ 주의해야 할 사항은?

허약체질 노인의 진액 부족이나 혈액 부족자는 장기간 복용을 금하며, 임산부에 사용은 주의해야 한다.

의사 처방 후 사용해야 한다.

| 약초의 효능과 성미 |

 화마인 건조한 것을 촉촉하게 해주고 활장, 혈액순환을 촉진시키는 효능이 있다. 맛은 달다. 성질은 평하다. 비경, 위경, 대장경에 귀경한다.

 대황 설사, 어혈, 변비, 옹종 증세에 이용된다. 맛은 쓰다. 성질은 차다. 비경, 위경, 대장경, 간경, 심포경에 귀경한다.

 지실 기를 잘 통하게 하고 비를 흩어지게 하며 담적을 없애는 효능을 가진 약재이다. 맛은 쓰고 맵다. 성질은 약간 차다..

 행인(살구씨) 각종 해소, 천식, 기관지염, 인후염, 암종 등에 사용한다. 맛은 쓰고 성질은 약간 따뜻하며 약간의 독이 있다.

 작약 월경을 고르게 하며 땀을 멈추게 하고 방광과 대소장을 이롭게 한다. 맛은 시고 쓰다. 성질은 약간 차다. 간경 비경에 귀경한다.

 후박 습을 조절하고 창만을 흩어버리고 기를 순환시키는 효능이 있다. 맛은 쓰고 맵다. 성질은 따뜻하다. 비경, 위경, 폐경, 대장경에 귀경한다.

 한방용어사전

• 담다해천(痰多咳喘) : 해수咳嗽와 천식시 가래가 많이 섞여 나옴.
• 담마진(蕁麻疹) : 두드러기. 가려움을 수반하는 진피상층의 국한성 부종.
• 담미심규(痰迷心竅) : 담이 심규心竅를 막아 정신착란이 있으며 얼이 빠져 눈이 멍하고 심하면 졸도하여 인사불성이 되며, 목구멍에서 가래 끓는 소리가 나는 등의 증상이 생김.

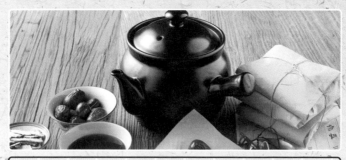

고섭제

수렴하고 고섭하는 약물로 기, 혈, 정, 진액 중에 흐트러지고 풀어진 것을 치료하는 방제를
통칭하여 고섭제라 한다.

*신체허약, 위기(피부)가 고섭하지 못하고 음액(신체내의 각종 자양의 물질)을 지키지 못함
등으로 인한 자한(낮에 땀), 도한(수면중 땀)을 치료한다.
*신장허약, 저장 기능 조절 이상의 유정, 활사(설사가 밤낮으로 나옴), 신기부족, 방광 괄약근
이상의 빈뇨, 유정 등증상을 치료한다.
*부정자궁출혈과 자궁혈루이나 대하증을 멎게 한다는 뜻으로도 쓰인다.

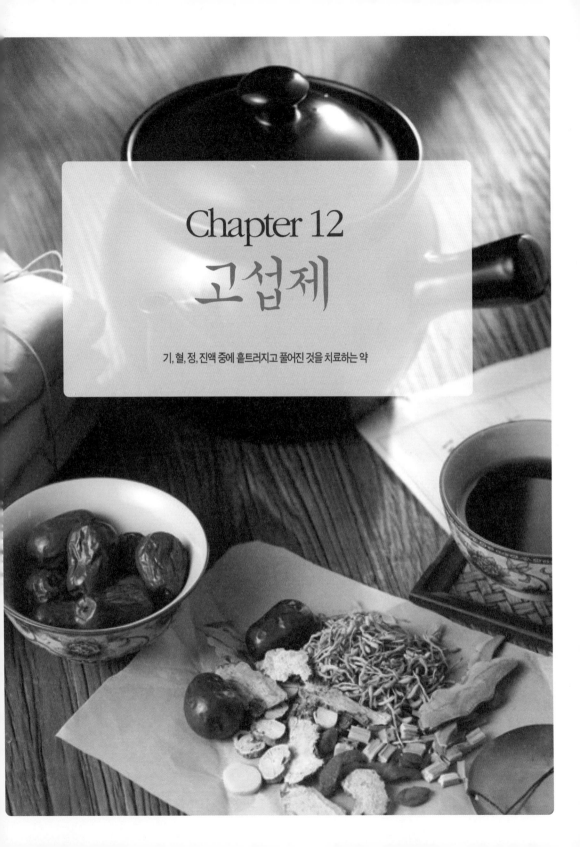

Chapter 12
고섭제

기, 혈, 정, 진액 중에 흩트러지고 풀어진 것을 치료하는 약표가 허하여 저절로 땀이 많이 나는 데 쓴다.

옥병풍산[玉屏風散]

고적출처 : 의방유취

준비할 약재

황기 4.8g   방풍 4.8g   백출 10g

| 이렇게 만들어요 |

• 위의 약을 1첩으로 하여 약제에 대추 1개를 첨가하여 적당량의 물을 부어 달여서, 아침, 저녁으로 식후 30분에 복용한다.

■ 어느 곳에 좋을까?

기를 보하고, 땀을 그치게 한다.

■ 어느 곳을 치료할까?

표허자한(영기와 위기가 서로 순접해서 조화하지 못해 주리의 열고 닫히는 것)의 현상을 치료한다.

■ 주요증상은 무엇일까?

얼굴색이 창백하고, 땀을 배출하며 바람 쐬는 것을 싫어한다. 체력이 허약해 쉽게 감기에 걸

림등

■ 다른 병에 활용해도 될까?

몸이 허약하여 감기에 자주 걸리는 데 자율 신경 부조화증 등에 쓸 수 있다.

■ 주의해야 할 사항은?

특별한 것은 없으나 의사 처방 후에 사용하도록 한다.

| 약초의 효능과 성미 |

백출 건위, 이뇨제로 설사, 부종, 소변불리, 불안 등 증세에 이용된다. 맛은 달고 쓰다. 성질은 약간 따뜻하다. 비경, 위경에 귀경한다.

방풍
방풍은 땀을 나게 하고 열을 내려주며 진통시키는 작용을 한다. 맛은 맵고 달다. 성질은 약간 따뜻하다.

황기 지한, 이뇨, 강장약으로서 자한, 빈혈, 소변불리 증세에 이용된다. 맛은 달다. 성질은 약간 따뜻하다. 폐경, 비경에 귀경한다.

한방용어사전

담벽(痰癖) : 수음水飮으로 인하여 생성된 담이 가슴과 옆구리에 고임으로써 발생하는 벽병癖病.
담연(痰涎) : 가래침.
담열(痰熱) : 담병痰病의 하나. 담과 사열邪熱이 겹쳐 일어나는 병리현상 또는 그로 인해 나타나는 증상.

신기부족으로. 유정이 있으면서 허리가 아프고 팔다리에 힘이 없으며
귀에서 소리가 나는 데 쓴다.

금쇄고정환

고적출처 : 의방집해

준비할 약재

검실 12g   연수 12g   모려 10g   용골 10g   자질여 12g

| 이렇게 만들어요 |

• 위의 약을 가루 내어 연자가루를 넣어서 쑨 풀에 반죽하여 환약을 만든다. 한 번에 8~12g씩 연한 소금물로 먹는다.
• 약제에 적당량의 물을 부어 달여서, 아침, 저녁으로 식후 30분에 복용한다.

■ 어느 곳에 좋을까?

신장을 보한다. 수렴하고 고섭 하여 유정을 막는다.

■ 어느 곳을 치료할까?

신장 허해 정액이 마른 경우, 정액이 저절로 흘러나옴, 정신이 피로하고 고달픔, 사지가 시고
약하며 힘이 없음, 허리가 시고 통증, 이명, 어지럽고 눈이 침침한 증상 등

■ 다른 병에 활용해도 될까?

만성 전립선염에 쓸 수 있다.

■ 주의해야 할 사항은?

심장 간장에 열이 너무 왕성하거나, 하초에 습열이 많아 생긴 유정, 대하증 환자는 복용하지
말아야 한다. 의사 처방 후에 사용하도록 한다.

| 약초의 효능과 성미 |

연수
맛은 달고 떫다. 성질은 평하다. 신경, 심경에 귀경한다.

검실 양강장, 진통약으로서 통풍, 요슬관절통, 유정대
탁, 소변실금, 대변설사, 대하 등 증상에 응용한다. 맛은
달고 떫다. 성질은 평하다.

모려 제산, 지갈, 지한, 진정약으로서 골증, 유정, 붕대,
자한, 도한, 위산과다증 등에 응용한다. 맛은 짜다. 성질
은 약간 차다.

용골 진정, 수렴, 고정약으로서 경간유정, 붕루대하,
자한, 사리 등 증상에 응용한다. 맛은 달고 떫다. 성질은
약간 차다.

자질여
맛은 달다. 성질은 따뜻하다. 간경, 신경에 귀경한다.

한방용어사전

담울(痰鬱) : 물질대사가 되지 않아 국소 부위에 담이 몰려 생김.
담음(痰飮) : 사음四飮의 하나, 위장 내 물이 머물러 출렁출렁 소리가 나는 병증.
담음내정(痰飮內停) : 담음痰飮이 체내에 정체되어 있는 것으로 꾸룩꾸룩 소리가 나기도 하며, 가래가 많아지고 냄새나는 트림을 하는 등의 증상을 보이는 병증.

비위허약으로 얼굴빛이 희누르스름하고 손발이 차며 식욕이 부진하고 설사를 하며 백대하가 많이 흐르는 데 쓴다.

완대탕 [完帶湯]

고적출처 : 전청주녀과

준비할 약재

백출 30g

진피 1.5g

산약 30g

작약 15g

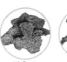
창출 9g

시호 2g

차전자 9g

인삼 6g

형개 1.5g

감초 3g

| 이렇게 만들어요 |

• 위의 약을 1첩으로 하여 약제에 적당량의 물을 부어 달여서, 아침, 저녁으로 식후 30분에 복용한다.

■ 어느 곳에 좋을까?

비위를 튼튼히 하고, 간기를 풀어준다. 습을 풀어 없애고 대하증을 그치게 한다.

■ 어느 곳을 치료할까?

비장허약 간기울체, 습이 신장 방광에 쌓여있는 현상을 치료한다.

■ 주요증상은 무엇일까?

대하 양이 많고 흰색 증세, 묽고 맑으며 냄새 없음, 안면 창백, 정신피로, 설사 등

■ 다른 병에 활용해도 될까?

만성 자궁염으로 인한 대하의양이 많고 흰색인 증상, 두통과 어지러움, 생리불순, 임신수종, 임균성 대하 등에 사용한다.

■ 주의해야 할 사항은?

간이 울체되고 열이 나고, 습 열이 신장 방광에 쌓여있는 환자는 복용을 금한다.

의사 처방 후에 사용하도록 한다.

| 약초의 효능과 성미 |

 차전자 이뇨, 소염, 지사약으로서 소변 불리, 대하, 노혈, 서습 사리, 해수 다담, 습비등 증상에 응용한다. 맛은 달다. 성질은 차다. 간경, 신경, 폐경에 귀경한다.

 시호 해열이나 진통, 소염, 귀울음, 황달 등에 효과가 있다. 맛은 맵고 쓰다. 성질은 약간 차다. 간경 담경에 귀경한다.

 감초 기와 혈을 길러주며 비를 보하고 기를 길러 정신을 편안하게 한다. 맛은 달고, 성질은 평하다. 심경, 폐경, 비경, 위경에 귀경한다.

 작약 월경을 고르게 하며 땀을 멈추게 하고 방광과 대소장을 이롭게 한다. 맛은 시고 쓰다. 성질은 약간 차다. 간경 비경에 귀경한다.

 인삼 강장, 강심, 병약자의 식욕부진 등에도 응용된다. 맛은 달고 약간 쓰다. 성질은 약간 따뜻하다. 비경, 담경, 폐경에 귀경한다.

 형개 표사를 발산시키고 풍을 제거하고 혈을 조절하는 효능이 있다. 맛은 쓰고 맵다. 성질은 따뜻하다. 폐경, 간경에 귀경한다.

 진피 열을 내리고 습을 말리는 효능이 있어 천식에 쓰이며 진해거담 작용을 한다. 맛은 쓰고 맵다. 성질은 따뜻하다. 비경 폐경에 귀경한다.

 산약 자양강장, 거담, 지사제로서 소갈, 허로해수, 유정, 대하, 소변빈수 등 증세에 이용된다. 맛은 달다. 성질은 평하다. 비경, 폐경, 신경에 귀경한다.

 창출 위장을 튼튼하게 하고 비만을 방지한다. 맛은 맵고 쓰다. 성질은 따뜻하다. 비경, 위경에 귀경한다.

 백출 설사, 수음, 담음, 소변불리, 불안 등 증세에 이용된다. 맛은 달고 쓰다. 성질은 약간 따뜻하다. 비경, 위경에 귀경한다.

 한방용어사전

담음습다(痰飮濕多) : 위산과다 또는 담음痰飮으로 인해 체내에 습기나 수분이 많아지는 증상.
담저기체(痰沮氣滯) : 담이 혈맥을 막아 기의 순환이 막힘.
담조(痰稠) : 담(가래)이 몹시 찐득찐득하고 걸쭉해진 병증.

유대환

고적출처 : 사학정집방

준비할 약재

당귀 9g   천궁 4.5g   고량강 6g   황백 6g   숙지황 9g   작약 9g   춘근피 27g

| 이렇게 만들어요 |

• 약제를 가루 내어 환제로 만든 다음 하루 9g씩 복용한다.
• 달임약은 약제에 적당량의 물을 부어 달여서, 아침, 저녁으로 식후 30분에 복용한다.

■ 어느 곳에 좋을까?

열을 내려주고 습을 말린다. 대하증을 잡아준다. 혈액을 보하며 생리를 잘 조절해준다.

■ 어느 곳을 치료할까?

여성들의 혈액부족이나 음액의 마름, 하초의 습열 현상을 치료한다.

■ 주요증상은 무엇일까?

대하량이 많음, 색은 백색 또는 홍색, 냄새는 비린내와 같이 독하다. 소변은 황적색, 이며 소변볼 시 찌르는 통증감 등

280

■ 다른 병에 활용해도 될까?

대하가 색이 황색 또는 적백색, 끈적끈적하고 비린 지독한 냄새, 음부의 가려움, 기능성 자궁
출혈, 생리불순, 빈혈 등에 사용한다

■ 주의해야 할 사항은?

특별한 것은 없으나 의사 처방 후에 사용하도록 한다.

| 약초의 효능과 성미 |

 숙지황 간신을 자양하고 보익하며 혈을 기르고 허를 보하며 골수를 메우는 효능을 가진 약재이다. 맛은 달다. 성질은 약간 따뜻하다.

 당귀 강장약으로서 빈혈증, 복통, 월경불순 등의 증세 이용된다. 맛은 달고 맵다. 성질은 따뜻하다. 간경, 심경, 비경에 귀경한다.

 작약 월경을 고르게 하며 땀을 멈추게 하고 방광과 대소장을 이롭게 한다. 맛은 시고 쓰다. 성질은 약간 차다. 간경 비경에 귀경한다.

 황백 위장염, 복통, 황달, 설사, 대하, 변혈 등 증세에 이용된다. 맛은 쓰다. 성질은 차다. 신경, 방광경, 담경에 귀경한다.

 천궁 통증을 치료하고 월경통, 두통에 유효하다. 맛은 맵다. 성질은 따뜻하다. 간경, 담경, 심포경에 귀경한다.

 춘근피 지사, 지혈, 수삽지대, 청열조습의 효능이 있다. 맛은 쓰고 떫다. 성질은 조금 차다. 수, 족, 양명경, 혈분에 귀경한다.

 고량강 방향성건위, 진통, 구풍제로서 완복냉통, 비위중한, 구토, 식체 등 증세에 이용된다. 맛은 맵다. 성질은 열성이다. 비경, 위경에 귀경한다.

 한방용어사전

담종(痰腫) : 담이 한군데로 몰려서 생기는 종기.
담중체혈(痰中滯血) : 가래에 피가 섞여 있음.
담탁(痰濁) : 담습痰濕은 더럽고 탁한 사邪이므로 담탁痰濁이라 함.

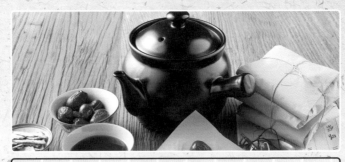

치풍제

간양기가 치밀어 오르거나 간에 잠재한 내풍이 동하는 것을 치료하는 약으로 약성이 맵고 외풍을 풀어주는 약과 내풍을 씻어주고 경련을 멈추게 하는 약으로 이렇게 외풍을 풀어 없 애거나, 내풍을 가라앉혀주는 방제를 통칭하여 치풍제라 한다.

풍병은 외풍과 내풍으로 구분한다. 외풍은 풍사가 외부로부터 체내로 침입된 것을 말하며 주로 피부표면, 경락, 근육(살), 근골, 관절 등 부위로 풀어 흐트러지게 하는 방법으로 치료한 다. 내풍은 장부기능 상실로 인한 것이며 예를 들면 간 신장의 음액이 부족하여 상충 된 것 이 뇌에까지 영향을 끼쳐 어지럼, 두통, 목부분 강직, 사지 마비, 전신 떨림 등의 증상과 출혈, 빈혈 혹은 간혈부족으로 풍이 생겨난 것과 진액이 부족하여 건조하고 열증 현상의 어지러 움, 머리를 흔들리는 것, 떨리는 증세 등을 가라앉히고 안정시키는 방법으로 치료한다.

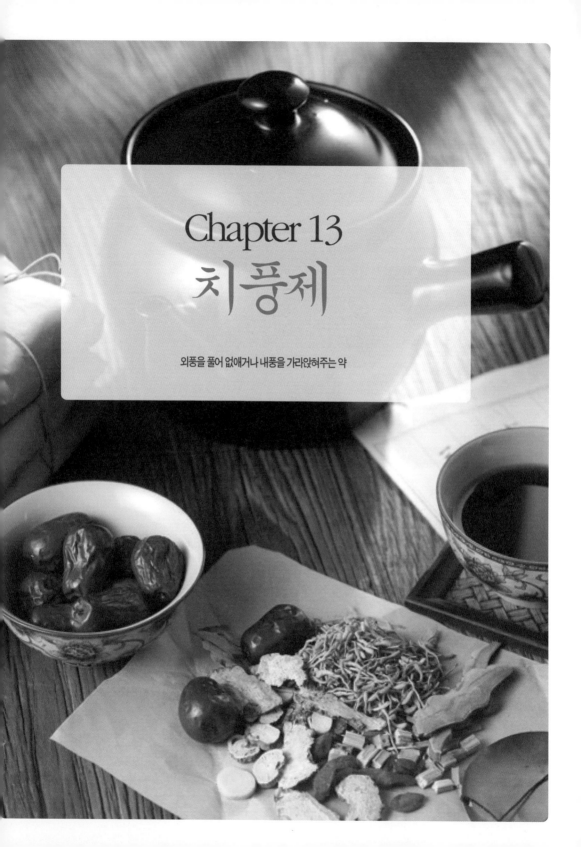

Chapter 13
치풍제

외풍을 풀어 없애거나 내풍을 가라앉혀주는 약

간음과 신음이 부족하거나 풍습사로 허리와 다리, 무릎의 근육이 땅기고 아프며 힘이 없고 차며 저린 데 쓴다.

독활기생탕

고적출처 : 비급천금요방

준비할 약재

 독활 9g
 당귀 6g
 두충 6g
 천궁 6g
 진교 6g
 작약 6g
 방풍 6g
 계심 6g

 인삼 6g
 상기생 6g
 세신 6g
 우슬 6g
 감초 6g
 복령 6g
 생지황 6g

| 이렇게 만들어요 |

• 위의 약을 1첩으로 하여 약제에 적당량의 물을 부어 달여서, 아침, 점심, 저녁으로 식후 30분에 복용한다.

■ 어느 곳에 좋을까?

풍사와 습을 제거한다. 마비 통증을 그치게 한다. 기혈을 보하고, 간장 신장을 보한다.

■ 어느 곳을 치료할까?

풍한습으로 인한 마비, 간장 신장 허약, 기혈 부족의 현상을 치료한다.

■ 주요증상은 무엇일까?

허리 무릎 통증, 시린 통증 또는 마비되어 감각이 없는 것, 다리 펴고 굽힐 때 의 통증, 추위를 타는 증세, 따뜻한 것을 좋아함, 가슴이 뛰고 두근거림, 숨을 짧게 쉼 등

■ 다른 병에 활용해도 될까?

임신부의 허리, 배, 등이 시린 데, 해산 후에 배가 몹시 아프고 팔다리가 오그라들며 저리고 힘이 없는데 쓴다. 다발성 신경염, 류머티스성 관절염, 위축성 각기 등 때 쓸 수 있다.

■ 주의해야 할 사항은?

습열성 관절통증, 고혈압환자, 임신부는 복용을 금한다.

의사 처방 후에 사용하도록 한다.

| 약초의 효능과 성미 |

두충 구충, 진통, 수렴제로서 심복통, 산기, 충적, 복통 증세에 이용한다. 맛은 달다. 성질은 따뜻하다. 간경, 신경에 귀경한다.

방풍
방풍은 땀을 나게 하고 열을 내려주며 진통시키는 작용을 한다. 맛은 맵고 달다. 성질은 약간 따뜻하다.

상기생
맛은 쓰다. 성질은 평하다. 간경, 신경에 귀경한다.

천궁
통증을 치료하고 월경통, 두통에 유효하다. 맛은 맵다. 성질은 따뜻하다. 간경, 담경, 심포경에 귀경한다.

독활 풍을 제거하고 땀을 나게 하는 효능이 있다. 맛은 쓰고 맵다. 성질은 약간 따뜻하다. 간경, 신경, 방광경에 귀경한다.

작약 월경을 고르게 하며 땀을 멈추게 하고 방광과 대소장을 이롭게 한다. 맛은 시고 쓰다. 성질은 약간 차다. 간경 비경에 귀경한다.

세신
머리가 아프고 코가 막히고 열이 나며 가래, 기침이 나고 숨이 찰때 쓴다. 맛은 맵다. 성질은 따뜻하다.

생지황 몸의 열을 내리고 진정시켜주고 혈액순환 개선, 혈당 조절 효능을 지니고 있다. 성질은 차다. 심경, 간경, 신경에 귀경한다.

계심
보양활혈 의 효능이 있다. 맛은 쓰고 맵다. 성질은 따뜻하다. 심경에 귀경한다.

진교 축사(사인)의 씨. 비위의 기가 소통되지 않거나 구토, 설사 또는 소화불량에 쓴다. 맛은 쓰고 맵다. 성질은 약간 차다. 위경, 간경, 담경에 귀경한다.

인삼 강장, 강심, 병약자의 식욕부진 등에도 응용된다. 맛은 달고 약간 쓰다. 성질은 약간 따뜻하다. 비경, 담경, 폐경에 귀경한다.

감초 기와 혈을 길러주며 비를 보하고 기를 길러 정신을 편안하게 한다. 맛은 달고, 성질은 평하다. 심경, 폐경, 비경, 위경에 귀경한다.

복령
신장병, 방광염, 요도염에 이용한다. 맛은 달고 담백하다. 성질은 평하다. 심경 비경 신경에 귀경한다.

당귀 강장약으로서 빈혈증, 복통, 월경불순 등의 증세 이용된다. 맛은 달고 맵다. 성질은 따뜻하다. 간경, 심경, 비경에 귀경한다.

우슬 풍시를 몰아내고 습 수렴하며 월경을 통하게 하고 혈액순환을 촉진시키는 효능을 가진 약재이다. 맛은 쓰고 시다. 성질은 평하다.

통풍으로 근육이 당기고 관절이 아프며 움직이기 힘들어하는 데 쓴다.

소활락단(小活絡丹)

고적출처 : 태평혜민화제국방

준비할 약재

천남성 6g   구인 6g   유향 5g   몰약 5g   천오 6g   초오 6g

| 이렇게 만들어요 |

• 위의 약을 가루 내어 술을 넣어서 쑨 풀에 반죽하여 0.3g 되게 환약을 만든다. 한 번에 20~30환씩 데운 술로 빈속에 먹는다.
• 약제에 적당량의 물을 부어 달여서, 아침, 저녁으로 식후에 복용한다.

■ 어느 곳에 좋을까?

풍사와 습을 제거한다. 한사를 풀어주고, 동통을 풀어준다.

■ 어느 곳을 치료할까?

풍, 한, 습으로 인한 막힌 현상을 치료한다.

■ 주요증상은 무엇일까?

사지와 몸체 근맥의 굽으러 드는 통증, 추운 바람을 쐬면 더 심해지는 증세, 돌아다니는 통증, 치료 중인 오래된 중풍(중풍마비로 오랜 시간이 흐른 뒤), 습담 어혈이 경락을 막고 있는 중

상 등

■ 다른 병에 활용해도 될까?

류머티스성 관절염, 여러 가지 신경통, 외상성 관절염, 뇌출혈 후유증 등 때 쓸 수 있다.

■ 주의해야 할 사항은?

임신부는 복용을 금한다.

의사 처방 후에 사용하도록 한다.

| 약초의 효능과 성미 |

몰약 건위, 통경, 흥분, 살균, 진통약으로서, 종통, 경폐, 산후 어혈, 복통, 옹저, 징가 등 증상에 응용한다. 맛은 쓰다. 성질은 평하다.

구인
맛은 짜다. 성질은 차다. 간경, 비경, 방광경에 귀경한다.

유향 진통, 소염약으로서, 기혈응체, 심복동통, 옹저창양, 산후어혈자통, 설리등 증상에 응용한다. 맛은 쓰고 맵다. 성질은 따뜻하다.

천남성 진경, 거담, 제습제로서 중풍, 반신불수, 구금강직, 구안쾌사, 어린이의 경간의 경련, 담음등에 이용된다. 맛은 쓰고 맵다. 성질은 따뜻하다.

초오 풍과 습을 제거하고 온경하며, 통증을 그치게 하는 약재이다. 맛은 맵다. 성질은 따뜻하다. 독이 있다. 심경, 간경에 귀경한다.

천오 풍한습비, 지체동통, 미복불인, 심복냉통, 한산복통, 음저종통에 사용된다. 맛은 맵다. 성질은 따뜻하다. 독이 있다. 심경, 간경에 귀경한다.

한방용어사전

담탁두통(痰濁頭痛) : 담탁痰濁으로 인한 두통.
담핵종(痰核腫) : 관절액이 새어 나와 투명한 젤리 같은 성분이 들어 있는 주머니를 형성한 것.
담혈(痰血) : 가래에 피가 섞여 나옴.

풍증으로 머리가 아프며 어지럽고 목과 등이 뻣뻣해지고 눈이 깔깔하며 여성들이 혈풍으로 머리의 피부가 부으면서 가려운 데 쓴다.

소풍산 [消風散]

고적출처 : 외과정종

준비할 약재

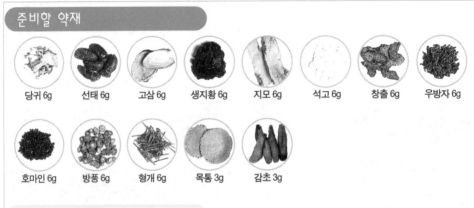

당귀 6g 선태 6g 고삼 6g 생지황 6g 지모 6g 석고 6g 창출 6g 우방자 6g

호마인 6g 방풍 6g 형개 6g 목통 3g 감초 3g

| 이렇게 만들어요 |

• 위의 약을 1첩으로 하여 약제에 적당량의 물을 부어 달여서, 아침, 저녁으로 식후에 복용한다.

■ 어느 곳에 좋을까?

풍사를 풀어주고, 혈액을 보한다. 풍열 습열을 제거한다.

■ 어느 곳을 치료할까?

풍진 습진의 현상을 치료한다.

■ 주요증상은 무엇일까?

피부의 붉은 점 또는 전신에 비교적 큰 반점이 일어나는 것, 가려움이 그치지 않는 것, 긁은 후에 진물이 나는 증세 등

■ 다른 병에 활용해도 될까?

습진, 두드러기, 과민성피부염, 피부 발양증, 두선 등에 사용할 수 있다.

■ 주의해야 할 사항은?

기력허약자는 복용시 주의를 요하며, 매운음식, 비린생선, 술, 진한 차 종류는 복용을 금한다.

의사 처방 후에 사용하도록 한다.

| 약초의 효능과 성미 |

생지황 몸의 열을 내리고 진정시켜주고 혈액순환 개선, 혈당 조절 효능을 지니고 있다. 성질은 차다. 심경, 간경, 신경에 귀경한다.

선태 상초의 풍열을 없애고 발진을 없애고 인후를 이롭게 하며 폐열을 식히고 양기를 보익하는 효능을 가진 약재이다. 맛은 달다. 성질은 차다.

감초 기와 혈을 길러주며 비를 보하고 기를 길러 정신을 편안하게 한다. 맛은 달고, 성질은 평하다. 심경, 폐경, 비경, 위경에 귀경한다.

목통 사지마비, 류머티즘성 관절염, 신경통에 효험이 있다. 맛은 쓰다. 성질은 차다. 심경, 소장경, 방광경에 귀경한다.

당귀 강장약으로서 빈혈증, 복통, 월경불순 등의 증세 이용된다. 맛은 달고 맵다. 성질은 따뜻하다. 간경, 심경, 비경에 귀경한다.

고삼 고미건위, 해열, 이뇨제로서 혈리, 황달, 소변불리, 악창, 개선 등에 이용한다. 맛은 쓰다. 성질은 차다. 심경, 간경, 위경, 대장경, 방광경에 귀경한다.

우방자 폐기를 통하게 하며 부기를 가라앉히며 해독하는 효능이 있다. 맛은 맵고 쓰다. 성질은 차다. 폐경, 위경에 귀경한다.

호마인 간신이 허약하여 머리털이 일찍 희어지고 어지러우며 눈앞이 어른거리는 등의 증상을 치료한다. 맛은 달다. 성질은 평하다.

창출 위장을 튼튼하게 하고 비만을 방지한다. 맛은 맵고 쓰다. 성질은 따뜻하다. 비경, 위경에 귀경한다.

형개 해표산풍, 두통, 피부과질환 등에 효능이 있다. 맛은 맵고 쓰다. 성질은 따뜻하다. 폐경, 간경에 귀경한다.

지모 음을 자양하고 화를 내리며 장기를 소통시키는 효능이 있다. 맛은 쓰고 달다. 성질은 차다. 폐경, 신경, 위경에 귀경한다.

석고 몸에 열이 많은 사람의 열을 내려주고 갈증을 멈추며 가슴 답답함을 없애준다. 맛은 맵고 달다. 성질은 매우 차다.

방풍 방풍은 땀을 나게 하고 열을 내려주며 진통시키는 작용을 한다. 맛은 맵고 달다. 성질은 약간 따뜻하다.

풍한사나 풍열사로 머리가 아픈 데 두루 쓴다.

청상견통탕

고적출처 : 수세보원

준비할 약재

 당귀 6g
 독활 6g
 황금 9g
 감초 1.8g
 천궁 6g
 방풍 6g
 국화 3g
 생강 9g

세신 1.8g
백지 6g
창출 6g
 맥문동 6g
 강활 6g
만형자 3g

| 이렇게 만들어요 |

• 세신은 나중에 넣어 약5~10분만 끓인다.
• 위의 약 1첩으로 하여 약제에 적당량의 물을 부어 달여서, 아침, 저녁으로 식후에 복용한다.

■ 어느 곳에 좋을까?

풍사를 제거하고 통증을 그치게 한다. 머리와 눈을 맑게 한다.

■ 어느 곳을 치료할까?

편두통(각종두통), 눈썹부위 통증, 삼차신경통 등 증상을 치료한다.

■ 다른 병에 활용해도 될까?

만성두통, 각종두통, 삼차신경통에 사용할 수 있다.

■ 주의해야 할 사항은?

노인이나 허약한 사람, 실열이 없을 때는 쓰지 말아야 한다.
의사 처방 후에 사용하도록 한다.

|약초의 효능과 성미 |

 만형자 강장, 청량, 진통약으로서 신경성 두통, 감기, 현운, 치통, 풍습근골통, 소화불량 등 증세에 이용한다. 맛은 쓰고 맵다. 성질은 약간 서늘하다.

 강활 땀을 나게 하고 열을 내려주는 효능이 있으며 진경작용을 한다. 맛은 쓰고 맵다. 성질은 따뜻하다. 방광경, 간경, 신경에 귀경한다.

 감초 기와 혈을 길러주며 비를 보하고 기를 길러 정신을 편안하게 한다. 맛은 달고, 성질은 평하다. 심경, 폐경, 비경, 위경에 귀경한다.

 생강 진저롤 성분이 혈액순환을 활성화하고 동맥경화나 고혈압을 예방한다. 맛은 맵다. 성질은 약간 따뜻하다. 폐경, 비경, 위경에 귀경한다.

 백지 감기로 두통에 좋은 효능을 나타내며 치통에도 활용된다. 맛은 맵다. 성질은 따뜻하다. 폐경, 위경에 귀경한다.

 방풍 방풍은 땀을 나게 하고 열을 내려주며 진통시키는 작용을 한다. 맛은 맵고 달다. 성질은 약간 따뜻하다.

 천궁 통증을 치료하고 월경통, 두통에 유효하다. 맛은 맵다. 성질은 따뜻하다. 간경, 담경, 심포경에 귀경한다.

 황금 체내에 열이 과다하게 쌓여서 일어나는 안구충혈과 동통을 제거한다. 맛은 쓰다. 성질은 차다.

 창출 위장을 튼튼하게 하고 비만을 방지한다. 맛은 맵고 쓰다. 성질은 따뜻하다. 비경, 위경에 귀경한다.

 독활 풍을 제거하고 땀을 나게 하는 효능이 있다. 맛은 쓰고 맵다. 성질은 약간 따뜻하다. 간경, 신경, 방광경에 귀경한다.

 국화 간 기능을 좋게 하여 피로를 풀어주고 독을 해독한다. 맛은 쓰고 달다. 성질은 약간 차다. 간경, 폐경에 귀경한다.

 당귀 강장약으로서 빈혈증, 복통, 월경불순 등의 증세 이용된다. 맛은 달고 맵다. 성질은 따뜻하다. 간경, 심경, 비경에 귀경한다.

 맥문동 진해, 거담, 강장약으로서 변비 등에 좋다. 맛은 달고 약간 쓰다. 성질은 약간 차다. 심경, 비경, 위경에 귀경한다.

 세신 머리가 아프고 코가 막히고 열이 나며 가래, 기침이 나고 숨이 찰 때 쓴다. 맛은 맵다. 성질은 따뜻하다.

풍비로 팔다리 관절이 아프고 오그라들면서 잘 쓰지 못하는 데 쓴다.

삼비탕

고적출처 : 부인양방

준비할 약재

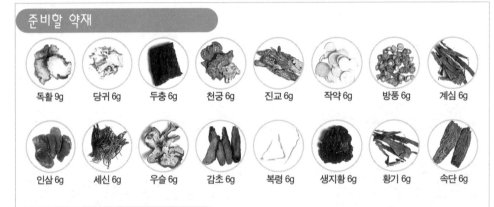

| 독활 9g | 당귀 6g | 두충 6g | 천궁 6g | 진교 6g | 작약 6g | 방풍 6g | 계심 6g |
| 인삼 6g | 세신 6g | 우슬 6g | 감초 6g | 복령 6g | 생지황 6g | 황기 6g | 속단 6g |

| 이렇게 만들어요 |

• 위의 약을 1첩으로 하여 약제에 적당량의 물을 부어 달여서, 아침, 저녁으로 식후 30분에 복용한다.

■ 어느 곳에 좋을까?

기혈을 보하고, 간장 신장을 보한다. 풍과 습을 제거하고, 마비 통증을 그치게 한다.

■ 어느 곳을 치료할까?

간장 신장 기혈부족, 풍, 한, 습으로 인한 마비현상을 치료한다.

■ 주요증상은 무엇일까?

기혈의 응고 막힘 증상, 손발이 오그라드는 증상, 손발을 구부렸다 폈다 하는 것이 원할 하지 않음, 허리 무릎 통증, 항상 냉기가 나오는 것 같이 느낌, 하체가 약하고 힘이 없음.

■ 다른 병에 활용해도 될까?

오랜 류머티스성 관절염, 신경통에 쓸 수 있다.

■ 주의해야 할 사항은?

특별한 것은 없으나 의사 처방 후에 사용하도록 한다.

| 약초의 효능과 성미 |

방풍
방풍은 땀을 나게 하고 열을 내려주며 진통시키는 작용을 한다. 맛은 맵고 달다. 성질은 약간 따뜻하다.

계심
보양활혈의 효능이 있다. 맛은 쓰고 맵다. 성질은 따뜻하다. 심경에 귀경한다.

천궁
통증을 치료하고 월경통, 두통에 유효하다. 맛은 맵다. 성질은 따뜻하다. 간경, 담경, 심포경에 귀경한다.

감초 기와 혈을 길러주며 비를 보하고 기를 길러 정신을 편안하게 한다. 맛은 달고, 성질은 평하다. 심경, 폐경, 비경, 위경에 귀경한다.

독활 풍을 제거하고 땀을 나게 하는 효능이 있다. 맛은 쓰고 맵다. 성질은 약간 따뜻하다. 간경, 신경, 방광경에 귀경한다.

작약 월경을 고르게 하며 땀을 멈추게 하고 방광과 대소장을 이롭게 한다. 맛은 시고 쓰다. 성질은 약간 차다. 간경 비경에 귀경한다.

세신 머리가 아프고 코가 막히고 열이 나며 가래, 기침이 나고 숨이 찰 때 쓴다. 맛은 맵다. 성질은 따뜻하다. 심경, 폐경, 간경, 신경에 귀경한다.

속단 강장, 진통, 지혈약으로서 요배통, 타박에 의한 염증, 붕루, 유정, 옹양, 근골절단동통등 증세에 이용한다. 맛은 쓰고 달고 맵다.

두충 구충, 진통, 수렴제로서 심복통, 산기, 충적, 복통 증세에 이용한다. 맛은 달다. 성질은 따뜻하다. 간경, 신경에 귀경한다.

진교 비위의 기가 소통되지 않거나 구토, 설사 또는 소화 불량에 쓴다. 맛은 쓰고 맵다. 성질은 약간 차다. 위경, 간경, 담경에 귀경한다.

우슬 풍사를 몰아내고 습을 수렴하며 월경을 통하게 하고 혈액순환을 촉진시키는 효능을 가진 약재이다. 맛은 쓰고 시다. 성질은 평하다. 간경 신경에 귀경한다.

인삼 강장, 강심, 병약자의 식욕부진 등에도 응용된다. 맛은 달고 약간 쓰다. 성질은 약간 따뜻하다. 비경, 담경, 폐경에 귀경한다.

복령
신장병, 방광염, 요도염에 이용한다. 맛은 달고 담백하다. 성질은 평하다. 심경 비경 신경에 귀경한다.

당귀 강장약으로서 빈혈증, 복통, 월경불순 등의 증세에 이용된다. 맛은 달고 맵다. 성질은 따뜻하다. 간경, 심경, 비경에 귀경한다.

황기 지한, 이뇨, 강장약으로서 자한, 빈혈, 소변불리 증세에 이용된다. 맛은 달다. 성질은 약간 따뜻하다. 폐경, 비경에 귀경한다.

생지황 몸의 열을 내리고 진정시켜주고 혈액순환 개선, 혈당 조절 효능을 지니고 있다. 성질은 차다. 심경, 간경, 신경에 귀경한다.

사기로 목이 뻣뻣하고 아파서 돌릴 수 없으며 머리와 등골이 아픈 데 쓴다.

강활승습탕

고적출처 : 내외상변혹론

준비할 약재

 강활 6g

 고본 3g

 독활 6g

 감초 3g

 천궁 3g

 방풍 3g

 만형자 2g

| 이렇게 만들어요 |

• 위의 약을 1첩으로 하여 약제에 적당량의 물을 부어 달여서, 아침, 저녁으로 식후 30분에 복용한다.

■ 어느 곳에 좋을까?

외풍과 습기를 제거한다. 경락을 통하게 하고 통증을 그치게 한다.

■ 어느 곳을 치료할까?

풍습이 겉에 있는 현상을 치료한다.

■ 주요증상은 무엇일까?

두통, 머리가 무겁거나 전신 통증, 허리 등의 무거운 통증, 몸을 옆으로 돌리는 것이 불편함, 추위를 타며 신체 미열이 나는 것을 치료한다.

■ 다른 병에 활용해도 될까?

후두신경통, 감기, 신경통, 류머티스성 관절염 때 쓸 수 있다.

■ 주의해야 할 사항은?

특별한 것은 없으나 의사 처방 후에 사용하도록 한다.

|약초의 효능과 성미|

만형자 강장, 청량, 진통약으로서 신경성 두통, 감기, 현운, 치통, 풍습근골통, 소화불량 등 증세에 이용한다. 맛은 쓰고 맵다. 성질은 약간 서늘하다.

고본
두통, 전정통, 복통, 설사를 치료하는 약재이다. 맛은 맵다. 성질은 따뜻하다. 방광경에 귀경한다.

강활 땀을 나게 하고 열을 내려주는 효능이 있으며 진경작용을 한다. 맛은 쓰고 맵다. 성질은 따뜻하다. 방광경, 간경, 신경에 귀경한다.

천궁
통증을 치료하고 월경통, 두통에 유효하다. 맛은 맵다. 성질은 따뜻하다. 간경, 담경, 심포경에 귀경한다.

독활 풍을 제거하고 땀을 나게 하는 효능이 있다. 맛은 쓰고 맵다. 성질은 약간 따뜻하다. 간경, 신경, 방광경에 귀경한다.

방풍
방풍은 땀을 나게 하고 열을 내려주며 진통시키는 작용을 한다. 맛은 맵고 달다. 성질은 약간 따뜻하다..

감초 기와 혈을 길러주며 비를 보하고 기를 길러 정신을 편안하게 한다. 맛은 달고, 성질은 평하다. 심경, 폐경, 비경, 위경에 귀경한다.

한방용어사전

담화(痰火) : 담으로 인하여 생기는 열.
담황(淡黃) : 누런 색깔의 가래를 뱉음.
담황조(淡黃稠) : 가래가 누런黃 색깔을 띠면서 진하고 뻑뻑함.

허리와 다리가 몹시 아프고 저리면서 무겁고 뻣뻣한 데, 손발이 싸늘하고 뻣뻣하며 저린 데 쓴다.

견비탕

고적출처 : 백일선방

준비할 약재

당귀 9g　자황기 9g　강활 9g　방풍 9g　강황 9g　적작약 9g　생강 5편　대추 2개

감초 3g

| 이렇게 만들어요 |

• 위의 약을 1첩으로 하여 약제에 적당량의 물을 부어 달여서, 아침, 저녁으로 식후 30분에 복용한다.

■ 어느 곳에 좋을까?

기를 보하고, 영기 위기의 조화를 이룬다. 풍사와 습사를 제거한다.

■ 어느 곳을 치료할까?

바람으로 인해 막힌 현상을 치료한다.

■ 주요증상은 무엇일까?

풍습으로 인한 신체 통증, 수족이 냉한 통증, 어깨 팔꿈치의 무거운 자각증상, 거동이 힘든 증상 등

■ 다른 병에 활용해도 될까?

류머티스성 관절염, 여러 가지 신경통 때 쓸 수 있다.

■ 주의해야 할 사항은?

특별한 것은 없으나 의사 처방 후에 사용하도록 한다.

| 약초의 효능과 성미 |

대추 비위를 조화롭게 보하고 진액을 보충하며 약재의 독성을 줄이는 효능이 있다. 맛은 달고, 성질은 따뜻하다. 비경, 위경에 귀경한다.

감초 기와 혈을 길러주며 비를 보하고 기를 길러 정신을 편안하게 한다. 맛은 달고, 성질은 평하다. 심경, 폐경, 비경, 위경에 귀경한다.

생강 진저롤 성분이 혈액순환을 활성화해 몸과 신체 내부가 따뜻해지고, 동맥경화나 고혈압 등에 효과적이다. 맛은 맵다. 성질은 약간 따뜻하다.

당귀 강장약으로서 빈혈증, 복통, 월경불순 등의 증세 이용된다. 맛은 달고 맵다. 성질은 따뜻하다. 간경, 심경, 비경에 귀경한다.

황기 지한, 이뇨, 강장약으로서 자한, 빈혈, 소변불리 증세에 이용된다. 맛은 달다. 성질은 약간 따뜻하다. 폐경, 비경에 귀경한다.

강활 땀을 나게 하고 열을 내려주는 효능이 있으며 진경작용을 한다. 맛은 쓰고 맵다. 성질은 따뜻하다. 방광경, 간경, 신경에 귀경한다.

강황 이담, 방향성건위제로서 월경불통, 흉복통, 황달, 사지의 풍한습비, 토혈, 혈뇨등 증세에 이용한다. 맛은 쓰고 맵다. 성질은 따뜻하다. 간경, 비경에 귀경한다.

작약 활혈산어, 청열양혈제로서 혈열망행, 경폐, 창옹종독 등 기어혈제 작용을 증강시킨다. 맛은 쓰다. 성질은 약간 차다. 간경에 귀경한다.

방풍
방풍은 땀을 나게 하고 열을 내려주며 진통시키는 작용을 한다. 맛은 맵고 달다. 성질은 약간 따뜻하다.

한방용어사전

당뇨병(糖尿病) : 소변에 당분糖分이 많이 섞여 나오는 병.
대골절병(大骨關節病-캐신벡병) : 대골절병은 만성, 지방성, 다발성, 퇴행성인 골관절병으로 사지관절이 굵어지고 변형되어 굽혔다 펴기가 곤란하고 통증이 있으며, 유아시 발병하면 키가 크지 않고, 성장년에 발병하면 연골이 썩어 들어감.

간양상승으로, 머리가 아프고 어지러우며 귀에서 소리가 나고 머리나 손발이 떨리며 잠을 잘 자지 못하는 데 쓴다.

천마구등음

고적출처 : 잡병증치신의

준비할 약재

 석결명 18g
 천마 9g
 구등 12g
 상기생 9g
 야교등 9g
 황금 9g
 두충 9g
 우슬 12g

 익모초 9g
 치자 9g
 복신 9g

| 이렇게 만들어요 |

• 구등은 나중에 넣어 약 5~10분만 끓인다.
• 위의 약을 1첩으로 하여 약제에 적당량의 물을 부어 달여서, 아침, 저녁으로 식후 30분에 복용한다.

■ 어느 곳에 좋을까?

간풍을 식혀주고, 열을 내려주며, 정신을 안정시킨다.

■ 어느 곳을 치료할까?

간 양기가 너무 강성 하고 간풍이 올라와 문제를 일으키는 현상을 치료한다.

■ 주요증상은 무엇일까?

두통과 어지러움, 이명과 눈에 별빛이 튀는 것 같이 보임, 가슴이 뛰고 두근거리며 불면증, 심한 환자는 마비가 오며 전신을 떠는 증상.

■ 다른 병에 활용해도 될까?

고혈압 때 쓸 수 있다.

■ 주의해야 할 사항은?

특별한 것은 없으나 의사 처방 후에 사용하도록 한다.

| 약초의 효능과 성미 |

 익모초 익모초는 땀을 많이 흘려 체력이 약해졌거나 더위로 인하여 약해진 몸을 정상으로 회복시켜주는 뛰어난 효능이 있다. 맛은 쓰고 맵다.

 구등 진정 약으로서 고혈압 환자의 두통, 현기증, 어린이의 경간 등 증세에 이용된다. 맛은 달다. 성질은 약간 차다. 심포경, 간경에 귀경한다.

 야교등 심을 기르고 정신을 안정시키며 경락을 통하게 하고 풍을 제거하는 효능을 가진 약재이다. 맛은 달다. 성질은 평하다. 심경, 간경에 귀경한다.

 천마 진정, 진경제로서 두운목현, 중풍경간, 언어불수, 풍한습비, 풍담등 증세에 이용된다. 맛은 달다. 성질은 평하다. 간경에 귀경한다.

 우슬 풍사를 몰아내고 습을 수렴하며 월경을 통하게 하고 혈액순환을 촉진시키는 효능을 가진 약재이다. 맛은 쓰고 시다. 성질은 평하다.

 두충 구충, 진통, 수렴제로서 심복통, 산기, 충적, 복통 증세에 이용된다. 맛은 달다. 성질은 따뜻하다. 간경, 신경에 귀경한다.

 황금 체내에 열이 과다하게 쌓여서 일어나는 안구충혈과 동통을 제거한다. 맛은 쓰다. 성질은 차다.

 치자 간기능 강화, 항산화, 항종양 작용이 있다. 맛은 쓰다. 성질은 차다. 심경, 폐경, 간경, 위경, 삼초경에 귀경한다.

 상기생 맛은 쓰다. 성질은 평하다. 간경, 신경에 귀경한다.

 복신 영심, 안신, 이수의 효능이 있다. 심허경계, 건망, 실면, 경간, 소변불리에 응용한다. 맛은 달다. 성질은 평하다. 심경에 귀경한다.

 석결명 맛은 짜다. 성질은 차다. 간경에 귀경한다.

 한방용어사전

대변조결(大便燥結) : 대변이 건조하고 말라 덩어리가 되어 변비가 됨.
대보원기(大補元氣) : 원기를 크게 보함.
대상포진(帶狀疱疹) : 바이러스성피부질환의 일종.

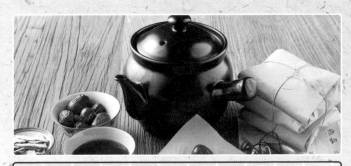

거풍습약

바람과 습이 결합된 나쁜 기운으로 인한 통증을 제거하는 약으로 체내에 다량의 남는 수분을 제거하는 방법으로 수습병을 치료하는 방제를 통칭하여 거습제라 한다. 습사(습의 나쁜 기운)로 인한 질병은 외습과 내습으로 구분되며 항상 병의 원인은 풍, 한, 서, 열, 과 함께한다. 그러므로 약의 사용은 광범위하다. 대부분은 방향성 휘발성의 약간 따뜻하고 건조한 성질의 약 또는 이뇨 효과의 약으로 준비하며 어떤 경우에는 열을 내려 주는 약이나 위기를 조화롭게 하는 약을 함께 쓴다.

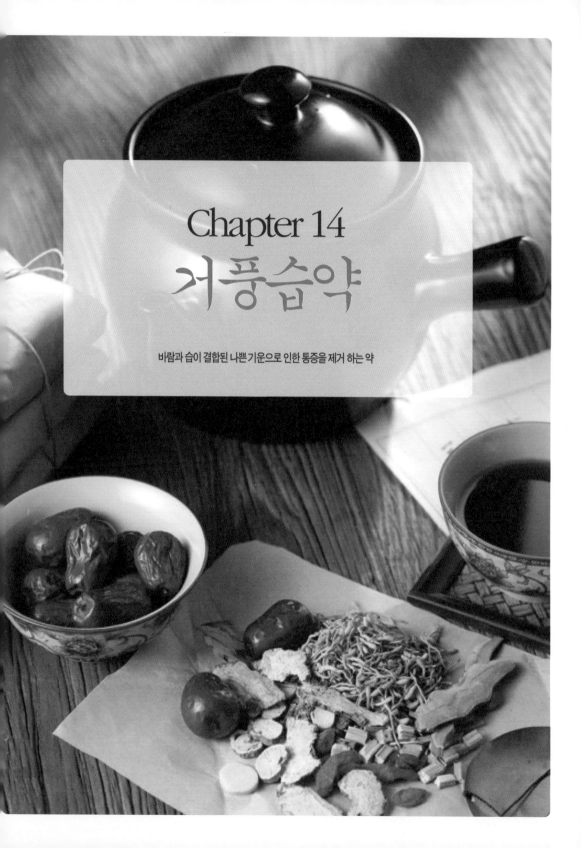

Chapter 14
거풍습약

바람과 습이 결합된 나쁜 기운으로 인한 통증을 제거 하는 약

음식을 먹고 싶은 생각이 없으며 구역질을 하며 트림이 나거나 신물이 올라오는 데 쓴다.

평위산[平胃散]

고적출처 : 태평혜민화제국방

준비할 약재

진피 9g   감초 6g   후박 9g   창출 15g

이렇게 만들어요

• 위의 약을 1첩으로 하여 물에 달여서 먹는다. 또는 가루 내어 한 번에 8g씩 생강, 대추 달인 물에 타서 먹는다.

■ 어느 곳에 좋을까?

체내에 남는 수분을 제거하고, 비장 위장 운화를 돕는다. 기를 잘 돌게 하며, 위기를 조화롭게 한다.

■ 어느 곳을 치료할까?

습이 비장 위장에 쌓여있는 현상을 치료한다.

■ 주요증상은 무엇일까?

배가 부르고 가득찬 느낌, 답답하고 불편함, 입안이 텁텁한 느낌, 식욕부진, 구역 구토, 설사,

팔다리가 무거움, 게을러지고 잠자고 싶은 증상 등

■ 다른 병에 활용해도 될까?

급성 및 만성 위염 등 때 쓸 수 있다.

■ 주의해야 할 사항은?

특별한 것은 없으나 의사 처방 후에 사용하도록 한다.

| 약초의 효능과 성미 |

 후박 습을 조절하고 창만을 흩어버리고 기를 순환시키는 효능이 있다. 맛은 쓰고 맵다. 성질은 따뜻하다. 비경, 위경, 폐경, 대장경에 귀경한다.

 진피 열을 내리고 습을 말리는 효능이 있어 천식에 쓰이며 진해거담 작용을 한다. 맛은 쓰고 맵다. 성질은 따뜻하다. 비경 폐경에 귀경한다.

 감초 기와 혈을 길러주며 비를 보하고 기를 길러 정신을 편안하게 한다. 맛은 달고, 성질은 평하다. 심경, 폐경, 비경, 위경에 귀경한다.

 창출 위장을 튼튼하게 하고 비만을 방지한다. 맛은 맵고 쓰다. 성질은 따뜻하다. 비경, 위경에 귀경한다.

 한방용어사전

대열(大熱) : 몸의 높은 열 또는 약재의 성질이 매우 열성을 띠는 것.
대증치표(對症治表) : 병의 증상을 치료함에 있어 병의 근원은 다스리지 않고 겉으로 나타난 증세만을 그때그때 치료함. 또는 그런 방법.
대하(帶下) : 여성의 성기 분비물이 비정상적으로 많이 나오는 병증.

풍한사에 상한 데다 음식을 잘못 먹고 체하여 설사하는 데 쓴다.

곽향정기산

고적출처 : 태평혜민화제국방

준비할 약재

 곽향 15g

 백지 5g

 반하 10g

 자소엽 5g

 후박 10g

 복령 5g

 길경 10g

 대복피 5g

 백출 10g

 감초 12g

 대추 5개

 진피 10g

생강 3편

| 이렇게 만들어요 |

• 위의 약을 1첩으로 하여 약제에 적당량의 물을 부어 달여서, 아침, 저녁으로 식후 30분에 복용한다.

■ 어느 곳에 좋을까?

표증을 풀어주고 습기를 제거한다. 기를 잘 흐르게 하며 위장을 편하게 한다.

■ 어느 곳을 치료할까?

외감풍한, 내상습체의 현상을 치료한다.

■ 주요증상은 무엇일까?

토하고 설사하는 곽란, 복통, 발열 오한, 두통 가슴 답답함, 구역 구토, 장에서 소리가나며 설사, 식욕부진 등

■ 다른 병에 활용해도 될까?

여름철 감기, 더위, 급성 위장염, 위십이지장 궤양, 오조 등 때에도 쓸 수 있다.

■ 주의해야 할 사항은?

습열형의 곽란은 복용을 금하며 음이 허하여 열이 강성한 경우도 복용을 금한다. 또한 약 복용 시 기름지거나 찬 음식 생식은 금한다. 의사 처방 후에 사용하도록 한다.

|약초의 효능과 성미 |

 후박 습을 조절하고 창만을 흩어버리고 기를 순환시키는 효능이 있다. 맛은 쓰고 맵다. 성질은 따뜻하다. 비경, 위경, 폐경, 대장경에 귀경한다.

 감초 기와 혈을 길러주며 비를 보하고 기를 길러 정신을 편안하게 한다. 맛은 달고, 성질은 평하다. 심경, 폐경, 비경, 위경에 귀경한다.

 백출 설사, 수음, 담음, 소변불리, 불안 등 증세에 이용된다. 맛은 달고 쓰다. 성질은 약간 따뜻하다. 비경, 위경에 귀경한다.

 백지 감기로 두통에 좋은 효능을 나타내며 치통에도 활용된다. 맛은 맵다. 성질은 따뜻하다. 폐경, 위경에 귀경한다.

 진피 열을 내리고 습을 말리는 효능이 있어 천식에 쓰이며 진해거담 작용을 한다. 맛은 쓰고 맵다. 성질은 따뜻하다. 비경 폐경에 귀경한다.

 대복피 이뇨, 건위, 정창제로서 완복비창, 설사, 수종각기, 소변불리, 입덧 등 증세에 이용된다. 맛은 맵다. 성질은 약간 따뜻하다.

 자소엽 발한, 행려, 진해, 진통약으로서 이용한다. 맛은 맵다. 성질은 따뜻하다. 폐경, 비경에 귀경한다.

 곽향 방향성건위, 발표약으로서 감모서습, 한열두통, 흉격만민, 심복동통, 구토설사 등 증상에 응용한다. 맛은 맵다. 성질은 약간 따뜻하다.

 생강 진저롤 성분이 혈액순환을 활성화하고 동맥경화나 고혈압을 예방한다. 맛은 맵다. 성질은 약간 따뜻하다. 폐경, 비경, 위경에 귀경한다.

 길경 가래가 있으면서 기침이 나며 숨이 찬 데 쓴다. 맛은 쓰고 맵다. 성질은 평하다. 폐경에 귀경한다.

 반하 위장의 담음을 치료한다. 맛은 쓰고 맵다. 성질은 평하다. 비경, 위경, 폐경에 귀경한다.

 복령 신장병, 방광염, 요도염에 이용한다. 맛은 달고 담백하다. 성질은 평하다. 심경 비경 신경에 귀경한다.

 대추 비위를 조화롭게 보하고 진액을 보충하며 약재의 독성을 줄이는 효능이 있다. 맛은 달고, 성질은 따뜻하다. 비경, 위경에 귀경한다.

열이 속으로 들어가 머리가 아프고 열이 나며 가슴이 답답하고 갈증이 나면서 토하고 설사하는 데 등에 쓴다.

오령산

고적출처 : 상한론

준비할 약재

복령 9g 저령 9g 택사 15g 백출 9g 계지 6g

| 이렇게 만들어요 |

• 위의 약을 1첩으로 하여 물에 달여 먹는다. 혹은 산제를 만들어 한 번에 6~8g씩 더운물로 먹을 수도 있다.

■ 어느 곳에 좋을까?

이뇨 방법을 이용하여 체내의 남는 수분을 배출한다. 양기를 따뜻하게 한다.

■ 어느 곳을 치료할까?

체내에 수분과 습기가 정체된 현상을 치료한다.

■ 주요증상은 무엇일까?

소변이 잘나오지 않거나 소변량이 적은 것, 표증도 개선한다. 신체 발열, 갈증, 계속 물마시고 싶은 생각, 물마시면 곧 토하고 싶은 생각, 또는 수종, 설사, 머리가 맑지 못하고 눈이 침침한 증상.

■ 다른 병에 활용해도 될까?

급성 위장염, 위무력증, 위확장증, 급, 만성 신염, 신장 질환, 급성 방광염, 유행성 간염, 간경화, 차멀미 등에 쓸 수 있다.

■ 주의해야 할 사항은?

음허로 진액이 적어서 소변이 잘 나오지 않거나 양이 적은 환자는 복용을 금한다.

의사 처방 후에 사용하도록 한다.

| 약초의 효능과 성미 |

백출 설사, 수음, 담음, 소변불리, 불안 등 증세에 이용된다. 맛은 달고 쓰다. 성질은 약간 따뜻하다. 비경, 위경에 귀경한다.

저령 해열, 지갈, 이뇨약으로서 소변불리, 구갈, 신장질환, 수종창만, 임탁대하 등에 응용한다. 맛은 달고 담백하다. 성질은 평하다. 신경, 방광경에 귀경한다.

복령
신장병, 방광염, 요도염에 이용한다. 맛은 달고 담백하다. 성질은 평하다. 심경 비경 신경에 귀경한다.

택사 이뇨, 소종제로서 소변불리, 담음, 수종창만, 사리, 임탁, 각기요혈등 증세에 이용된다. 맛은 달고 담백하다. 성질은 차다. 신경, 방광경에 귀경한다.

계지 기혈이 뒤틀리고 막혀 오는 마비 증상들에 사용된다. 맛은 달고 맵다. 성질은 따뜻하다. 심경, 폐경, 방광경에 귀경한다.

한방용어사전

백(白)대하 : 대하 중 가장 많은 비중을 차지하며 주로 습하고 차갑거나 뜨거운 기운이 자궁으로 들어가서 혈액순환을 방해하기 때문에 생김.
적(赤)대하 : 붉은 빛을 띠는 대하로 비장기능이 약해지고 간 기능이 손상을 입었거나 가슴속에 화가 쌓여서 나타남.
황(黃)대하 : 주로 염증으로 인한 것이며 대하에서 약간 비린내가 남.

황달이 생겨 온몸이 누렇게 되고 부석부석 부으며 소변이 잘 나오지 않는 데 쓴다.

인진오령산

고적출처 : 금궤요략

준비할 약재

| 인진호 18g | 복령 9g | 저령 9g | 택사 15g | 백출 9g | 계지 6g |

이렇게 만들어요

• 위의 약을 가루내어 한 번에 8g씩 미음에 타서 먹거나 거칠게 가루 내어 한 번에 40g씩 물에 달여 먹는다.

■ 어느 곳에 좋을까?

배뇨 방법으로 체내의 남는 수분을 배출 한다. 황달 증상을 제거한다.

■ 어느 곳을 치료할까?

습열 황달의 현상을 치료한다.

■ 주요증상은 무엇일까?

습열, 소변불리, 갈증, 신체와 눈의 황달.

■ 다른 병에 활용해도 될까?

황달, 만성간염, 간경화 복수, 신장염 부종에 사용한다.

■ 주의해야 할 사항은?

양황은 복용을 금한다.

의사 처방 후에 사용하도록 한다.

| 약초의 효능과 성미 |

인진호
소변불리, 각기요혈 증세에 이용된다. 맛은 쓰다. 성질은 약간 차다. 비경, 간경, 위경, 담경에 귀경한다.

택사 이뇨, 소종제로서 소변불리, 담음, 수종창만, 사리, 임탁, 각기요혈 등 증세에 이용된다. 맛은 달고 담백하다. 성질은 차다. 신경, 방광경에 귀경한다.

백출 설사, 수음, 담음, 소변불리, 불안 등 증세에 이용된다. 맛은 달고 쓰다. 성질은 약간 따뜻하다. 비경, 위경에 귀경한다.

계지 기혈이 뒤틀리고 막혀 오는 마비 증상들에 사용된다. 맛은 달고 맵다. 성질은 따뜻하다. 심경, 폐경, 방광경에 귀경한다.

복령
신장병, 방광염, 요도염에 이용한다. 맛은 달고 담백하다. 성질은 평하다. 심경 비경 신경에 귀경한다.

저령 해열, 지갈, 이뇨약으로서 소변불리, 구갈, 신장질환, 수종창만, 임탁대하 등에 응용한다. 맛은 달고 담백하다. 성질은 평하다. 신경, 방광경에 귀경한다.

한방용어사전

청(靑)대하 : 녹색 또는 푸른색을 띠며 간 경락에 습하고 뜨거운 기운이 쌓여서 생김.
흑(黑)대하 : 검은 빛을 띠며 울화가 쌓이거나 심한 염증성 질병, 종양 등이 있을 때 나타남.
대하일구(帶下溢久) : 대하가 오랜 기간 동안 그치지 않음.

풍사에 비가 상하여 입술이 붓고 아프면서 허는 데 쓴다.

의이인탕 [薏苡仁湯]

고적출처 : 장씨의통

준비할 약재

 계피 4g
 마황 4g
 창출 5g
 작약 7.5g
 당귀 7.5g
 감초 3g
 생강 3편
 의이인 50g

| 이렇게 만들어요 |

• 위의 약을 1첩으로 하여 약제에 적당량의 물을 부어 달여서, 아침, 저녁으로 식후 30분에 복용한다.

■ 어느 곳에 좋을까?

습기를 제거하고, 마비 동통을 제거한다. 경락을 완화 시킨다.

■ 어느 곳을 치료할까?

습원인의 마비, 관절이 부운 증상, 시고 통증 심한 경우, 행동이 불편함, 병세가 낮엔 호전되고 밤엔 악화는 증상을 치료한다.

■ 다른 병에 활용해도 될까?

다발성 관절 신경통, 근육통, 풍습증, 장액성 관절염, 각기병에 사용할 수 있다.

■ 주의해야 할 사항은?

특별한 것은 없으나 의사 처방 후에 사용하도록 한다.

| 약초의 효능과 성미 |

생강 진저롤 성분이 혈액순환을 활성화하고 동맥경화나 고혈압을 예방한다. 맛다. 맵다. 성질은 약간 따뜻하다. 폐경, 비경, 위경에 귀경한다.

당귀 강장약으로서 빈혈증, 복통, 월경불순 등의 증세 이용된다. 맛은 달고 맵다. 성질은 따뜻하다. 간경, 심경, 비경에 귀경한다.

감초 기와 혈을 길러주며 비를 보하고 기를 길러 정신을 편안하게 한다. 맛은 달고, 성질은 평하다. 심경, 폐경, 비경, 위경에 귀경한다.

계지 기혈이 뒤틀리고 막혀 오는 마비 증상들에 사용된다. 맛은 달고 맵다. 성질은 따뜻하다. 심경, 폐경, 방광경에 귀경한다.

의이인 자양 약으로서 설사, 습비, 수종, 각기, 폐위 등 증상에 응용한다. 맛은 달고 담백하다. 성질은 약간 차다. 비경, 위경, 폐경에 귀경한다.

마황 두통, 천식, 해수, 충혈, 어혈에 쓰인다. 맛은 맵고 약간 쓰다. 성질은 따뜻하다. 폐경, 방광경에 귀경한다.

창출 위장을 튼튼하게 하고 비만을 방지한다. 맛은 맵고 쓰다. 성질은 따뜻하다. 비경, 위경에 귀경한다.

작약 활혈산어, 청열양혈제로서 혈열망행, 경폐, 창옹종독 등 기어혈제 작용을 증강시킨다. 맛은 쓰다. 성질은 약간 차다. 간경에 귀경한다.

한방용어사전

도란(搗爛) : 어떤 물건을 찧어서 문드러지게 하는 일. 예를 들어 약즙을 만들기 위해 약초 따위를 찧는 것.
도부(塗敷) : 환부에 약물을 짓찧어 붙이거나 약에 물이나 식초를 넣어 골고루 섞은 다음 겉에 바르는 방법.
도쇄(搗碎) : 찧어서 가루로 만듦.

입이 마르고 갈증이 있으며 아랫배가 불러오르며 당기면서 아프고
피가 섞여 나오면서 변이 굳은 데 쓴다.

팔정산 [八正散]

고적출처 : 태평혜민화제국방

준비할 약재

목통 9g

감초 9g

대황 9g

구맥 9g

편축 9g

치자 9g

차전자 9g

활석 9g

등심초 6g

| 이렇게 만들어요 |

• 위의 약을 1첩으로 하여 약제에 적당량의 물을 부어 달여서, 아침, 저녁으로 식후 30분에 복용한다.

■ 어느 곳에 좋을까?

내열과 화상을 제거한다. 체내 남는 수분을 배출하고 임증을 개선한다.

■ 어느 곳을 치료할까?

습열 하주의 열임, 혈임 현상을 치료한다.

■ 주요증상은 무엇일까?

소변을 자주보고, 소변색이 붉으며, 통증이 있고, 요도가 뜨겁고, 심하면 소변이 나오지 않음,
아랫배가 불러 팽만하고 소변은 마린데 나오지 않음, 입과 목이 마름.

■ 다른 병에 활용해도 될까?

요도염, 방광염, 신우방광염, 요로 결석, 급성 신염, 전립선염 등 때 쓸 수 있다.

■ 주의해야 할 사항은?

임신부, 체질 허약자는 주의해서 사용해야 한다.

의사 처방 후에 사용하도록 한다.

|약초의 효능과 성미|

차전자 이뇨, 소염, 지사약으로서 소변불리, 대하, 노혈, 서슴 사리, 해수 다담, 습비등 증상에 응용한다. 맛은 달다. 성질은 차다. 간경, 신경, 폐경에 귀경한다.

구맥 열을 없애고 몸이 수분대사를 이롭게 하며 임질, 수종, 무월경, 조그마한 종기 등을 치료하는 약재이다. 맛은 쓰다. 성질은 차다.

감초 기와 혈을 길러주며 비를 보하고 기를 길러 정신을 편안하게 한다. 맛은 달고, 성질은 평하다. 심경, 폐경, 비경, 위경에 귀경한다.

활석 부형, 살포, 이뇨약으로서 임병, 수종, 수사, 번갈, 서열등에 응용한다. 맛은 달고 담백하다. 성질은 차다. 위경, 방광경에 귀경한다.

치자 간기능 강화, 항산화, 항종양 작용이 있다. 맛은 쓰다. 성질은 차다. 심경, 폐경, 간경, 위경, 삼초경에 귀경한다.

대황 설사, 어혈, 변비, 옹종 증세에 이롭된다. 맛은 쓰다. 성질은 차다. 비경, 위경, 대장경, 간경, 심포경에 귀경한다.

편축 이뇨하고 열을 내리며 기생충을 구제하는 효능이 있다. 열림, 배뇨곤란, 황달, 백대, 감적을 치료하는 약재이다. 맛은 쓰다. 성질은 약간 차다.

목통 사지마비, 류머티즘성 관절염, 신경통에 효험이 있다. 맛은 쓰다. 성질은 차다. 심경, 소장경, 방광경에 귀경한다.

등심초 이뇨하고 열을 내리는 효능이 있다. 열림, 배뇨곤란, 황달, 백대, 감적을 치료하는 약재이다. 맛은 달고 담백하다. 성질은 약간 차다.

한방용어사전

도즙(搗汁) : 어개거나 짓찧어 즙을 냄.
도한(盜汗) : 잠잘 때 흘리는 식은 땀.
독창(禿瘡) :머리 백선白癬. 피부의 가장 바깥층인 각질층이나 손발톱, 머리키락에 진균이 감염되어 표재성 곰팡이증이 발생 할 수 있음.

열에 음이 상하여 소변이 잘 나오지 않고 갈증이 나며 가슴이 답답하고
안타까워 잠들지 못하는 데 쓴다.

저령탕

고적출처 : 상한론

준비할 약재

저령 9g   복령 9g   택사 9g   아교(용화) 9g   활석 9g

| 이렇게 만들어요 |

• 먼저 아교를 제외한 나머지 약을 물에 달여 찌끼를 짜 버린 다음 아교를 넣고 다시 달여 따뜻하게 해서 먹는다.

■ 어느 곳에 좋을까?

이뇨, 열을 내리고, 음액을 자양한다.

■ 어느 곳을 치료할까?

물과 열이 서로 결합한 현상을 치료한다.

■ 주요증상은 무엇일까?

소변 배뇨가 시원치 않음, 소변볼시 통증, 혈뇨, 신체 발열, 갈증으로 계속해 물 마시고 싶어
지는 증상, 가슴이 답답하여 잠을 이룰 수 없는 증상 등

■ 다른 병에 활용해도 될까?

급, 만성 방광염, 신우방광염 등 때 쓸 수 있다.

■ 주의해야 할 사항은?

특별한 것은 없으나 의사 처방 후에 사용하도록 한다.

|약초의 효능과 성미|

아교 자양강장, 지혈약으로 빈혈, 출혈성질환 등에 응용한다. 맛은 달다. 성질은 평하다. 폐경, 간경, 신경에 귀경한다.

저령 해열, 지갈, 이뇨약으로서 소변불리, 구갈, 신장질환, 수종창만, 임탁대하 등에 응용한다. 맛은 달고 담백하다. 성질은 평하다. 신경, 방광경에 귀경한다.

복령
신장병, 방광염, 요도염에 이용한다. 맛은 달고 담백하다. 성질은 평하다. 심경 비경 신경에 귀경한다.

활석 부형, 살포, 이뇨약으로서 임병, 수종, 수사, 번갈, 서열등에 응용한다. 맛은 달고 담백하다. 성질은 차다. 위경, 방광경에 귀경한다.

택사 이뇨, 소종제로서 소변불리, 담음, 수종창만), 사리, 임탁, 각기요혈등 증세에 이용된다. 맛은 달고 담백하다. 성질은 차다. 신경, 방광경에 귀경한다.

한방용어사전

동계(動悸) : 심장의 고동이 심해 가슴이 몹시 두근거림.
동공산대(瞳孔散大) : 눈의 각막 바로 안쪽에 홍체가 있는데 홍체는 빛의 양을 조절하는 조리개 역할을 하는 것임.
동변초(童便炒) : 약재를 어린아이 소변에 담갔다가 볶음.

담음으로 머리가 무겁고 어지러우며 가슴이 두근거리고 숨이 차며 소변량이 주는 증상이 있는데 쓴다.

영계출감탕

고적출처 : 상한론

준비할 약재

저령 12g

계지 9g

백출 6g

감초 3g

| 이렇게 만들어요 |

• 약제에 적당량의 물을 부어 달여서, 아침, 저녁으로 식후 30분에 복용한다.

■ 어느 곳에 좋을까?

담음을 온성 약물로 풀어준다. 비장 위장을 튼튼히 하여 이뇨로 습을 제거한다.

■ 어느 곳을 치료할까?

담음병의 현상을 치료한다.

■ 주요증상은 무엇일까?

수음이 흉격 폐에 적체되어 가슴 옆구리 팔다리 의 부종, 눈이 침침하고 심장이 두근거리고 뛰는 증상, 호흡이 짧고 기침 증세.

■ 다른 병에 활용해도 될까?

신경쇠약, 심장신경증, 갑상선 기능 항진증, 만성 신염, 이(耳)성 현운 등 때 쓸 수 있다.

■ 주의해야 할 사항은?

허 진액 부족자는 주의해서 사용해야 한다.

의사 처방 후에 사용하도록 한다.

| 약초의 효능과 성미 |

감초 기와 혈을 길러주며 비를 보하고 기를 길러 정신을 편안하게 한다. 맛은 달고, 성질은 평하다. 심경, 폐경, 비경, 위경에 귀경한다.

백출 설사, 수음, 담음, 소변불리, 불안 등 증세에 이용된다. 맛은 달고 쓰다. 성질은 약간 따뜻하다. 비경, 위경에 귀경한다.

복령
신장병, 방광염, 요도염에 이용한다. 맛은 달고 담백하다. 성질은 평하다. 심경 비경 신경에 귀경한다.

계지 기혈이 뒤틀리고 막혀 오는 마비 증상들에 사용된다. 맛은 달고 맵다. 성질은 따뜻하다. 심경, 폐경, 방광경에 귀경한다.

한방용어사전

동통(疼痛) : 몸이 쑤시고 아픔. 일반적으로 몸이 아픈 부위에 따라 두통, 치통, 흉통, 복통, 요통, 신경통, 관절통, 사지통증으로 구분함.
두면창절(頭面瘡癤) : 얼굴과 머리 등에 연이어 부스럼이 나거나 재발함.
두목(頭目) : 머리와 얼굴, 눈에 열이 치솟아 머리가 어지럽고 눈이 침침한 증세.

하초습열로 소변이 잘 나오지 않고 자주 마려우며 소변색이 쌀뜨물같이 뿌옇고 때로 걸쭉한 것 등 증상이 있는데 쓴다.

비해분청음

고적출처 : 단계심법

준비할 약재

| 비해 18g | 석창포 18g | 오약 18g | 익지인 18g | 복령 9g | 감초 9g |

| 이렇게 만들어요 |

• 위의 약을 1첩으로 하여 소금을 조금 넣고 물에 달여서 먹는다.

■ 어느 곳에 좋을까?

신장을 따뜻하게 하여 이뇨로 습을 제거한다. 소변이 혼탁하고 흰색인 것을 치료한다.

■ 어느 곳을 치료할까?

흰색의 혼탁한 소변 현상을 치료한다.

■ 주요증상은 무엇일까?

소변을 자주 보는 증상, 소변이 혼탁하고 맑지 못함, 소변이 유백색 등 증상.

■ 다른 병에 활용해도 될까?

요도염, 방광염 등 때, 소변이 흐리고 잦은데, 유미뇨 등에 쓸 수 있다. 만성 전립선염, 방광염, 요도염, 분강염의 백대하에 사용할 수 있다.

■ 주의해야 할 사항은?

차가운 생 음식을 금하고, 허열성 혼탁 소변 자는 복용하지 말아야 한다.

의사 처방 후에 사용하도록 한다.

| 약초의 효능과 성미 |

익지인 건위정장, 수렴제로서 냉기복통, 설사유정, 야간다뇨, 소변실금, 신경성심계등 증세에 이용한다. 맛은 맵다. 성질은 따뜻하다..

석창포 기의 순환을 조절하고, 풍을 풀어주고, 습을 제거하는 효능이 있다. 맛은 맵다. 성질은 따뜻하다. 심경 위경에 귀경한다.

오약 방향성 선위, 진통, 진경제로서 흉협창통, 복부냉통, 반위 토식, 위와 방광의 허한 때문에 생긴 소변빈수, 유뇨 등에 이용한다. 맛은 맵다. 성질은 따뜻하다.

비해 풍을 제거하고 습을 거두는 효능이 있는 약재이다. 맛은 쓰다. 성질은 평하다. 간경, 위경, 방광경에 귀경한다.

복령 신장병, 방광염, 요도염에 이용한다. 맛은 달고 담백하다. 성질은 평하다. 심경 비경 신경에 귀경한다.

감초 기와 혈을 길러주며 비를 보하고 기를 길러 정신을 편안하게 한다. 맛은 달고, 성질은 평하다. 심경, 폐경, 비경, 위경에 귀경한다.

한방용어사전

두목현훈(頭目眩暈) : 두훈頭暈과 목현目眩의 증상이 함께 나타나는 것.
두목풍열(頭目風熱) : 머리와 눈에 풍이 침입하여 열이 나는 증상.
두정(頭頂) : 머리 부위.

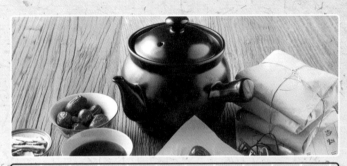

윤조제

조사(건조한 나쁜 기운)를 펼쳐 가볍게 날려 보내거나 장부를 자양하고 윤택하게 하여 건조해서 생긴 병증을 치료하는 방제를 통칭하여 윤조제라고 한다. 건조한 것은 외조(외적요인으로 인한 건조)와 내조(내적요인으로 인한 건조)로 나누어진다. 외조는 계절 변환기, 초가을, 늦가을 때, 대자연의 기운으로 인해 외조가 생긴다. 내조는 체내 장부 진액소진으로 생긴다.

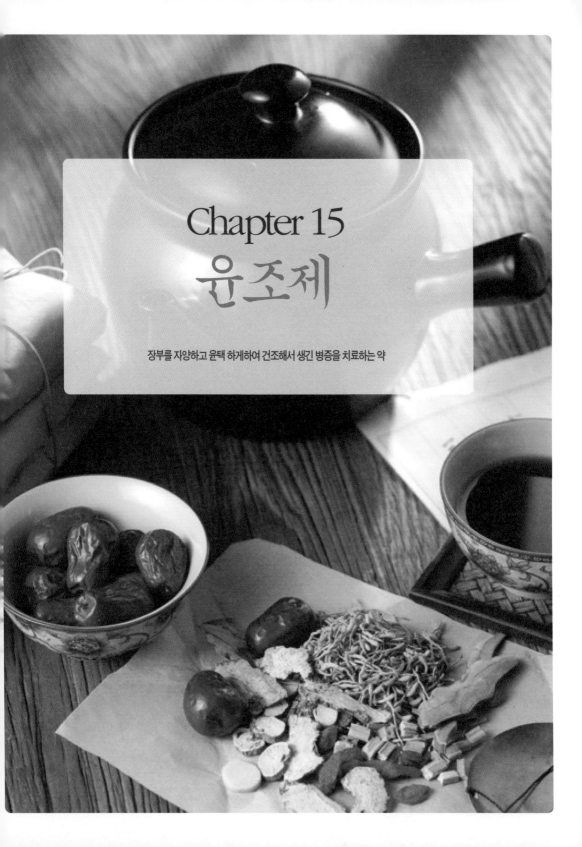

Chapter 15
윤조제

장부를 자양하고 윤택 하게하여 건조해서 생긴 병증을 치료하는 약

호흡기 계통의 질환에 쓰인다. 감기 증세인 기침이나 두통, 코가 막혀 숨쉬기가 힘들고 냄새를 맡지 못하는 증세에 처방한다.

행소산 [杏蘇散]

고적출처 : 온병조변

준비할 약재

행인 9g

감초 3g

길경 6g

자소엽 9g

진피 9g

전호 9g

반하 9g

복령 9g

지각 6g

생강 3편

대추 3개

이렇게 만들어요

• 약제에 적당량의 물을 부어 달여서, 아침, 저녁으로 식후 30분에 복용한다.

■ 어느 곳에 좋을까?

폐부의 차고 건조함을 날려 보내고, 가래를 풀어 없앤다.

■ 어느 곳을 치료할까?

외부로부터 들어온 차고 건조한 현상을 치료한다.

■ 주요증상은 무엇일까?

오한, 코 막힘, 콧물, 두통, 기침, 묽은 가래, 땀이 없는 등 증상.

■ 다른 병에 활용해도 될까?

만성기관지염, 폐질환 등에도 효과가 있다.

■ 주의해야 할 사항은?

특별한 것은 없으나 의사 처방 후에 사용하도록 한다.

|약초의 효능과 성미|

진피 열을 내리고 습을 말리는 효능이 있어 천식에 쓰이며 진해거담 작용을 한다. 맛은 쓰고 맵다. 성질은 따뜻하다. 비경 폐경에 귀경한다.

생강 진저롤 성분이 혈액순환을 활성화하고 동맥경화나 고혈압을 예방한다. 맛은 맵다. 성질은 약간 따뜻하다. 폐경, 비경, 위경에 귀경한다.

복령
신장병, 방광염, 요도염에 이용한다. 맛은 달고 담백하다. 성질은 평하다. 심경 비경 신경에 귀경한다.

지각 가슴이나 복부가 그득한 증상을 치료한다. 맛은 쓰고 맵다. 성질은 약간 차다. 비경, 위경, 대장경에 귀경한다.

전호 해열, 거담, 진해, 진정 등의 효능이 있어 천식 등을 다스리는 데에 쓰인다. 맛은 쓰고 맵다. 성질은 약간 차다. 폐경에 귀경한다.

대추 비위를 조화롭게 보하고 진액을 보충하며 약재의 독성을 줄이는 효능이 있다. 맛은 달고, 성질은 따뜻하다. 비경, 위경에 귀경한다.

감초 기와 혈을 길러주며 비를 보하고 기를 길러 정신을 편안하게 한다. 맛은 달고, 성질은 평하다. 심경, 폐경, 비경, 위경에 귀경한다.

행인(살구씨) 각종 해소, 천식, 기관지염, 인후염, 암종 등에 사용한다. 맛은 쓰고 성질은 약간 따뜻하며 약간의 독이 있다.

길경
가래가 있으면서 기침이 나며 숨이 찬 데 쓴다. 맛은 쓰고 맵다. 성질은 평하다. 폐경에 귀경한다.

반하 거담, 진해 등의 효능과 설사에 사용한다. 맛은 맵다. 성질은 따뜻하다. 독이 있다. 비경, 위경, 폐경에 귀경한다.

자소엽
발한, 행려, 진해, 진통약으로 이용한다. 맛은 맵다. 성질은 따뜻하다. 폐경, 비경에 귀경한다.

한방용어사전

두진(痘疹) : 천연두의 증상. 열이 나며 얼굴부터 전신에 붉은 점이 생기는 것이 홍역과 비슷함.
두창(痘瘡) : 천연두.
두통 무한(頭痛無汗) : 머리는 아프나 땀은 없음.

폐음부족으로 코와 입, 목이 마르고 마른기침을 하며 숨이 차고 가슴과 옆구리가 아프며 갈증이 나는 데 쓴다.

청조구폐탕

고적출처 : 의종금감

준비할 약재

 상엽 9g

 인삼 2g

 감초 3g

 행인 2g

 비파엽 3g

 아교(용화) 3g

 석고 8g

 맥문동 4g

 호마인 3g

이렇게 만들어요

• 위의 약을 1첩으로 하여 약제에 적당량의 물을 부어 달여서, 아침, 저녁으로 식후 30분에 복용한다.

■ 어느 곳에 좋을까?

폐기를 맑게 하고, 건조한 것을 윤기 있게 해 기침을 그치게 한다. 폐부를 윤택하게 한다.

■ 어느 곳을 치료할까?

온성 건조로 하여 폐를 상하게 한 것을 치료한다.

■ 주요증상은 무엇일까?

두통, 신체발열, 건기침과 가래가 없음, 명치 부분이 답답하고 천식성 호흡, 목과 코가 건조함, 갈증과 가슴 답답함.

■ 다른 병에 활용해도 될까?

급성 및 만성기관지염, 폐결핵 등 때 쓸 수 있다.

■ 주의해야 할 사항은?

비위 허약자는 조심해서 사용 할 것.

의사 처방 후에 사용하도록 한다.

|약초의 효능과 성미|

 호마인 간신이 허약하여 머리털이 일찍 희어지고 어지러우며 눈앞이 어른거리는 등의 증상을 치료하는 효능이 있는 약재이다. 맛은 달다. 성질은 평하다.

 상엽 폐를 윤택하게 하며 간의 열을 내리고 혈을 차갑게 한다. 맛은 쓰고 달다. 성질은 차다. 간경, 폐경에 귀경한다.

 감초 기와 혈을 길러주며 비를 보하고 기를 길러 정신을 편안하게 한다. 맛은 달고, 성질은 평하다. 심경, 폐경, 비경, 위경에 귀경한다.

 석고 몸에 열이 많은 사람의 열을 내려주고 갈증을 멈추며 가슴 답답함을 없애준다. 맛은 맵고 달다. 성질은 매우 차다.

 아교 자양강장, 지혈약으로 빈혈, 출혈성질환 등에 응용한다. 맛은 달다. 성질은 평하다. 폐경, 간경, 신경에 귀경한다.

 인삼 강장, 강심, 병약자의 식욕부진 등에도 응용된다. 맛은 달고 약간 쓰다. 성질은 약간 따뜻하다. 비경, 담경, 폐경에 귀경한다.

 맥문동 진해, 거담, 강장약으로 변비 등에 좋다. 맛은 달고 약간 쓰다. 성질은 약간 차다. 심경, 비경, 위경에 귀경한다.

 행인(살구씨) 각종 해소, 천식, 기관지염, 인후염, 암종 등에 사용한다. 맛은 쓰고 성질은 약간 따뜻하며 약간의 독이 있다.

 비파엽 진해, 거담, 이뇨, 건위, 진구제로서 구해, 더위먹은데, 부종, 구갈, 해수천식, 만성기관지염 등 증세에 이용한다. 맛은 쓰다. 성질은 평하다.

한방용어사전

두풍(頭風) : 오래도록 낫지 않는 두통.
두풍두통(頭風頭痛) : 돌발적이고 발작적인 두통
두현(頭眩) : 현훈眩暈.

화천으로 가슴이 그득하고 기침을 하며 숨이 차고 간혹 피가 섞인 가래가 나오는데 쓴다.

맥문동탕 [麥門冬湯]

고적출처 : 금궤요략

준비할 약재

인삼 6g

반하 10g

맥문동 70g

갱미(멥쌀) 5g

감초6g

대추4개

| 이렇게 만들어요 |

위의 약을 1첩으로 하여 약제에 적당량의 물을 부어 달여서, 아침, 저녁으로 식후 30분에 복용한다. •

■ 어느 곳에 좋을까?

폐장 위장을 보하고, 기가 상역하는 것을 내려주며, 위를 편하게 한다

■ 어느 곳을 치료할까?

폐엽이 마르고 시들어 나타나는 것을 치료한다.

■ 주요증상은 무엇일까?

호흡이 순조롭고 편하지 못함, 쉽게 호흡곤란이 일어난다. 가래 기침의 기침이 깨끗하지 않다. 기침할 때 거품 있는 가래가 나온다. 목과 입이 건조하다. 또한, 위 음이 부족한 것을 개선

한다. 구토, 갈증과 목이 건조한 증상 등

■ 다른 병에 활용해도 될까?

폐결핵, 만성기관지염, 흉막염, 위 십이지장궤양, 만성 위염, 만성인두염에 사용할 수 있다.

■ 주의해야 할 사항은?

폐위증이 허한(폐가 차가운) 사람은 복용을 삼간다.

의사 처방 후에 사용하도록 한다.

| 약초의 효능과 성미 |

대추 비위를 조화롭게 보하고 진액을 보충하며 약재의 독성을 줄이는 효능이 있다. 맛은 달고, 성질은 따뜻하다. 비경, 위경에 귀경한다.

갱미 강심작용, 혈압조절 작용, 항당뇨, 각종 항암작용 등이 있다. 맛은 달다. 성질은 평하다. 비경, 위경에 귀경한다.

맥문동 진해, 거담, 강장약으로서 변비 등에 좋다. 맛은 달고 약간 쓰다. 성질은 약간 차다. 심경, 비경, 위경에 귀경한다.

감초 기와 혈을 길러주며 비를 보하고 기를 길러 정신을 편안하게 한다. 맛은 달고, 성질은 평하다. 심경, 폐경, 비경, 위경에 귀경한다.

반하 거담, 진해 등의 효능과 설사에 사용한다. 맛은 맵다. 성질은 따뜻하다. 독이 있다. 비경, 위경, 폐경에 귀경한다.

인삼 강장, 강심, 병약자의 식욕부진 등에도 응용된다. 맛은 달고 약간 쓰다. 성질은 약간 따뜻하다. 비경, 담경, 폐경에 귀경한다.

한방용어사전

두훈(頭暈) : 머리가 어지러우면서 환자 자신이나 주위의 물건들이 빙빙 도는 것처럼 느껴지고 심한 경우는 오심, 구토를 하는 병증.
류머티즘(Rheumatismus) : 급성 또는 만성으로 근육이나 관절 또는 그 근접 조직에 동통, 경결(단단하게 굳어짐)을 일으키는 질환.
림프절 : 포유류가 가지고 있는 면역기관 중 하나로 림프계를 구성하는 기관.

폐음과 신음 부족으로 목이 마르고 아프며 기침이 나고 숨이 차며 혀가 벌겋게 되고 맥이 삭한 데 쓴다.

백합고금탕

고적출처 : 의방집해

준비할 약재

생지황 6g 숙지황 9g 현삼 2.4g 백합 3g 천패모 3g 맥문동 4.5g 작약 3g 당귀 3g

길경 2.4g 감초 3g

| 이렇게 만들어요 |

• 위의 약을 1첩으로 하여 약제에 적당량의 물을 부어 달여서, 아침, 저녁으로 식후 30분에 복용한다.

■ 어느 곳에 좋을까?

음을 자양하고 열을 내려준다. 폐를 윤택하게 하고, 가래를 제거한다.

■ 어느 곳을 치료할까?

폐장 신장 음허, 허열이 심한 것을 치료한다.

■ 주요증상은 무엇일까?

인후의 건조한 통증, 기침과 호흡곤란, 가래에 피가 섞임, 손 발바닥에 열이 나는 증상 등

■ 다른 병에 활용해도 될까?

급, 만성 인후두염, 기관지염, 기관지 확장증, 폐농양(pulmonary abscess) 등 때 쓸 수 있다.

■ 주의해야 할 사항은?

비위허약, 설사, 식욕부진 자는 복용을 삼간다.

의사 처방 후에 사용하도록 한다.

| 약초의 효능과 성미 |

생지황 몸의 열을 내리고 진정시켜주고 혈액순환 개선, 혈당 조절 효능을 지니고 있다. 성질은 차다. 심경, 간경, 신경에 귀경한다.

숙지황 간신을 자양하고 보익하며 혈을 기르고 허를 보하며 골수를 메우는 효능을 가진 약재이다. 맛은 달다. 성질은 약간 따뜻하다.

맥문동 진해, 거담, 강장약으로서 변비 등에 좋다. 맛은 달고 약간 쓰다. 성질은 약간 차다. 심경, 비경, 위경에 귀경한다.

작약 월경을 고르게 하며 땀을 멈추게 하고 방광과 대소장을 이롭게 한다. 맛은 시고 쓰다. 성질은 약간 차다. 간경 비경에 귀경한다.

천패모 폐를 촉촉하게 하고 울결된 것을 풀어주며 기침을 멈추게 하고 담을 삭이는 효능을 가진 약재이다. 맛은 쓰고 달다. 성질은 약간 차다.

백합 소염, 진해, 이뇨, 진정제로서 노수토혈, 허번경계, 부종, 비만, 폐위등 증세에 이용된다. 맛은 달다. 성질은 약간 차다.

현삼 목이 마르는 증세, 고혈압 등의 치료에 쓴다. 맛은 쓰고 달고 짜다. 성질은 약간 차다. 폐경, 위경, 신경에 귀경한다.

감초 기와 혈을 길러주며 비를 보하고 기를 길러 정신을 편안하게 한다. 맛은 달고, 성질은 평하다. 심경, 폐경, 비경, 위경에 귀경한다.

당귀 강장약으로서 빈혈증, 복통, 월경불순 등의 증세 이용된다. 맛은 달고 맵다. 성질은 따뜻하다. 간경, 심경, 비경에 귀경한다.

길경
가래가 있으면서 기침이 나며 숨이 찬 데 쓴다. 맛은 쓰고 맵다. 성질은 평하다. 폐경에 귀경한다.

한방용어사전

마목(麻木) : 몸이 나무처럼 딱딱해지면서 감각이 둔해지거나 없어지는 증상.
마목동통(麻木疼痛) : 마목으로 인해 생기는 통증.
마목불인(麻木不仁) : 몸에 감각이 없거나 잘 움직이지 못하는 증상.

음정이 부족하여 마른기침이 나며 숨이 가쁘고 목이 마르며 아픈 데 쓴
다.

양음청폐탕

고적출처 : 중루옥쇄

준비할 약재

| 생지황 12g | 맥문동 9g | 감초 3g | 현삼 9g | 박하 3g | 초백작 5g | 천패모 5g | 목단피 5g |

이렇게 만들어요

• 박하는 나중에 넣어 약 5~10분만 끓인다.
• 위의 약을 1첩으로 하여 하루 2첩을 쓰는데 1첩씩 물에 달여 식간에 먹고 2첩의 약찌끼를 합쳐 다시 달여 한 번 먹는다.

■ 어느 곳에 좋을까?

음을 자양하고 폐의 열을 내려준다. 체내외의 독소를 풀어준다.

■ 어느 곳을 치료할까?

백후(일종의 전염병증)의 현상을 치료한다.

■ 주요증상은 무엇일까?

목안에 흰막이 생김, 인후가 붓고 통증, 발열, 답답함, 코와 입술이 마름, 호흡하는데 소리가
남, 천식 같기도 하고 아닌 것 같기도 한 증상.

■ 다른 병에 활용해도 될까?

급성 편도선염, 디프테리아 등에 쓸 수 있다.

■ 주의해야 할 사항은?

가래가 많고, 감기 초기 환자는 복용을 삼간다.

의사 처방 후에 사용하도록 한다.

| 약초의 효능과 성미 |

생지황 몸의 열을 내리고 진정시켜주고 혈액순환 개선, 혈당 조절 효능을 지니고 있다. 성질은 차다. 심경, 간경, 신경에 귀경한다.

초백작 양혈화간, 통혈맥지통, 인약상행하여 활혈작용을 증강 시킨다. 맛은 쓰고 시다. 성질은 약간 차다. 간경, 비경에 귀경한다.

감초 기와 혈을 길러주며 비를 보하고 기를 길러 정신을 편안하게 한다. 맛은 달고, 성질은 평하다. 심경, 폐경, 비경, 위경에 귀경한다.

천패모 폐를 촉촉하게 하고 울결된 것을 풀어주며 기침을 멈추게 하고 담을 삭이는 효능을 가진 약재이다. 맛은 쓰고 달다. 성질은 약간 차다.

현삼 목이 마르는 증세, 고혈압 등의 치료에 쓴다. 맛은 쓰고 달고 짜다. 성질은 약간 차다. 폐경, 위경, 신경에 귀경한다.

목단피 두통, 복통, 부인과질환, 월경불순에 이용한다. 맛은 맵다. 성질은 약간 차다. 심경, 간경, 신장에 귀경한다.

맥문동 진해, 거담, 강장약으로서 변비 등에 좋다. 맛은 달고 약간 쓰다. 성질은 약간 차다. 심경, 비경, 위경에 귀경한다.

박하
소화불량, 감기, 두통, 치통 등에 치료제로 쓰인다. 맛은 맵다. 성질은 약간 차다. 폐경, 간경에 귀경한다.

한방용어사전

매핵기(梅核氣) : 목구멍에 매실열매(매핵) 같은 것이 막혀 있는 느낌.

맥부 : 밀기울. 밀을 빻아 체로 쳐서 남은 찌꺼기.

맥부(脈浮) : 맥상(脈像)의 하나로 정상맥보다 얕게 바깥쪽에서 느껴지는 것.

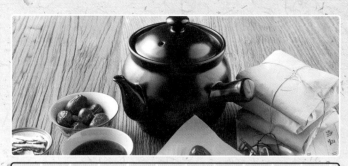

소도화적제

음식물을 소화시키는 약으로 체내의 비위기능저하로 상복부의 가득하고 더부룩함, 오심,
설사 등의 증상시 소화제로 비위를 튼튼히 하거나 소화촉진, 위장적체를 풀어 치료하는 방
제를 소도화적제라 한다.

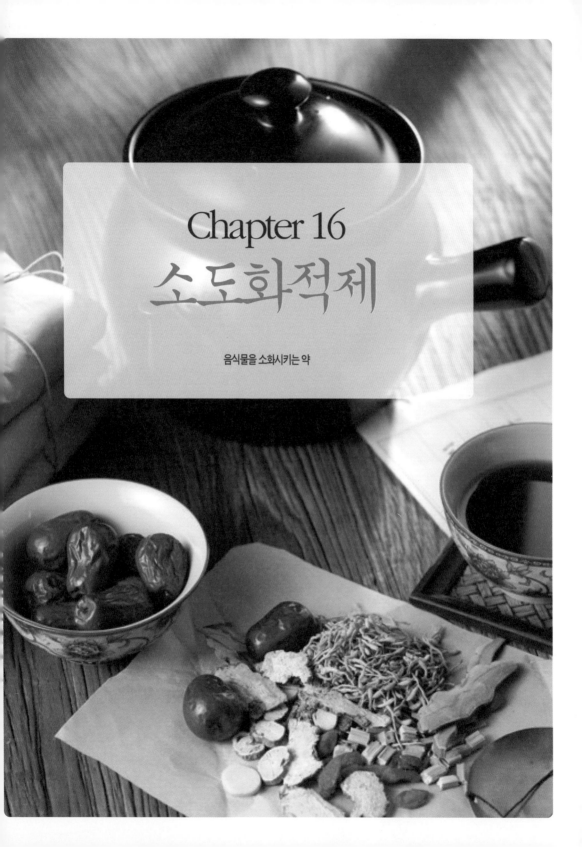

Chapter 16
소도화적제

음식물을 소화시키는 약

음식에 체해서 명치 밑이 트적지근하고 신물이 올라오며 소화가 안 되는 데 쓴다.

보화환 [保和丸]

고적출처 : 단계심법

준비할 약재

| 산사 18g | 복령 9g | 신국 6g | 반하 9g | 연교 6g | 진피 6g | 내복자 6g |

이렇게 만들어요

• 위의 약을 가루 내어 신국 200g을 넣어서 쑨 풀에 반죽하여 0.3g 되게 환약을 만든다. 한 번에 50~70환씩 하루 3번 식후에 먹는다.

• 약제에 적당량의 물을 부어 달여서, 아침, 저녁으로 식후 30분에 복용한다.

■ 어느 곳에 좋을까?

식체를 제거하고, 비장 위장의 기능을 회복시킨다. 위를 편하게 한다. 체내의 열을 제거한다.

■ 어느 곳을 치료할까?

음식물이 쌓이거나, 정체의 현상을 치료한다.

■ 주요증상은 무엇일까?

완복(위강 복부)이 부르고 가득찬 증상, 소화불량, 복부가 때로 통증, 설사, 구역, 신물 넘어옴 등

■ 다른 병에 활용해도 될까?

급, 만성 위염 등에 쓸 수 있다.

■ 주의해야 할 사항은?

신체 허약, 식체가 없는 사람은 복용하지 말 것. 임신부는 조심해서 사용해야 한다.

의사 처방 후에 사용하도록 한다.

| 약초의 효능과 성미 |

연교 발열, 두통, 혈류 개선 작용 등의 효능이 있다. 맛은 쓰다. 성질은 약간 차다. 심경, 담경, 폐경에 귀경한다.

복령
신장병, 방광염, 요도염에 이용한다. 맛은 달고 담백하다. 성질은 평하다. 심경 비경 신경에 귀경한다.

신국 자양, 소화, 지사약으로서 복사허리, 창만, 식적, 산후어혈복통, 구토 등 증상에 응용한다. 맛은 맵고 달다. 성질은 따뜻하다. 비경, 위경에 귀경한다.

산사 비위를 따뜻하게 하여 소화를 촉진하며 약리작용으로 강심작용, 혈액순환개선 작용, 혈압강하작용이 보고되었다. 맛은 시고 달다. 성질은 약간 따뜻하다.

반하 거담, 진해 등의 효능과 설사에 사용한다. 맛은 맵다. 성질은 따뜻하다. 독이 있다. 비경, 위경, 폐경에 귀경한다.

진피 열을 내리고 습을 말리는 효능이 있어 천식에 쓰이며 진해거담 작용을 한다. 맛은 쓰고 맵다. 성질은 따뜻하다. 비경 폐경에 귀경한다.

내복자 호흡을 가라앉히며 소화를 돕고 가래를 삭이는 효능이 있으며 해수로 인한 기관지 천식, 이급후중을 치료하는 약재이다. 맛은 맵고 달다. 성질은 평하다.

한방용어사전

맥부긴(脈浮緊) : 진맥시 손가락을 피부에 살짝 대기만 해도 맥이 뛰는 것이 느껴지면서 맥박이 정상보다 빨리 뛰는 것으로 표한증을 진단할 수 있는 맥상임.
만간풍(慢肝風) : 갓난아이에게 생기는 눈병의 하나.
망양증(亡陽症) : 몸에 양기가 없어 심한 허탈상태에 빠지는 병.

하초에 습열사가 몰려서 배가 불러 오르고 그득하면서 아프며 대변이 굳은 데 쓴다.

목향빈랑환

고적출처 : 의방집해

준비할 약재

| 광목향 3g | 빈랑 3g | 지각 3g | 청피 3g | 진피 3g | 아출 3g | 황백 9g | 황련 3g |

| 대황 9g | 향부자 9g | 견우자 12g |

| 이렇게 만들어요 |

• 위의 약을 가루 내어 물로 0.3g 되게 환약을 만든다. 한 번에 25환씩 더운물로 먹는다.
• 광목향은 나중에 넣어 약5~10분만 끓인다. 약제에 적당량의 물을 부어 달여서, 아침, 저녁으로 식후 30분에 복용한다.

■ 어느 곳에 좋을까?

기를 순조롭게 잘 다스리고, 막힌 것을 풀어준다. 쌓인 것을 제거하고, 열기를 씻어낸다.

■ 어느 곳을 치료할까?

음식이 쌓인 현상을 치료한다.

■ 주요증상은 무엇일까?

완복(위강 복부)이 부르고 가득찬 증상, 복부의 더부룩한 통증, 가슴 옆구리가 가득한 증세, 답답하고 불편함, 대소변이 순조롭게 통하지 못하는 증상 등

■ 다른 병에 활용해도 될까?

급성 위장염, 복통, 변비, 이질 초기 등에 사용할 수 있다.

■ 주의해야 할 사항은?

허약한 노인은 조심해서 사용할 것, 임신부는 복용하지 말아야 한다.
의사 처방 후에 사용하도록 한다.

| 약초의 효능과 성미 |

향부자 기의 순환을 조절하여 통증을 완화시키고 월경을 조절하는 효능이 있는 약재이다. 맛은 맵고 약간 쓰고 달다. 성질은 평하다.

견우자 사하, 이뇨, 살충약으로서 대변비결, 소변불리, 수종천만, 각기식체, 담음, 충적 등 증상에 응용한다. 맛은 맵고 약간 쓰다. 성질은 차다.

황백 위장염, 복통, 황달, 설사, 대하, 변혈 등 증세에 이용된다. 맛은 쓰다. 성질은 차다. 신경, 방광경, 담경에 귀경한다.

지각 가슴이나 복부가 그득한 증상을 치료한다. 맛은 쓰고 맵다. 성질은 약간 차다. 비경, 위경, 대장경에 귀경한다.

아출 방향성건위 구풍, 진통, 통경제로서 사용한다. 맛은 쓰고 맵다. 성질은 따뜻하다. 간경, 비경에 귀경한다.

광목향 기와 혈을 소통시키며 진통, 거담작용을 한다. 맛은 맵고 쓰다. 성질은 따뜻하다. 비경, 위경, 대장경, 담경에 귀경한다.

빈랑 살충하고 적체를 삭이며 기를 하강시키고 물을 통하게 하는 효능이 있는 약재이다. 맛은 쓰고 맵다. 성질은 따뜻하다. 위경, 대장경에 귀경한다.

진피 열을 내리고 습을 말리는 효능이 있어 천식에 쓰이며 진해거담 작용을 한다. 맛은 쓰고 맵다. 성질은 따뜻하다. 비경 폐경에 귀경한다.

청피 간기가 맺힌 것을 흩어지게 하고 기를 뚫어주며 울결을 풀어주고 담을 제거하는 효능을 가진 약재이다. 맛은 맵고 쓰다. 성질은 따뜻하다.

황련 염증을 감소시키는 데 도움을 주며 관절염에 좋다. 맛은 쓰다. 성질은 차다. 심경, 간경, 위경, 대장경에 귀경한다.

대황 설사, 어혈, 변비, 옹종 증세에 이용된다. 맛은 쓰다. 성질은 차다. 비경, 위경, 대장경, 간경, 심포경에 귀경한다.

한방용어사전

망혈증(亡血中) : 출혈과다로 의해 일종의 쇼크 상태가 옴.
매핵기(梅核氣) : 목안에 무엇인가 맺혀 있는 것 같아서 뱉으려 해도 나오지 않고 삼키려 해도 넘어가지 않는 증상.
맥립종(麥粒腫) : 눈 다래끼, 침안이라고도 함.

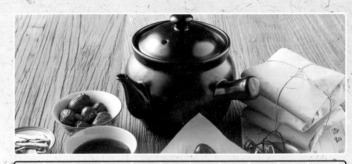

옹양제

옹은 피부가 붉게 부어 고름이 나는 종기 부스럼 등창 등 모든 피부질환을 총칭한다. 통상 습열과 열독 등으로 인한 피부병변은 많다. 임상증상은 여드름, 피부궤양, 농 등 이외에 일부 장부의 종기(옹종, 혹)에는 조금의 체내 습열의 감각을 느낄 수 있다. 이런 상기 증상에 옹양 제로 치료할 수도 있다.

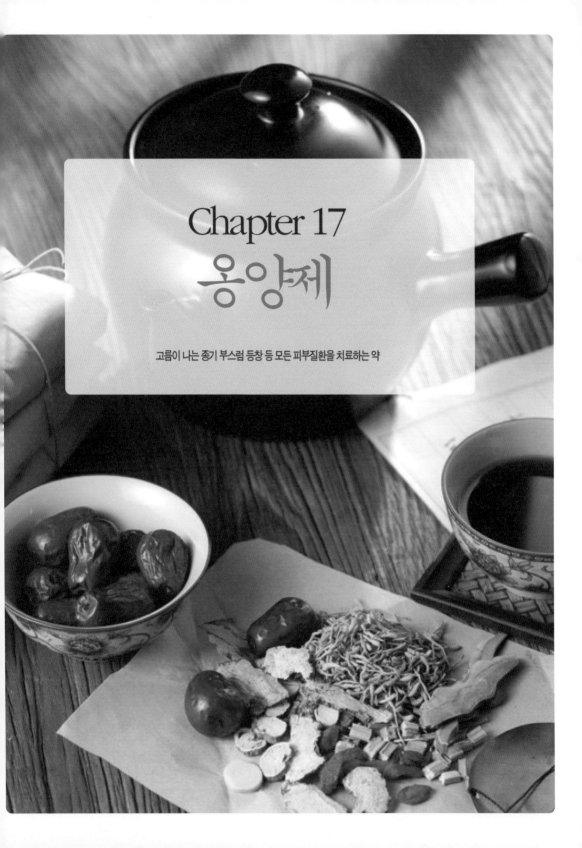

Chapter 17
옹양제

고름이 나는 종기 부스럼 등창 등 모든 피부질환을 치료하는 약

옹저가 터진 뒤에 원기가 허하여 오래도록 아물지 않고 고름이 계속 나오는 데 쓴다.

탁리소독음

고적출처 : 만병회춘

준비할 약재

 인삼 7.5g 천궁 7.5g 길경 7.5g 후박 6g 작약 7.5g 당귀 7.5g 복령 7.5g 백지 3g

조각자 6g   백출 7.5g   황기 4.5g   금은화 4.5g

| 이렇게 만들어요 |

• 위의 약을 1첩으로 하여 약제에 적당량의 물을 부어 달여서, 아침, 저녁으로 식후 30분에 복용한다.

■ 어느 곳에 좋을까?

열을 내려주고 열독을 풀어준다. 붓기를 내려준다.

■ 어느 곳을 치료할까?

종기가 형성된 것이 오래되어도 계속해서 없어지지 않는 경우에 치료한다.

■ 다른 병에 활용해도 될까?

화농성 임파선염, 다발성 근염, 항문 주의 염, 유선염, 종기에 사용할 수 있다.

■ 주의해야 할 사항은?

특별한 것은 없으나 의사 처방 후에 사용하도록 한다.

|약초의 효능과 성미|

길경
가래가 있으면서 기침이 나며 숨이 찬 데 쓴다. 맛은 쓰고 맵다. 성질은 평하다. 폐경에 귀경한다.

조각자 풍을 막아주고 독을 제거하며 부기를 가라앉히고 고름을 배출시키는 효능이 있는 약재이다. 맛은 맵다. 성질은 따뜻하다. 간경, 위경에 귀경한다.

황기 지한, 이뇨, 강장약으로서 자한, 빈혈, 소변불리 증세에 이용된다. 맛은 달다. 성질은 약간 따뜻하다. 폐경, 비경에 귀경한다.

당귀 강장약으로서 빈혈증, 복통, 월경불순 등의 증세 이용된다. 맛은 달고 맵다. 성질은 따뜻하다. 간경, 심경, 비경에 귀경한다.

작약 월경을 고르게 하며 땀을 멈추게 하고 방광과 대소장을 이롭게 한다. 맛은 시고 쓰다. 성질은 약간 차다. 간경 비경에 귀경한다.

백지 감기로 두통에 좋은 효능을 나타내며 치통에도 활용된다. 맛은 맵다. 성질은 따뜻하다. 폐경, 위경에 귀경한다.

인삼 강장, 강심, 병약자의 식욕부진 등에도 응용된다. 맛은 달고 약간 쓰다. 성질은 약간 따뜻하다. 비경, 담경, 폐경에 귀경한다.

백출 설사, 수음, 담음, 소변불리, 불안 등 증세에 이용된다. 맛은 달고 쓰다. 성질은 약간 따뜻하다. 비경, 위경에 귀경한다.

천궁
통증을 치료하고 월경통, 두통에 유효하다. 맛은 맵다. 성질은 따뜻하다. 간경, 담경, 심포경에 귀경한다.

금은화 열을 내리는 효능이 있어 풍습성 관절염에 효능이 있다. 맛은 달다. 성질은 차다. 폐경, 대장경, 위경에 귀경한다.

복령
신장병, 방광염, 요도염에 이용된다. 맛은 달고 담백하다. 성질은 평하다. 심경 비경 신경에 귀경한다.

후박 습을 조절하고 창만을 흩어버리고 기를 순환시키는 효능이 있다. 맛은 쓰고 맵다. 성질은 따뜻하다. 비경, 위경, 폐경, 대장경에 귀경한다.

한방용어사전

맥침완(脈沈緩) : 진단할 때 살짝 눌렀을 때 보다 깊이 눌렀을 때가 강도가 강하면서 그 뛰는 탄력이 비교적 약하고 완만한 것으로 이허증裏虛症을 진단할 수 있는 맥상脈狀임.

맥침현(脈沈弦) : 진단할 때 살짝 눌렀을 때 보다 깊이 눌렀을 때가 강도가 강하면서 가야금을 누르는 것처럼 탄력이 강한 것으로 간기울결肝鬱結을 진단할 수 있는 맥상임.

초기에 아직 곪지 않은 모든 옹저, 종독을 치료하는 처방이다.

진인활명음

고적출처 : 부인량방

준비할 약재

 금은화 9g   진피 9g   방풍 3g   절패모 3g   유향 3g   당귀미 3g   백지 3g   천화분 3g

 몰약 3g   조각자 3g   감초 3g

| 이렇게 만들어요 |

• 약제에 적당량의 물을 부어 달여서, 아침, 저녁으로 식후 30분에 복용한다.

■ 어느 곳에 좋을까?

열을 내려주고 열독을 풀어준다. 외과적 질환과 피부질환의 부은 독 등을 제거한다.

■ 어느 곳을 치료할까?

창양 종독 초기, 국부의 붉고 붓고 열이 나는 통증, 또는 신체 발 열등 증상을 치료한다.

■ 다른 병에 활용해도 될까?

봉와성직염, 화농성 편도선염, 용저 종독 초기의 화농성염증에도 사용한다.

■ 주의해야 할 사항은?

의사 처방 후에 사용하도록 한다.

- 창양이 이미 궤양이 되었거나, 음증 창양환자는 사용하지 말 것.
- 비장 위장이 매우 허약하거나, 또는 기혈 부족 환자도 조심해서 사용할 것.
- 본 방제 준비할 약재중 천산갑 3g이 포함되어 있으나, 현재 천산갑은 보호동물이므로 사용 할수 없다.
  의료 시장에서도 천산갑이 들어 있지 않은 농축약이 제공되 사용하고 있다. 또는, 다른 대체 약 예를 들어 몰약, 왕불유행 등을 쓴다.

| 약초의 효능과 성미 |

금은화 열을 내리는 효능이 있어 풍습성 관절염에 효능이 있다. 맛은 달다. 성질은 차다. 폐경, 대장경, 위경에 귀경한다.

방풍
방풍은 땀을 나게 하고 열을 내려주며 진통시키는 작용을 한다. 맛은 맵고 달다. 성질은 약간 따뜻하다.

절패모 열을 내리고 가래를 삭이며 울결을 풀고 해독하는 효능이 있는 약재이다. 맛은 쓰다. 성질은 차다. 폐경, 심경에 귀경한다.

감초 기와 혈을 길러주며 비를 보하고 기를 길러 정신을 편안하게 한다. 맛은 달고, 성질은 평하다. 심경, 폐경, 비경, 위경에 귀경한다.

몰약 건위, 통경, 흥분, 살균, 진통약으로서, 종통, 경폐, 산후 어혈, 복통, 옹저 징가 등 증상에 응용한다. 맛은 쓰다. 성질은 평하다.

진피 열을 내리고 습을 말리는 효능이 있어 천식에 쓰이며 진해거담 작용을 한다. 맛은 쓰고 맵다. 성질은 따뜻하다. 비경 폐경에 귀경한다.

당귀미
혈을 잘 돌게 한다. 맛은 맵고 달다. 성질은 따뜻하다. 심경, 간경, 비경에 귀경한다.

천화분 진액을 생성하고 갈증을 멎게 하며 화를 낮추는 효능이 있다. 맛은 달고 쓰다. 성질은 약간 차다. 폐경, 위경에 귀경한다.

백지 감기로 두통에 좋은 효능을 나타내며 치통에도 활용된다. 맛은 맵다. 성질은 따뜻하다. 폐경, 위경에 귀경한다.

유향 진통, 소염약 으로서, 기혈응체, 심복동통, 옹저 창양, 산후어혈복통, 설리등 증상에 응용한다. 맛은 쓰고 맵다. 성질은 따뜻하다.

조각자 풍을 막아주고 독을 제거하며 부기를 가라앉히고 고름을 배출시키는 효능이 있는 약재이다. 맛은 맵다. 성질은 따뜻하다. 간경, 위경에 귀경한다.

한방용어사전

맥증(脈蒸) : 병의 원인이 심心에 있음.
맥허무력미약(脈虛無力微弱) : 맥이 허하여 무력하고 미약함.
맥현세삭(脈弦細數) : 진단할 때 살짝 눌렀을 때 보다 깊이 눌렀을 때가 강도가 강하면서 가늘고 빨리 뛰는 증상으로 간혈허肝血虛를 진단할 수 있는 맥상脈狀임.

종기를 치료하는 데 사용하는 처방이다.

대황목단피탕

고적출처 : 금궤요략

준비할 약재

대황 12g　　목단피 9g　　도인 12g　　동과피 30g　　망초(충복) 9g

| 이렇게 만들어요 |

• 약제에 적당량의 물을 부어 달여서, 아침, 저녁으로 식후 30분에 복용한다.

■ 어느 곳에 좋을까?

열을 씻어 내리고, 붓기를 내리며, 어혈이 적체를 풀어준다.

■ 어느 곳을 치료할까?

장 용종 초기현상을 치료한다.

■ 주요증상은 무엇일까?

우측 하복부통증 누르는 것을 싫어함, 또는, 우측다리를 구부릴 수는 있다. 그러나 펼때 우측 아랫배가 극심한 통증이 있거나, 혹은 자주 열이 난다. 땀이 나고, 추운 것을 싫어함.

344

■ 다른 병에 활용해도 될까?

열을 내리고 종기를 치료하는 효능이 있어 대장옹에 발열, 복통(특히 우하복부), 압통 혹은 저항, 변비 등이 있으며, 심하면 상체를 앞으로 굽혀 다리를 굽혔다 폈다 하면 통증이 덜해지는 증상과 특히 하복부의 염증을 치료하는 데 많이 응용한다.

■ 주의해야 할 사항은?

노인과 신체허약자, 임신부, 급성 충수염 합병증의 복막염 환자는 복용하지 말아야 한다. 의사 처방 후에 사용하도록 한다.

| 약초의 효능과 성미 |

 목단피 두통, 복통, 부인과질환, 월경불순에 이용한다. 맛은 맵다. 성질은 약간 차다. 심경, 간경, 신장에 귀경한다.

 망초 사하, 이뇨약으로서 만성변비, 만성소화불량에 응용한다. 맛은 쓰고 짜다. 성질은 차다. 폐경, 위경, 대장경에 귀경한다.

 대황 설사, 어혈, 변비, 옹종 증세에 이용된다. 맛은 쓰다. 성질은 차다. 비경, 위경, 대장경, 간경, 심포경에 귀경한다.

 도인 하복부의 만통, 방광축혈, 경폐징가, 혈조변비, 장옹 등 증상에 응용한다. 맛은 쓰다. 성질은 평하다. 심경, 간경, 폐경, 대장경에 귀경한다.

 동과자 진해, 거담, 배농, 소염성 이뇨약으로서 열담해수, 수종, 각기, 폐옹, 임병 등에 응용한다. 맛은 달다. 성질은 차다. 폐경, 대장경에 귀경한다.

 한방용어사전

면색무화(面色無華) : 얼굴색이 밝지 않고 척척함.
면색위황(面色萎黃) : 얼굴색이 누렇고 파리하여 활기가 없음.
면적(面赤) : 얼굴이 지나치게 붉은 병증.

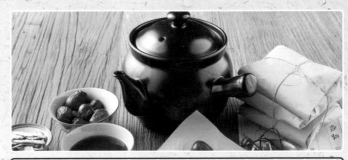

구충약

체내 기생충병을 치료하는 방제로 소화기의 기생충 위주이며 임상증상은, 배꼽부위 복부가
때로 통증, 안색이 누렇다, 몸이 마른다, 식욕부진, 정신이 맑지 못함, 때론 배가 부풀어오름,
항문 간지러움 등에 사용한다.

구충제 복용할 때 주의해야 할 사항은?
공복시 복용하며, 기름기 있는 음식을 금한다.
어떤 구충제는 독성이 있어 정기를 상하거나 중독염려가 있으므로 약량을 정확히 지켜야
하며 조심해서 사용할 것.
노약자 임산부는 조심해서 사용할 것.
약 복용 시 비장과 위장의 보양 관리에 주의해야 한다.

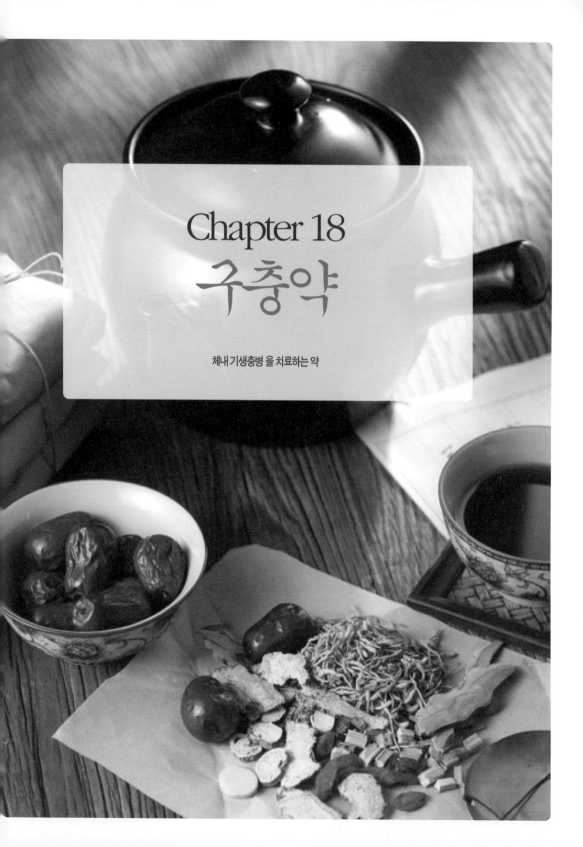

Chapter 18
구충약

체내 기생충병 을 치료하는 약

회궐로 음식을 먹으면 메스껍고 명치 밑이 그득하여 때로 배꼽노리가 아픈 데 쓴다.

오매환[烏梅丸]

고적출처 : 상한론

준비할 약재

| 오매 30g | 세신 3g | 건강 9g | 황련 6g | 당귀 6g | 포부자 6g | 천초 5g | 계지 6g |

인삼 6g   황백 6g

| 이렇게 만들어요 |

• 위의 약을 가루 내어 식초에 담근 오매에 섞어 짓찧은 뒤 0.3g 되게 환약을 만든다. 한 번에 10~20환씩 미음으로 빈속에 먹는다.

• 세신은 나중에 넣어 약 5~10분만 끓인다. 약제에 적당량의 물을 부어 달여서, 아침, 점심, 저녁으로 식전에 복용한다.

■ 어느 곳에 좋을까?

장부를 따뜻하게 한다. 회충을 구충한다.

■ 어느 곳을 치료할까?

회충으로 인한 혈맥이 돌지 않는 현상을 치료한다.

■ 주요증상은 무엇일까?

가슴이 답답하고 구토함, 잦은 복통, 팔 다리가 차고 싸늘하다. 회충을 토해낸다.

■ 다른 병에 활용해도 될까?

담도 회충증, 장도 회충증, 만성장염, 만성 세균성 이질에도 사용할 수 있다.

■ 주의해야 할 사항은?

특별한 것은 없으나 의사 처방 후에 사용하도록 한다.

|약초의 효능과 성미|

계지 기혈이 뒤틀리고 막혀 오는 마비 증상들에 사용된다. 맛은 달고 맵다. 성질은 따뜻하다. 심경, 폐경, 방광경에 귀경한다.

천초 중초를 따뜻하게 하고 한사를 흩어지게 하며 습을 제거하고 통증을 감소시키는 약재이다. 맛은 맵다. 성질은 따뜻하다. 독이 있다.

황백 위장염, 복통, 황달, 설사, 대하, 변탁 등 증세에 이용된다. 맛은 쓰다. 성질은 차다. 신경, 방광경, 담경에 귀경한다.

포부자 부자를 물에 불려 잿불에 묻어 구운 것으로 부자는 신장의 양기를 보하며 강심작용이 있다. 맛은 맵다. 성질은 열성이다. 심경, 신경, 비경에 귀경한다.

세신
머리가 아프고 코가 막히고 열이 나며 가래, 기침이 나고 숨이 찰 때 쓴다. 맛은 맵다. 성질은 따뜻하다.

오매 진해, 거담, 진구, 청량해열, 하혈, 구토, 구갈, 번갈, 세균성장질 등 증세에 이용된다. 맛은 시다. 성질은 평하다. 간경, 비경, 폐경, 대장경에 귀경한다.

인삼 강장, 강심, 병약자의 식욕부진 등에도 응용된다. 맛은 달고 약간 쓰다. 성질은 약간 따뜻하다. 비경, 담경, 폐경에 귀경한다.

건강 가슴과 배 부위가 통증이 있고 배가 차고 소화가 안 되며 구토, 설사하는 증상에 효과가 있다. 맛은 맵다. 성질은 열성이다.

당귀 강장약으로서 빈혈증, 복통, 신체동통, 월경불순 등의 증세 이용된다. 맛은 달고 맵다. 성질은 따뜻하다. 간경, 심경, 비경에 귀경한다.

황련 염증을 감소시키는 데 도움을 주며 관절염에 좋다. 맛은 쓰다. 성질은 차다. 심경, 간경, 위경, 대장경에 귀경한다.

한방용어사전

면포(面疱) : 얼굴, 이마, 콧등에 가장 자주 나타나는 나사모양의 굳어진 피지 덩어리.
명목(明目) : 눈을 맑고 밝게 함.
명목오발(明目烏髮) : 간신을 보해서 눈을 밝게 하고 머리털을 검게 하는 효능.

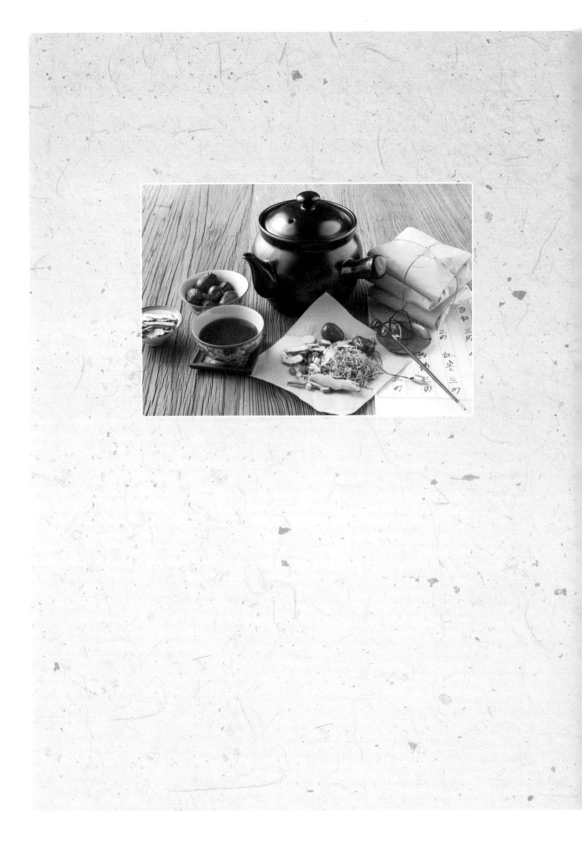

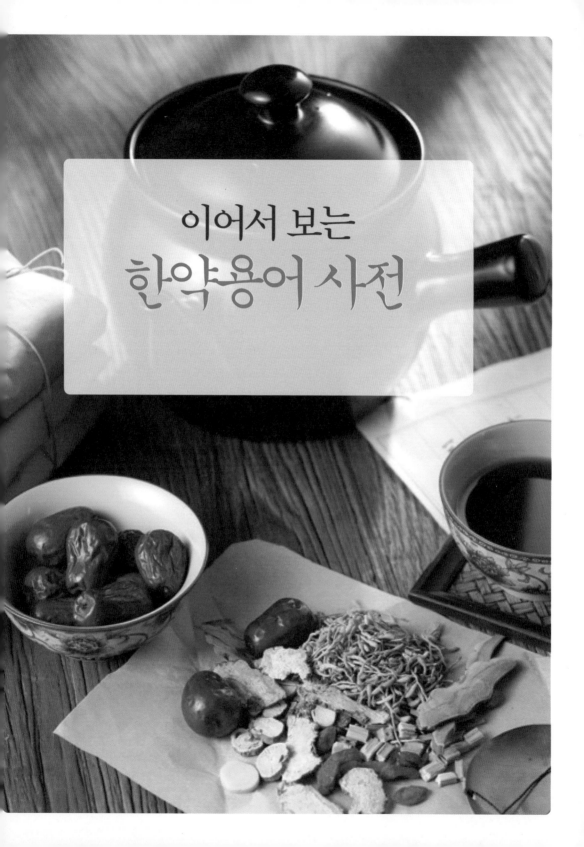

이어서 보는
한약용어 사전

- 모산(耗散) : 소모시키고 흩어지게 함.
- 목건삽(目乾澁) : 눈 안이 건조하고 껄끄러움.
- 목삽외광(目澁畏光) : 눈 건조하고 껄끄러워 빛을 보기가 두려움.
- 목생흑화(目生黑花) : 눈앞이 어찔거리면서 앉았다 일어나면 눈앞이 캄캄하고 현기증을 느끼며 눈에 별이나 꽃 같은 것이 보이는 증상.
- 목적(目赤) : 눈이 붉게 충혈됨.
- 목적통(目赤痛) : 눈이 붉어지고 아픈 병증.
- 목현(目眩) : 목혼目昏. 눈이 침침하여 잘 보이지 않음으로 인해 머리가 어지럽고 주위의 물건들이 빙빙 도는 것 같고 오심惡, 구토를 하는 병증.
- 몽정(夢精) : 수면 중에 꿈을 꾸면서 병적으로 정액을 흘리는 증상.
- 무명종독(無名腫毒) : 병명을 알지 못하는 각종 종기의 독성.
- 문정맥성 간농양(門靜脈性 肝膿瘍) : 문맥을 따라 감염이 혈행성으로 간장에 달하는 경우로, 고열, 오한, 간의 비대, 식욕부진, 체중감소 등의 증상이 나타남.
- 문화(文火) : 약한 불
- 미감즙침 : 약재를 쌀뜨물에 담가서 불림.
- 미란 : 피부 또는 점막의 표층이 결손된 것.
- 미릉골통(眉稜骨痛) : 눈 앞 부분과 상단부분이 아픈 병증.
- 미림(Mirin) : 훈증熏蒸한 쌀, 쌀누룩에 농도 40% 정도의 알코올을 혼합하여 20~30℃로 40~60일간 밀폐 저장한 후에 압착 여과시켜 만든 주류.
- 미초(微炒) : 약재를 살짝 볶음.
- 미초(米醋) : 쌀을 발효시켜 만든 식초.
- 미초황(微炒黃) : 약재를 유황불에 살짝 볶음.
- 미탕(米湯) : 밥 지을 때 나오는 흰 물을 끓여 복용하는 것.
- 미화홍건(微火烘乾) : 약재를 약한 불에 쬐거나 그슬려서 건조시키는 것.
- 밀수증(蜜水蒸) : 약재를 꿀물에 찜.
- 밀자(蜜炙 또는 밀구) : 가열한 꿀에 물을 부어서 희석시켜 약재를 담그는 법제방법
- 밀침초(蜜浸炒) : 약재를 꿀에 침습시켰다가 볶음.
- 밀환(蜜丸) : 꿀에 반죽하여 환을 만듦.

바

- 박건 : 펴서 말림.
- 박초(朴硝) : 초석을 한번 구워 만든 약재. 이뇨제로 씀.
- 박혈망행(迫血妄行) : 혈열망행血熱忘行. 혈이 사열邪熱을 받아 혈관 속을 따라 흐르지 못하고 혈관 밖으로 허투루 나간다는 뜻에서 붙여진 이름.
- 반위(反胃) : 음식을 먹은 다음 일정시간이 지나서 토하는 병증으로 위반, 번위飜胃, 위반胃飜이라고도 함.
- 발배(發背) : 옹저로background 종기가 등 쪽에 생김.
- 발한거담(發汗祛痰) : 몸을 덥혀 땀을 나게 하여 담을 삭임.
- 방향화습(芳香化濕) : 체내에 있는 습탁을 방향성이 있는 약물을 써서 치료하는 효능.
- 백선(白癬) : 버짐의 일종. 백선균, 소포자균, 표피균 등의 사상균에 의해 일어나는 피부질환.
- 반독(斑禿) : 머리털이 뭉텅뭉텅 빠져 탈모반이 생기는 병증.
- 반위증(反胃症) : 음식을 먹으면 명치 아래가 불러오고 그득하여 토해 내는 증상.
- 반진열독(斑疹熱毒) : 반은 점 모양 또는 서로 다른 크기의 색깔변화가 있어 볼 수는 있으나 만질 수는 없는 것이고, 진疹은 싸락처럼 도드라져 볼 수도 있고 만질 수도 있는 것을 말하며, 가려움, 작열감 등을 동반할 수도 있고 발열, 갈증 등 전신증상도 나타날 수 있음.
- 반초(半炒) : 약제를 절반만 볶음.
- 반표반리(半表半裏) : 병이 있는 부위가 안쪽에 있는 것도 아니고 겉에 있는 것도 아닌 상태로 표리(안과 겉)의 사이에 있는 상태를 일컫는 말.
- 발경(發痙) : 몸에 경련이 일어남.
- 발기부전(勃起不全) : 음경의 발기가 잘 되지 않는 병증.
- 발산(發散) : 땀을 나게 하여 병의 원인을 몸 밖으로 빠져 나가게 하는 치료법.
- 발적(發赤) : 피부나 점막에 염증이 생겼을 때 그 부분이 발갛게 부어오르는 현상. 모세혈관의 확장이 원인임.
- 발진(發疹) : 시진(눈으로 진찰함), 촉진(손으로 만져서 진찰함)에 의해 알 수 있는 피부병변 피진皮疹이라고도 함.
- 발창손목(發瘡損目) : 창양瘡瘍을 만들고 눈을 손상시킴.
- 발치(拔齒) : 이빨을 뽑음.
- 발포(發泡) : 자극성 있는 약물을 특정부위에 붙여 물집이 생기게 하여 치료하는 외치법.
- 발표산한(發表散寒) : 땀을 나게 하여 표(피부, 겉)에 있는 한사를 없애는 효능.
- 발표투진(發表透疹) : 땀을 내서 표(피부, 겉)에 있는 사기邪氣를 없애고 반진斑疹을 체표(몸 밖)로 배출시키는 효능.
- 발표해서(發表解暑) : 땀을 나게 하여 표表에 있는 사기邪氣를 제거하여 열을 푸는 효능.
- 발한(發汗) : 땀을 나게發 함.
- 발한해기(發汗解肌) : 발한해표. 발한시키고 기육肌肉에 울결鬱結된 사기邪氣를 없애는 효능.
- 발한해서(發汗解暑) : 땀을 나게 하고 열을 푸는 효능.
- 발한해열(發汗解熱) : 땀을 나게 하여 열을 내림.
- 방광염(膀胱炎) : 방광점막膀胱粘膜에 생기는 염증.
- 방향성(芳香性) : 향기가 있는 약제.
- 방향화습(芳香化濕) : 몸 안의 습탁濕濁을 방향성 있는 약물을 써서 치료하는 효능.
- 배건(焙乾) : 약재를 불에 쬐어 건조시킴.
- 배농(排膿) : 농(고름)을 배출하는 치료법.
- 배농소종(排膿消腫) : 고름을 없애고 부종을 가라앉히는 효능.
- 백내장(白內障) : 눈으로 들어온 빛은 수정체를 통과하면서 굴절되어 망막에 상像을 맺게 되는데 백내장은 이러한 수정체가 혼탁해져 빛을 제대로 통과시키지 못하게 됨으로써 안개가 낀 것처럼 시야가 뿌옇게 보이게 되는 질환.
- 백독두창(白禿頭瘡) : 위장 계통의 열 때문에 머리에 나는 부스럼.

• 백일해(百日咳) : 보르데텔라 백일해균(그람 음성균)에 의한 감염으로 발생하는 호흡기 질환으로 '흡 하는 소리, 발작, 구토 등의 증상이 동반된 14일 이상의 특징적인 기침양상을 보임.

• 백전풍 : 발병원인을 완전히 알 수 없는 후천성 색소결핍증.

• 백탁(白濁) : 소변이 혼탁한 것.

• 백혈병(白血病) : 혈액세포 중 백혈구에 발생한 암.

• 번갈(煩渴) : 가슴이 답답하고 열이 나면서 목이 마르는 증상.

• 번열(煩熱) : 몸속에 열이 나면서 가슴이 답답하고 갈증과 구역질 등이 나면서 괴로울정도로 더움.

• 번울(煩鬱) : 신체의 어떤 부위가 타는 듯하면서 막혀있는 듯 답답한 증상.

• 번조(煩燥) : 몸과 마음이 답답하고 열이 나서 손과 발을 가만히 두지 못하고 흔들며 침착하지 않은 증세. 정도가 심하면 조용히 누워 있지 못하고 팔다리를 파닥거리며 헛소리를 함.

• 법제(法製) : 약제의 독성을 중화‧제거하거나 약효를 높이거나 성질을 바꾸거나 약효가 다른 경락으로 미치게 조절하거나 불용성을 용성으로 바꾸거나 약제의 순수성을 유지하거나 제재, 복용, 저장을 편하게 하는 것.

• 벽예 : 일체의 더러운 것을 몰아내는 효능.

• 벽제구취(壁除口臭) : 구취입 냄새를 없앰.

• 변당 : 설사보다는 가벼운 증상이거나 변이 묽은 것.

• 변당(便糖) : 소변에 당분이 섞여 나옴.

• 변혈(便血) : 대, 소변에 피가 섞여 나옴.

• 병변(病變) : 인체구조의 병리적 변화.

• 보간명목(補肝明目) : 간기를 보하여 눈을 밝게 함.

• 보간신(補肝腎) : 간, 신을 보하는 효능.

• 보기(補氣) : 기를 보하는 효능.

• 보기고탈(補氣固脫) : 기를 보하고 고정시켜 기가 밖으로 빠져나감을 막음.

• 보기고표(補氣固表) : 기를 보하여 쇠약해진 외부(피부 등 신체 표면)를 건강하게 하여 많은 땀이 나는 것을 치료하는 효능.

• 보기구탈(補氣救脫) : 원기를 보하여 허탈을 다스림.

• 보기승양(補氣升陽) : 기를 보하여 양기를 오르게 함.

• 보기익혈(補氣益血) : 기를 보하고 피를 도우는 효능.

• 보기지해화담약(補氣止咳化痰藥) : 기를 보하여 기침을 멈추게 하고 담을 삭이는 약물.

• 보기허약(補氣虛弱) : 기를 보하여 허약을 치료함.

• 보비기(補脾氣) : 비기를 보익하는 효능.

• 보비위(補脾胃) : 비장과 위장을 보익하는 효능.

• 보비익기(補脾益氣) : 비장을 보하고 기를 도우는 효능.

• 보비익위(補脾益胃) : 비장을 보하고 위의 기능을 더하는 효능.

• 보비지사(補脾止瀉) : 비장을 보하여 설사를 그치게 하는 효능.

• 보비화위(補脾和胃) : 비를 보하고 위를 조화롭게 하는 효능.

• 보상생혈(補傷生血) : 상처를 보하여 낫게 하고 혈을 만들어 냄.

• 보신(補腎) : 신腎을 보하는 효능.

• 보신고정(補腎固精) : 신腎을 보하고 정精을 고정하는 효능.

• 보신양(補腎陽) : 신양腎陽을 보하는 효능.

• 보신음(補腎陰) : 신음腎陰을 보하는 효능.

• 보신익음(補腎益陰) : 신腎을 보하고 음陰을 더하는 효능.

• 보신익정(補腎益精) : 신腎을 보하고 정精을 더하는 효능.

• 보신장양(補腎壯陽) : 신장을 보하여 양기를 강하게 하는 효능.

• 보신청간(補腎淸肝) : 신腎을 보하고 간화肝火가 왕성한 것을 치료하는 효능.

• 보심기(補心氣) : 심기心氣를 보하는 효능.

• 보심혈(補心血) : 심心에 혈血(음)을 보충하는 효능.

• 보원양(補元陽) : 원양元陽을 보하는 효능.

• 보음자윤(補陰滋潤) : 몸의 음기를 보하면서 몸을 자양滋養하고 윤택하게 함.

• 보음퇴열(補陰退熱) : 음기를 보하여 열을 물리침.

• 보익간신(補益肝腎) : 간과 신장을 보하고 도우는 기능.

• 보익기(補益氣) : 기를 보하고 도움.

• 보익기혈약(補益氣血藥) : 기와 혈을 모두 보하고 돕는 약.

• 보익심비(補益心脾) : 심心과 비를 보익하는 효능.

• 보익약(補益藥) : 보약. 인체의 기혈, 음양의 부족함을 자양滋養하여 신체허약으로 인한 쇠약증후衰弱症候를 해소시키고 정기를 보익補益하고 허약을 보충補充함으로써 허증虛症을 치료하는 약물.

• 보기약(補氣藥) : 기를 보해주는 약으로 인체의 생리기능과 체력을 현저하게 증강시키는 약물군藥物群.

• 보양약(補陽藥) : 양기를 보하는 약으로 인체의 양기를 북돋아 양허증陽虛症을 제거 혹은 개선하는 약물.

• 보혈약(補血藥) : 혈허血虛 증후를 개선 또는 제거하는 약물.

• 보음약(補陰藥) : 음액陰液을 자양滋養하여 음허증陰虛症을 개선시켜 주는 약물.

• 보익폐기(補益肺氣) : 폐의 기를 자양滋養하고 보함.

• 보중(補中) : 중초를 보하는 효능.

• 보중익기(補中益氣) : 비를 보양하고 아래로 쳐진 비기脾氣를 일으키는 효능.

• 보폐기(補肺氣) : 폐기肺氣를 보하는 효능.

• 보폐익신(補肺益腎) : 폐기능을 보하고 신腎기능을 더하는 효능.

• 보폐종천(補肺宗喘) : 폐기능을 보하여 기침喘을 거치게 하는 효능.

• 보혈(補血) : 몸의 조혈(피를 만들어) 냄작용을 돕는 효능.

• 보혈생정(補血生精) : 피를 보하고 정액을 생기게 함.

• 보혈안신(補血安神) : 피를 보하여 정신을 안정시킴.

• 보혈양심(補血養心) : 피를 보하여 마음을 편안하게 함.

• 보혈양음(補血養陰) : 보혈자음補血滋陰, 혈 보하고 음陰을 자양滋養하는 효능.

• 보혈조경(補血調經) : 부족한 피를 보충하고 월경 이상을 조절함.

• 보혈행혈(補血行血) : 피를 보충해 주고 피의 흐름을 활발하게 함.

• 보허명목(補虛明目) : 몸의 허한 것을 보해 눈을 밝게 함.

• 보화(補火) : 명문命門의 화火를 보양補陽하는 효능.

• 복부창만(腹部脹滿) : 배에 가스나 액체가 차서 배腹部가 부름脹滿.

• 복수(腹水) : 복벽腹壁을 싸는 막과 복부장기腹部臟器를 덮고 있는 막 사이인 복강腹腔 내에 액체가 축적되는 현상.

복열(伏熱) : 몸 내부에 있는 열기.

• 복창동통(腹脹疼痛) : 체내에 수분배설이 순조롭지 않아 배가 부풀어 올라 생기는 통증.

353

- 복협통(腹脇痛) : 배와 옆구리 등 상반신의 여러 곳이 아픈 증상.
- 봉와상(蜂窩狀) : 송송 뚫어진 벌집처럼 많은 구멍이 있는 형태.
- 부골저(附骨疽) : 후골저朽骨疽라고도 함. 뼈에 고름집이 생긴 것.
- 부맥(浮脈) : 촌寸, 관關, 척尺의 3부三部에 손가락을 대기만 해도 느껴지는 맥상脈像.
- 부비강염(副鼻腔炎) : 비강鼻腔의 바깥쪽에 좌우 4개씩 있는 부비강副鼻腔의 염증.
- 부정거사(扶正祛邪) : 정기가 허하고 사기邪氣가 쇠퇴한 병세에 대해 정기를 북돋는 것을 위주로 하고 사기를 몰아내는 것을 보조로 하는 치료원칙을 말함.
- 부정맥(不整脈) : 맥박이 정상범위(분당 평균 60-70회) 내의 빈도頻度를 벗어난 상태.
- 부정자궁출혈(不定子宮出血) : 월경과 관계없이 자궁에서 피가 나오는 병증. 출혈이 주기적이지 않고 때때로 있으며 7일 이상 계속됨.
- 부종(浮腫) : 심장병이나 신장병, 또는 몸의 어느 한 부분의 혈액순환 장애로 생기는 몸이 붓는 병증.
- 부초 : 약재를 밀기울과 섞어 볶음.
- 부피 : 밀기울.
- 분돈(奔豚) : 신기腎氣의 적積을 말하며, 신기가 허약하여 비장에 습사가 침입하여 기가 상충함으로써 아랫배에 가슴으로 또는 인후까지 기가 치밀어 오르는 것이 마치 돼지가 달리는 것 같이 몹시 아픈 병증.
- 분리습열(分利濕熱) : 습열 뭉친 것을 풀어서 배출시키는 효능.
- 불사음식(不思飮食) : 식욕부진. 음식을 먹고 싶은 생각이 없음.
- 불육(不育) : 남자의 몸 이상으로 임신하지 못하는 증상.
- 붕루(崩漏) : 혈붕. 월경기간이 아닌 때 갑자기 많은 량의 피가 멎지 않고 나오는 병증.
- 붕루지혈(崩漏止血) : 붕루를 그치게 하는 효능.
- 비결 : 윗배가 더부룩하면서 아픈 병증
- 비괴 : 뱃속에 생긴 덩어리.
- 비뉵 : 코피.
- 비만 : 가슴과 배에 기가 통하지 못하여 팽만감을 느끼는 것.
- 비복 : 배가 걸리고 아픔.
- 비습형 질병(脾濕型 疾病) : 비장에 습기의 침습을 받아 생기는 모든 질병.
- 비양허(脾陽虛) : 비장에 음수분의 기운을 다스릴 수 있는 양열기의 기운이 부족한 증상으로 음의 기운이 많으면 설사를 하게 됨.
- 비연(鼻淵) : 비염鼻炎. 코 안 점막에 생기는 염증의 총칭.
- 비위기허(脾胃氣虛) : 비, 위장의 기가 허한 상태.
- 비위허한(脾胃虛寒) : 비장과 위장이 차고 허함.
- 비증(痺症) : 뼈마디가 아프고 저리며 마비증이 있고 심하면 붓고 팔다리에 운동장애가 생기는 병증.
- 풍비(風痺) : 뇌척수腦脊髓의 장애로 몸과 팔다리가 마비되고 감각과 동작에 탈이 생기는 병.
- 냉비(冷痺) : 한기가 많은 것을 냉冷이라고 하는데 다리와 무릎이 시큰거리면서 아파 걷기가 힘들며 사지가 뻣뻣하고 무디어지며 온몸이 구석구석 아프고, 심하면 전신을 마음대로 움직이지 못함.
- 습비(濕痺) : 습기로 인해 관절이 저리고 쑤시며 마비되는 병증.

- 비증(脾症) : 비장이 약해 생기는 병증.
- 비창 : 땀띠. 땀이 제대로 흐르지 못하여 생기는 피부병.
- 비창(悲愴) : 마음이 몹시 상하고 슬픔.
- 비통(痺痛) : 저리고 마비되면서 아픈 통증.
- 비폐(鼻閉) : 비호흡鼻呼吸 장애로 정도의 차이는 있으나 코가 막히는 것.
- 비폐허(脾肺虛) : 비장과 폐장肺臟이 허함.
- 비한냉설(脾寒冷泄) : 비장이 한냉寒冷하여 소화가 되지 않고 더부룩하며 설사를 함.
- 비허(脾虛) : 비장기능이 허약하여 소화가 잘 되지 않고 식욕이 없어지며 피로하고 권태감이 있으며 몸이 여윔.
- 비허기약(脾虛氣弱) : 비장이 허하고 기가 약함.
- 비허변당(脾虛便溏) : 비허脾虛로 변便에 당분이 섞여 나와 영양분 흡수가 잘 되지 않음으로써 몸이 여위고 쉽게 피로감을 느낌.
- 비허습체(脾虛濕滯) : 비허脾虛로 비장에 습기가 정체停滯되어 아랫배가 차고 소화가 잘 되지 않고 설사가 잦음.
- 비허식체(脾虛食滯) : 비허脾虛로 먹은 것이 체滯함.
- 비허천해(脾虛喘咳) : 비허脾虛로 천식과 해수咳嗽가 생김.
- 비혈(鼻血) : 코피.
- 비혈허(脾血虛) : 비장에 피가 부족함.
- 빙편(氷片) : 열대에서 자라는 용뇌향龍腦樹의 진津이나 줄기나 가지를 잘라서 수증기 증류로 얻은 액을 식힐 때 생긴 덩이를 모아 그늘에 말린 것.

사

- 사(瀉) : 몸 밖으로 내보냄.
- 사간담화(瀉肝膽火) : 간화肝火가 왕성한 것을 치료하여 담화膽火를 낮추는 효능.
- 사려과도(思慮過度) : 머리에 수많은 생각들이 도가 지나칠 정도로 엉켜 어디에 정신을 두어야 할지 혼란스러운 상태.
- 사리복통(瀉痢腹痛) : 설사. 대변에 포함된 수분이 양이 많아져서 변이 액상으로 되고 그로 말미암아 일어나는 복통.
- 사상체질(四象體質) : 이제마가 저술한 '동의수세보원'에 기록된 내용으로 사람의 체질을 4가지로 구분하였음. 즉, 태양인太陽人, 태음인太陰人, 소양인少陽人, 소음인少陰人임.
- 사수소종(瀉水消腫) : 수水를 배출하여 부종을 없애는 효능.
- 사수습정음(瀉水濕停飮) : 수습水濕의 사기邪氣와 정체된 담음痰飮을 제거하는 효능.
- 사수축음(瀉水逐飮) : 수기水氣를 없애고 음사飮邪를 배출시키는 효능.
- 사수통변(瀉水通便) : 수기水氣를 없애고 변이 잘 나오게 하는 효능.
- 사신화(瀉腎火) : 신장의 화를 배출하는 효능.
- 사실화(瀉實火) : 실화實火를 내려서 없어지게 하는 치료법.
- 사역산증(四逆散證) : 스트레스에 의한 신경과민증.

354

- 사열(邪熱) : 몸속의 나쁜 열기.
- 사열(瀉熱) : 몸속의 열을 밖으로 내보냄.
- 사열통변(瀉熱通便) : 몸속의 열을 밖으로 보내어 대소변이 잘 통하게 하는 효능.
- 사음(四飮) : 담음, 현음, 일음, 지음 등의 네 가지. 또는 현음, 유음, 지음, 담음의 47지 음증.
- 사지불거(四肢不擧) : 팔다리가 차가워지면서 마비되어 움직이지 못하는 증세.
- 사초(砂炒) : 모래를 용기에 넣고 가열하면서 식용유를 1-2%정도 넣어서 함께 볶아 모래가 윤기가 나면 꺼내는 법제방법.
- 사폐기(瀉肺氣) : 폐내에 쌓인 열을 청사淸瀉시키는 효능.
- 사폐평천(瀉肺平喘) : 폐기肺氣를 배출시켜 기침을 멈추게 하는 효능.
- 사포닌(Saponin) : 스테로이드, 스테로이드알카로이드 혹은 트리테르펜의 배당체配當體로 물에 녹아 비누식의 발포 작용을 나타내는 물질의 총칭.
- 사하축수(瀉下逐水) : 설사로 몸 안의 물을 몰아냄.
- 사하통변(瀉下通便) : 설사를 유도하여 배변을 통하게 함.
- 사한적(瀉寒積) : 한사가 모여 적체된 것을 제거하는 효능.
- 사화(瀉火) : 몸 속의 화기(열기를 밖으로 몰아냄.
- 사화해독(瀉火解毒) : 화열과 열결을 풀어 주면서 해독하는 것. 온독, 창양열독瘡瘍熱毒 등의 병증에 사용하는 치료법.
- 사화행수(瀉火行水) : 화기를 제거하여 수가 빠지게 하는 효능.
- 산가 : 산증疝症의 하나. 아랫배가 화끈거리면서 아프고 요도로 흰 점액이 나옴.
- 산결(散結) : 맺힌 것을 풀어 흩어지게 함.
- 산결석(散結石) : 결석을 없애는 효능.
- 산결소담(散結消痰) : 맺힌 것을 풀고 담을 없애는 효능.
- 산결소비(散結消痞) : 맺힌 것을 풀어 배 아픔을 없애는 효능.
- 산결소종(散結消腫) : 맺힌 것을 풀어 부은 것을 없애는 효능.
- 산결지통(散結止痛) : 맺힌 것을 풀어 통증을 그치게 하는 효능.
- 산기(疝氣) : 산증疝症. 생식기와 고환이 붓고 아픈 병증. 아랫배가 당기며 통증이 있고 대소변이 막히기도 함
- 산비결(散痺結) : 마비되고 맺힌 몸을 풀어줌.
- 산어(散瘀) : 어혈을 흩어지게 함.
- 산어지통(散瘀止痛) : 어혈을 풀어 통증을 없애는 효능.
- 산어지혈(散瘀止血) : 어혈을 풀어 통증을 없애고 지혈시키는 효능.
- 산어행체(散瘀行滯) : 어혈을 풀고 막힌 것을 통하게 함.
- 산어혈(散瘀血) : 어혈을 제거하는 효능.
- 산어활혈(散瘀活血) : 산어하여 혈을 잘 돌게 함.
- 산적화체(散積化滯) : 적체積滯된 것을 흩어지게 하여 속을 편안하게 하는 효능.
- 산통(疝痛) : 급성 경련통. 내장의 여러 질환으로 배가 팍팍 쑤시는 듯 아픈 것이 간격을 두고 되풀이하여 일어나는 통증.
- 산풍(散風) : 풍사를 흩뜨리는 효능.
- 산풍습(散風濕) : 풍습사를 없애는 효능.
- 산풍제습(散風除濕) : 풍사를 흩뜨리고 습을 제거하는 효능.
- 산풍한(散風寒) : 풍기와 한기를 몰아내어 흩어지게 함.
- 산한습(散寒濕) : 몸속의 한기와 습기를 흩어지게 함.

- 산풍해표(散風解表) : 몸의 풍기를 없애고 인체 겉면인 피부의 표부에 쌓인 사기를 풀어줌.
- 산한지통(散寒止痛) : 몸의 한기를 몰아내어 통증을 진정시키는 효능.
- 산한해표(散寒解表) : 몸의 차가운 기운을 없애고 인체 겉면인 피부의 표부에 쌓인 사기를 풀어줌.
- 산혈거어(散血祛瘀) : 혈을 흩어지게 하여 어혈을 제거하는 효능.
- 산후혈각기(産後血脚氣) : 산후에 하지가 마비되어 운동장애가 생기는 병증.
- 산후혈훈(産後血暈) : 산후 위급증의 하나.
- 살충공적(殺蟲攻積) : 기생충을 없애고 적체된 것을 치료하는 효능.
- 살충요선(殺蟲療癬) : 살충하고 개선을 치료함.
- 살충지양(殺蟲止痒) : 기생충을 없애고 헐지 않게 하는 효능.
- 산람장학 : 열대성전염병인 말라리아, 장티푸스, 뇌염 등에 감염된 것.
- 삼습 : 오줌을 누게 하거나 땀을 흘리게 하여 몸 안에 정체된 물기와 습기를 치료하는 효능.
- 삽력(澁瀝) : 소변이 시원스럽지 않고 물방울 떨어지듯 조금씩 나오는 증세.
- 삽장(澁腸) : 장을 수렴하여 설사 등을 그치게 하는 효능.
- 삽장지사(澁腸止瀉) : 수삽법收澁法의 하나로 장을 수렴하여 대변활설을 치료하는 방법.
- 삽정(澁精) : 몽정, 누정, 활정, 뇨정 등 유정을 치료하는 효능.
- 삽정고탈(澁精固脫) : 정精이 새어나가는 것을 단단히 틀어막는 효능.
- 삽정지유(澁精止遺) : 정精을 저장하고 유정遺精을 멈추게 하는 효능.
- 삽정지한(澁精止汗) : 정精을 저장하고 자한自汗을 멈추게 하는 효능.
- 삽정지혈(澁精止血) : 정精을 저장하고 출혈을 멈추게 하는 효능.
- 삽정축뇨(澁精縮尿) : 정精을 저장하고 소변이 잦은 것을 멈추게 하는 효능.
- 삽통(澁痛) : 소변이 찔끔거리면서 나오면서 요도에 통증이 생김.
- 상기천급(上氣喘急) : 기가 위로 솟구쳐 숨이 차고 촉박한 기침이 나옴.
- 상락동혈(傷絡動血) : 혈을 과도하게 움직이게 하여 경락을 상하게 함.
- 상성하허(上盛下虛) : 몸의 위쪽이 성하고 아래쪽이 허한 상태.
- 상열하허(上熱下虛) : 몸 위쪽에는 열이 있고 몸 아래쪽은 허약함.
- 상염(上炎) : 인체의 화기가 위로 오르는 증상.
- 상오약(相惡藥) : 서로 꺼리는 약.
- 상음(傷陰) : 음기가 손상됨. 몸의 진액이 부족해져 입과 목이 마르고 식은땀을 많이 흘림.
- 상음미열(傷陰微熱) : 음기가 손상되어 몸에 미열이 남.
- 상진(傷津) : 진액이 손상을 입어 부족함.
- 상한병(傷寒病) : 추위서 생기는 병, 감기 등.
- 상항성(上亢性) : 약성이나 기혈이 위쪽으로 오르는 성질.
- 상화(相火) : 간, 쓸개, 콩팥, 삼초의 화를 통틀어 이르는 말.
- 색채(色彩)의 귀경(歸經) : 푸른색은 간으로, 붉은색은 심으로, 흰색은 폐로, 누른색은 비로, 검은색은 신으로 들어가 작용함.
- 생강즙초(生薑汁炒) : 약재를 생강즙에 담갔다가 볶음.
- 생건(生乾) : 약재를 생것 그대로 말림.
- 생건용(生乾用) : 약재를 생것 그대로 말려 사용함.
- 생기(生肌) : 부스럼이 생겨 썩은 피부에 새살이 돋아나도록 치료하는 방법.
- 생기배농(生肌排膿) : 살갗을 건강하게 하여 농을 배출하는 효능.

355

- 생기렴창(生肌斂瘡) : 기육을 생기게 하고 종기를 아물게 하는 효능.
- 생기지통(生肌止痛) : 기육을 생기게 하고 통증을 가라앉히는 효능.
- 생열조화(生熱造火) : 내부에서 과도하게 열을 발생시키고 화를 만들어 냄.
- 생정익수(生精益壽) : 정精을 생성하여 수명을 연장시킴.
- 생정익혈(生精益血) :
정精을 생기게 하고 혈을 돕는 효능.
- 생진(生津) : 진액을 만드는 효능.
- 생진윤조(生津潤燥) : 체액津液을 만들어 건조함을 없애는 효능.
- 생진지갈(生津止渴) : 진액을 만들어 갈증을 없애는 효능.
- 생창(生瘡) : 종기가 생김.
- 서간(舒肝) : 간기가 울결된 것을 흩뜨리는 효능.
- 서간이기(敍肝利氣) : 간기肝氣의 울결鬱結을 흩트리고 기를 늘리고 보완하는 효능.
- 서간해울(舒肝解鬱) : 간에 맺히고 응어리져 가슴이 답답한 증세를 풀어줌.
- 서근(舒筋) : 근육을 이완시키는 효능.
- 서근화락(舒筋和絡) : 서근락敍筋絡, 근육을 부드럽게 이완시키고 낙맥을 조화롭게 하는 효능.
- 서근활락(舒筋活絡) : 근육을 부드럽게 이완시키고 경락을 소통시키는 효능.
- 서열토사(暑熱吐瀉) : 심한 열로 인해 토하고 설사함.
- 서열화독(暑熱火毒) : 몸에 심한 열이 생겨 화열의 사기로 인해 생긴 독기.
- 석림 : 음경 속이 아프고 오줌에 모래나 돌 같은 것이 섞여 나오는 병증.
- 석약(石藥) : 돌 따위의 광물질로 만든 약재.
- 선공(善恐) : 공포증이 자주 나타나는 병증.
- 선노(善怒) : 화를 쉽게 내고 심지어는 이유 없이 제품에 화를 내는 병증.
- 선발울열(選拔鬱熱) : 울열鬱熱을 찾아 없앰.
- 선병질(腺病質) : 체격이 약하고 흉곽이 편평하여 빈혈질 등의 약한 체질.
- 선산풍열(宣散風熱) : 풍기와 열기를 펴서 흩어지게 하는 효능.
- 선위근탕(鮮葦根湯) : 신선한 위근(갈대뿌리)으로 끓인 탕액.
- 선창(癬瘡) : 버짐.
- 선폐기(宣肺氣) : 폐기를 잘 통하게 하는 효능.
- 선폐이인(宣肺利咽) : 폐기를 잘 통하게 하여 인후를 편하게 하는 효능.
- 선폐투진(宣肺透疹) : 폐기를 잘 통하게 하여 반진이 체표로 배출되도록 하는 효능.
- 선폐평천(宣肺平喘) : 폐기肺氣를 잘 통하게 하여 숨을 편하게 하는 효능.
- 설강(舌絳) : 혀가 몹시 붉어진 증.
- 설건구갈(舌乾口渴) : 혀와 입이 마르고 갈증을 느낌.
- 설담태백(舌淡苔白) : 혀의 빛깔이 밝거나 붉지 않고 맑은 빛을 띠며, 설태가 흰색을 띰.
- 설리통강(泄痢通降) : 쓴맛이 기운을 아래로 내려 통하게 함.
- 설열(泄熱) : 열을 내리는 효능.
- 설열통변(泄熱通便) : 몸의 열을 사하여 배변을 통하게 함.
- 설홍(舌紅) : 혀의 색깔이 지나치게 붉음.
- 섬좌(閃挫) : 몸이 갑자기 비틀리거나 크게 굽혔다 펴져서 근막이나 인대가 손상을 입은 병증.

- 성미(性味) : 약재의 성질과 맛.
- 성비개위(醒脾開胃) : 비의 기능이 실조된 것을 정상적으로 하여 운화 기능이 발휘되도록 하고 위주수납기능을 회복시키는 효능.
- 성신건뇌(醒神健腦) : 혼미한 정신을 깨워 뇌를 건강하게 함.
- 성신익지(醒神益智) : 혼미한 정신을 깨워 지혜를 더하는 효능.
- 성음 : 목이 쉬어 소리가 안나오는 병증.
- 성홍열(猩紅熱) : 목의 통증과 함께 고열이 나고 전신에 발진이 생기는 전염병.
- 소간이기(疏肝理氣) : 간기를 잘 소통하여 간 기능을 활성화시킴.
- 소간파기(疏肝破氣) : 울결된 간기를 흩어지게 하고 없애는 효능.
- 소간해울(疏肝解鬱) : 간기肝氣를 잘 소통시킴으로써 울증답답한 증세을 해소시키는 효능.
- 소갈(消渴) : 갈증을 없애는 효능.
- 소갈병(消渴病) : 당뇨병糖尿病, 3다인 다음, 다식, 다뇨하며 소변에 당분이 섞여 나오는 병증.
- 소담(消痰) : 막혀 있는 탁한 담을 쳐 내리는 거담 방법.
- 소담이수(消痰利水) : 담을 없애고 수분배설을 돕는 효능.
- 소담축음(消痰逐飮) : 담을 없애고 체한 것을 내리는 효능.
- 소담행수(消痰行水) : 담을 없애고 수를 소통시키는 효능.
- 소담화어(消痰化瘀) : 담을 없애고 어혈을 푸는 효능.
- 소변단삽불리(小便短澁不利) : 소변이 잘 나오지 않는 모든 증세.
- 소변단적(小便短赤) : 소변이 시원스럽지 않고 찔끔거리고 뚝뚝 끊어지며 양이 적고 붉은 색을 띰.
- 소변불리(小便不利) : 소변이 잘 나오지 않는 증상.
- 소변빈삭(小便頻數) : 소변이 자주 마렵고 소변량이 적은 병증.
- 소변삽(小便澁) : 오줌소태 및 방광염.
- 소변실금(小便失禁) : 정신이 멀쩡한데도 소변이 저절로 나와 이를 깨닫지 못하거나 자주 마려워 스스로 조절하지 못하는 병증.
- 소변여력(小便餘瀝) : 소변이 잘 나오지 않고 소변이 방울방울 떨어지고 소변을 본 후에도 잔뇨가 남아 있는 듯한 증상.
- 소변적삽(小便赤澁) : 소변색깔이 붉고 자주 마려우며 시원치가 않음.
- 소변적탁(小便赤濁) : 소변색깔이 적색을 띠면서 흐리고 혼탁함.
- 소변적황(小便赤黃) : 소변색깔이 적, 황색을 띰.
- 소변청장(小便淸長) : 소변을 자주 보지 않고 색이 맑으며 한 번에 다량으로 봄.
- 소복급결(小腹急結) : 아랫배가 딴딴하고 불러 오르면서 그득한 증상. 어혈과 사열이 방광에 몰려 기화작용이 장애되어 생김.
- 소복냉은통(少腹冷隱痛) : 아랫배가 딱딱하고 냉하며 결리듯 당기고 설사가 나올 것 같은 은은한 통증이 지속되는 증세.
- 소복종비 : 아랫배가 붓고 결리는 병증. 또는 아랫배가 붓고 그득하면서 단단해지는 증상.
- 소비산결(小脾散結) : 뱃속의 뭉친 것을 없애고 덩이를 녹여서 흩어지게 하는 효능.
소비적(消脾積) : 비장의 적체積滯를 없애는 효능.
- 소산옹종(疏散癰腫) : 옹저癰疽와 종독腫毒을 가라앉히는 효능.
- 소산저창(消散疽瘡) : 멍울이 생기는 부스럼을 소멸시키고 흩어지게 함.
- 소산퇴열(疏散退熱) : 몸속의 열을 겉(표면피부)으로 소산시켜 몰아냄.
- 소산풍열(疏散風熱) : 열의 독을 발산하여 해소하는 효능.

• 소서화습(消暑化濕) : 서사暑邪와 습사濕邪를 제거하는 효능.
소설(疏泄) : 막힌 것을 소통시키고 버린 것을 내보내는 기능으로 오장 중 간이 맡는 작용임.
• 소수(消瘦) : 오랜 병이나 소갈 등으로 몸이 점점 여위는 병증.
• 소식(消食) : 먹은 음식을 소화시킴.
• 소식도체(消食導滯) : 심하게 정체된 음식을 강하게 소화시키는 효능.
• 소식적(消食積) : 식적食積을 치료하는 효능.
• 소식조중(消食調中) : 음식을 소화시키고 중초를 조화롭게 하는 효능.
• 소식체권(少食體倦) : 밥맛이 없어 적게 먹히며, 몸이 권태로운 증상.
• 소식화담(消食化痰) : 음식을 소화시키고 담을 제거하는 효능.
• 소아감상(小兒疳傷) : 소아의 이유離乳가 너무 빨랐거나 음식을 조절하지 못해서 비위가 손상되어 영양흡수가 잘 되지 못하여 얼굴은 누렇게 뜨고 몸은 야위며 복부는 팽만하고 만성소화불량을 나타내는 것.
• 소아감적(小兒疳積) : 소아가 비위의 기능장애로 여위는 증상.
• 소양병(少陽病) : 몸이 오싹오싹 추운 증상과 열이 나는 증상이 반복되며, 입 안이 쓰고 목이 마르며 가슴과 옆구리가 답답하며 걸리는 병증.
• 소양양명(少陽陽明) : 소양겸 이실증裏實症을 이름.
• 소양인(少陽人) : 비대신소脾大腎小. 즉 비장기능脾臟機能은 잘 발달되어 있고 신장기능은 허약한 체질로 화기는 지나치고 수기는 모자람.
• 소옹산종(消癰散腫) : 각종 종기를 치료함.
• 소옹산결(消癰散結) : 옹저癰疽를 없애고, 맺힌 것을 풀어줌.
• 소옹종(消癰腫) : 옹종癰腫을 없애는 효능.
• 소옹화양지물(消癰化瘍之物) : 옹종癰腫과 창양瘡瘍을 치료하는 약물.
• 소위적(消胃積) : 위에 적체된 음식물을 소화시키는 효능.
• 소음병(少陰病) : 육경병六經病의 하나.
• 소음인(少陰人) : 신대비소腎大脾小. 즉 신장기능은 잘 발달되어 있고 비장기능은 허약한 체질로 수기는 지나치고 화기는 모자람.
• 소적지통(消積止痛) : 적체된 울혈을 풀어 통증을 그치게 함.
• 소적화체(消積化滯) : 소화되지 않아 적체된 것을 풀어주어 속을 편안히 함.
• 소종(消腫) : 옹저癰疽나 상처가 부은 것을 가라앉히는 치료법.
• 소종배농(消腫排膿) : 종기를 없애고 농(고름)을 배출함.
• 소종산결(消腫散結) : 옹저나 상처가 부은 것을 삭아 없어지게 하고 뭉치거나 몰린 것을 헤치는 효능.
• 소종생기(消腫生肌) : 옹저나 상처가 부은 것을 삭아 없어지게 하고 기육을 생기게 하는 효능.
• 소종이인(消腫利咽) : 옹저癰疽나 상처가 부은 것을 없어지게 하여 막힌 목구멍을 뚫어주는 효능.
• 소종지통(消腫止痛) : 소종정통消腫定痛. 옹저나 상처가 부은 것을 삭아 없어지게 하고 통증을 없애는 효능.
• 소종해독(消腫解毒) : 옹저癰疽나 상처가 부은 것을 삭아 없어지게 하는 효능.
• 소종행기(消腫行氣) : 종기를 삭여주고 기를 운행시키는 효능.
• 소창(消脹) : 소화가 되지 않아 복부가 창만한 것을 없애줌.
• 소풍청열(疎風清熱) : 풍기를 흩어지게 하고 열을 내리는 효능.
• 소풍통락(疎風通絡) : 풍사를 몰아내고 경락의 흐름을 원활히 하는 효능.
• 쇄건 : 약재를 직접 햇볕에 말리는 한방 수치법.

• 쇄골상와(鎖骨上窩) : 목 아래쪽과 쇄골 위에 함몰된 부분.
• 속근골(續筋骨) : 뼈나 근육이 끊어진 것을 이어주는 효능.
• 속근접골(續筋接骨) : 끊어진 근육이나 뼈를 이어주는 효능.
• 수근(鬚根) : 수염 뿌리. 즉 잔 뿌리.
• 수두(水痘) : 대상포진 바이러스에 의한 급성 바이러스성 질환.
• 수렴(收斂) : 안으로 모으고 거두어 들이는 효능.
• 수렴강화(收斂降火) : 모으고 거둬들여 치밀어 오르는 화를 밑으로 내리는 효능.
• 수렴고삽(收斂固澁) : 수렴시켜서 굳건히 빠져나가지 못하게 하는 효능.
• 수렴지사(收斂止瀉) : 수분을 거두어 들여 설사를 멈추게 하는 효능.
• 수렴지한(收斂止汗) : 수분을 거두어 들여 자한을 멈추게 하는 효능.
• 수렴지혈(收斂止血) : 혈을 안으로 모으고 거두어 지혈시키는 효능.
• 수명(羞明) : 눈부심. 시력이 부실하여 밝은 것을 잘 보지 못하는 증상.
• 수비(水飛) : 광물성 한약재를 가공하는 방법.
• 수삽지혈(收澁止血) : 수삽收澁하는 약물로서 지혈시키는 효능.
• 수삽지대(收澁止帶) : 수삽하는 약물로서 대하를 멎게 하는 효능.
• 수세건(水洗乾) : 약제를 물에 씻어 그대로 햇볕에 말림.
• 수세배건(水洗焙乾) : 약제를 물에 씻은 후 불에 쬐어 말림.
• 수습(水濕) : 인체 진액이 병리적으로 변한 것을 말함.
• 수습(收濕) : 정체되어 있거나 새로 생긴 습을 거두어들이는 생리작용 또는 치료방법.
• 수음(收陰) : 음진액을 모으고 거두어 들임.
• 수음정축(水飮停蓄) : 음식물이 소화되지 않고 위장에 머무름.
• 수전복(水煎服) : 처방된 약재를 물로 달여 복용함.
• 수족심열(手足心熱) : 음허로 체내의 열이 몰려서 손바닥이나 발바닥에 열감이 느껴지는 증상.
• 수종(水腫) : 몸속에 물이 괴어 몸이 붓는 병.
• 수종각기(水腫脚氣) : 몸과 다리가 붓고 마비되며 전신 권태증상이 생기는 병증.
• 수한(收汗) : 땀을 멎게 하는 효능.
• 수화부제(水火不濟) : 심신양장心腎兩臟의 상호협조 기능이 조화를 잃은 병증.
• 수화탕상(水火燙傷) : 각종 화상. 끓는 물, 불, 달인 국물 등에 입은 화상.
• 순조(脣燥) : 입술이 매 마름.
• 습각기(濕脚氣) : 다리의 근맥이 이완되고 붓는 병증.
• 습담(濕痰) : 담습痰濕. 비경습비脾經濕痰이라고도 함.
• 습비(濕痺) : 오랫동안 습한 곳에 앉거나 눕거나 또는 비와 이슬을 맞아 습기가 계속 침입하여 생긴 신경통이나 류머티즘, 또는 신체마비가 오는 병증.
• 습비근골련통(濕痺筋骨攣痛) : 습비濕痺로 인해 근육과 뼈마디에 경련이 오면서 아픔.
• 습선(濕癬) : 선창癬瘡의 하나. 버짐이 생긴 곳이 벌겋고 가려우며 긁으면 진물이 나오고 마치 벌레가 기어가는 듯한 병증.
• 습열(濕熱) : 한의학에서 습이란 장마철에 비유되고, 습도濕度가 높은 것을 의미하며, 열이란 덥고 따뜻한 것을 의미함.
• 습열내성(濕熱內盛) : 몸 안에 음습陰濕과 양기가 많아 습열이 왕성함.
• 습열예탁(濕熱穢濁) : 습열에 의해서 더럽고 탁한 기운이 나타나는 병증.
• 습열온결(濕熱蘊結) : 몸에 습열이 쌓여 맺힘.

357

- 습열하주(濕熱下注) : 습열이 아래로 내려가 몰림.
- 습울(濕鬱) : 습사가 속에서 뭉쳐 외부로 발산하지 못해서 발생함.
- 습저중초(濕沮中焦) : 습한 기운이 중초를 막아 복부창만腹部脹滿과 복통 등이 있는 병증.
- 습진(濕疹) : 피부 겉면에 염증이 생기는 알레르기성 질병.
- 습포(濕布) : 염증을 가라앉히기 위해 헝겊이나 더운물 또는 약물을 축이거나 약을 발라서 대는 일. 또는 그 헝겊.
- 승강부침(升降浮沈) : 약 기운이 위로 오르고 아래로 내려가고, 뜨고 가라앉는 것.
- 승거양기(升祛養氣) : 약성藥性을 위로 올려 몸속의 열을 발산하고 양기를 양성함.
- 승거양기(升擧陽氣) : 양기를 위쪽(머리, 코, 목, 눈 등)으로 끌어 올리는 효능.
- 승발(升發) : 승산升散, 기, 혈이나 약성을 위로 끌어 올려 발산함.
- 승산용설(升散涌泄) : 음식물이나 사기를 위로 올라오게 하여 게워내어 흩어지게 함.
- 승습지통(勝濕止痛) : 습한 기운을 몰아내어 통증을 멈추게 하는 효능.
- 승양지사(升陽止瀉) : 양기를 위로 올려 설사를 멈추게 함.
- 승양해기(升陽解肌) : 양기를 끌어올리고 기육肌肉에 진액을 보태어 풀어주는 효능.
- 승제(升提) : 중력에 의해 아래로 내려가려는 장기를 위로 끌어 올리는 성질로 중기를 보하고 장기를 끌어 올려주는 효능을 말함.
- 시궐(尸厥) : 궐증厥症의 하나. 갑자기 졸도하여 인사불성이 되고 마치 죽은 사람처럼 위중한 병증임.
- 시물모호(視物模糊) : 사물이 잘 보이지 않음.
- 시물혼미(視物昏迷) : 시물혼화視物昏花. 눈앞이 어지럽고 잘 보이지 않으며 눈앞에 꽃이나 곤충 같은 것이 오락가락하는 증상.
- 식곤증(食困症) : 위 평활근平滑筋이 무력해지면 식후에는 대부분의 혈류가 소화를 목적으로 위장 쪽으로 몰리므로 뇌는 빈혈상태가 되어 기운이 없고 졸음이 오는 증상.
- 식담(食痰) : 식적담食積痰이라고도 함. 음식이 잘 소화되지 않아서 가슴이 그득하고 막힌 것 같으며 답답하고 구취가 나고 설사함.
- 식소납매 : 위가 음식을 받아들이는 기능에 장애를 일으켜 소식하는 것.
- 식소변당(食少便糖) : 식욕이 없고 소변에 당이 섞여 나오는 병증.
- 식어중독(食魚中毒) : 생선 등 물고기를 먹고 중독됨.
- 식울(食鬱) : 기가 잘 통하지 않아 음식이 체해서 생기는 울증.
- 식적(食積) : 질환 명이 아닌 복부에 생기는 증상의 하나.
- 식체사리(食滯瀉痢) : 음식에 체하여 설사를 함.
- 식풍(熄風) : 평식내풍平熄內風의 치료법. 내장병변內臟病變으로 발생한 풍병을 치료하는 것.
- 식풍정경(熄風定驚) : 내풍을 치료하여 경기를 진정시키는 효능.
- 식풍정경(熄風靜經) : 풍기를 없애서 경락을 진정시키는 효능.
- 식풍지경(熄風止痙) : 내풍을 치료하여 경련을 진정시키는 효능.
- 신국(神麯) : 소화약으로 쓰는 누룩.
- 신경통(神經痛) : 말초신경이 자극을 받아 일어나는 통증.
- 신명(神明) : 생명, 또는 생명의 정화로서의 정신.
- 신수(腎水) :

신장에 저장된 진액.
- 신양(腎陽) : 원양元陽.
- 신양허(腎陽虛) : 신장의 양기가 허함.
- 신열음허(腎熱陰虛) : 신장에 열이 쌓이고 음기가 허함.
- 신우염(腎盂炎) : 신우腎盂란 오줌이 일시적으로 모이는 곳으로 신장의 가장 안쪽부분을 말하는데 이곳에 세균감염 일어나는 염증.
- 신장염(腎臟炎) : 신장에 생기는 염증. 급성, 만성, 위축신萎縮腎 등의 3가지가 있음.
- 신적(腎積) : 신기腎氣나 간기肝氣가 치밀어 올라 얼굴빛이 검고 통증이 아랫배에서 심하게(가슴 밑까지) 느껴지는 병증.
- 신피핍력(神疲乏力) : 정신이 피로하고 기력이 결핍됨.
- 신항주찬(身行走竄) : 신체의 각 구멍을 찾아 개규開竅하여 잘 통하게 함.
- 신혼(神昏) : 졸도하거나 열이 심하여 정신이 혼미하고 정신을 잃은 듯한 병증.
- 신혼섬어 : 정신이 혼미하여 헛소리를 함.
- 신화편항(腎火偏亢) : 신腎의 병리의 하나. 신수腎水는 부족해지고 신화腎火만이 왕성해서 발생함.
- 실면(失眠) : 잠이 잘 오지 않는 병증(실면증=불면증).
- 실면다몽(失眠多夢) : 숙면을 취하지 못해 잡다한 꿈을 많이 꿈.
- 실열적체(實熱積滯) : 열이 쌓여 기혈이 막힘.
- 실열증(實熱症) : 외사의 침입으로 화열이 극도로 왕성하여 간담과 장열에 열이 쌓여 장열, 두통, 충혈, 구건, 구고, 번조煩躁, 불안, 복통, 협통脇痛, 변비, 심하면 토혈, 때로는 발진 등의 증상과 혀가 빨갛고 혓바늘이 돋고 맥은 활活滑, 삭數, 유력함.
- 실증(實症) : 허증虛症에 대응하는 개념으로 실증의 실은 원기가 실하다는 것이 아니라 사기邪氣가 실함을 뜻함.
- 실혈(失血) : 다량의 출혈로 인해 혈액순환에 변조가 나타난 상태로 여러 가지 대량출혈의 총칭.
- 심개규(心開竅) : 심을 열어 통하게 하는 효능.
- 심계(心悸) : 심장박동이 빠르고 거칠어 가슴이 두근거림.
- 심계항진(心悸亢進) : 불규칙하거나 빠른 심장박동이 있는 증상으로 흥분, 과로, 심장병 등으로 생김.
- 심교통(心絞痛) : 협심증. 가슴이 쥐어짜는 듯이 몹시 아픈 증상.
- 심규(心竅) : 마음속 깊은 곳.
- 심근경색(心筋梗塞) : 관상동맥으로부터 혈류가 두절되어 심근의 일부가 산소결핍으로 괴사에 빠진 것.
- 심번실면(心煩失眠) : 마음이 번조하여 잠이 오지 않음.
- 심번구갈(心煩口渴) : 마음이 번조煩燥하여 목이 마르고 갈증을 느낌.
- 심복결기(心腹結氣) : 가슴과 배에 울체되고 맺힌 나쁜 기운.
- 심복교통(心腹絞痛) : 가슴과 배가 쥐어짜듯 몹시 아픈 통증.
- 심복창통(心腹脹痛) : 가슴과 배에 통증이 있으면서 배가 그득하고 부풀어 오르는 질환. 장이 허약한 상태에서 사기가 침습해 발생함.
- 심복통(心腹痛) : 가슴앓이. 근심과걱정 따위로 명치 아래와 배가 몹시 아픈 증상.
- 심부전(心不全) : 심장허혈心臟虛血, 감염, 부정맥 등 심장에 이상이 생기면 심장의 펌프기능이 제대로 작동하지 못하여 몸의 여러 곳에 피를 제대로 보내지 못하게 되고, 그 결과 각 기관의 기능 이상과 전신쇠약, 산소공급 부족, 대사 이

상등이 오게 되는 상태.
- 심세약(沈細弱) : 맥이 깊고 미세하고 약함.
- 심양부월(心陽浮越) : 정혈이 부족하여 양기가 위로 떠올라 마음이나 정신이 흥분되고 떠 있는 것 같은 증상.
- 심열(心熱) : 가슴에 열이 쌓여 답답함.
- 심인성(心因性) : 어떤 병이나 증세가 마음이나 정신환경으로 말미암아 생기는 특성.
- 심장허혈(心臟虛血) : 심장에 피가 모자라는 증상.
- 심하(心下) : 심장의 아랫부분으로 위외부(명치)를 말함.
- 심하비경 : 명치 끝이 막혀서 딱딱한 증상.
- 심하비만 : 명치 부근이 막혀 더부룩한 병증.
- 심혈허(心血虛) : 심장에 피가 부족함.
- 심흉기민(心胸氣悶) : 마음이 번거롭고 가슴이 답답하면서 숨이 차는 병증.
- 십이경맥(十二經脈) : 12경+二經이라고도 함.

아

- 아관(牙關) : 입속 양쪽 구석의 윗잇몸과 아랫잇몸이 맞닿는 부분.
- 아관긴폐(牙關緊閉) : 안면 부위의 근육이 경직되어 입을 벌리고 다물지 못하는 병증.
- 아구창(鵝口瘡) : 어린이의 입안에 염증이 생겨 혀에 하얀 반점이 곳곳에 생기는 병. 칸디다균의 입안 감염으로 발생함.
- 아데노이드(Adenoid) : 인두(咽頭)의 보호기관인 인두편도(咽頭扁桃)가 여러 가지 장애를 일으키는 질환.
- 아침통(兒枕痛) : 산후에 하복부에서 나타나는 어혈로 인한 통증.
- 아통(牙痛) : 치통.
- 악창(惡瘡) : 악성 종기.
- 안검염(眼瞼炎) : 눈꺼풀의 피부와 속눈썹 부위에 만성적으로 염증이 생기는 질병.
- 안신정경(安神定驚) : 안신시키고 경기를 진정시키는 치료법.
- 안신해울(安神解鬱) : 심신을 안정시켜 정신의 억울함을 가라앉히는 효능.
- 안심(安心) : 마음을 편안하고 안정되게 함.
- 안심신(安心神) : 마음을 안정시키고 편안하게 하는 효능.
- 안태(安胎) : 태아를 안전하고 편안하게 하는 효능.
- 안혼(眼昏) : 눈이 침침하여 잘 보이지 않음.
- 안화(眼花) : 눈앞에 별, 꽃이나 하루살이 같은 게 어른거리고 눈이 침침한 것.
- 안회지통(安蛔止痛) : 회충을 제거하여 통증을 그치게 하는 효능.
- 알레르기1형 질환(Allergy 一形 疾患) : 항원에 노출 후 수분 이내에 반응이 나타나 수 시간 후 염증반응이 있는 질환으로 아토피, 알레르기 비염, 천식,

알레르기성 위장질환 등.
- 알츠하이머 병(病) : 알츠하이머병은 노인의 치매유발에 가장 흔한 질환임.
- 알칼로이드(Alkaloid, 식물성 염기) : 식물체 속에 들어 있는 질소를 포함한 염기성 유기화합물을 통틀어 일컫는 말.
- 알콜성 간경변(肝硬變) : 10년 이상 과음해 온 알콜 중독자의 20~30%에서 발생함. 진행되면 백혈구, 혈소판 감소, 혈관종, 피부홍반 등 피부의 변화, 식도정맥 파열로 인한 위장관 출혈로 사망에 이름.
- 알콜성 간염(肝炎) : 간경변의 전 단계, 간세포가 재생할 시간적 여유를 주지 않고 꾸준히 술을 마시는 애주가에게서 발병됨.
- 알콜성 지방간(脂肪肝) : 정상 간에는 전체 간 무게의 2.5%에 해당하는 지방질을 함유함.
- 애기(噯氣) : 트림.
- 애기탄산 : 트림이 나오면서 신물이 올라오는 증세.
- 야제증(夜啼症) : 생후 얼마 되지 않는 젖먹이가 발작적으로 울기 시작하여 좀처럼 그치지 않는 병증.
- 풍증약(風症藥) : 떠오르고 생겨나게 함. 맛이 약한 것은 음 가운데 양으로 통하게 함.
- 열증약(熱症藥) : 뜨며 자라게 함. 냄새가 센 것은 양 가운데 양으로 열이 나게 함.
- 습증약(濕症藥) : 변화시켜 무성하게 함. 약의 성질은 따뜻한 것, 찬 것, 서늘한 것, 열한 것이 있는데 다 같이 위에 작용함. 그리고 맛에는 단맛, 매운맛, 짠맛, 쓴맛이 있는데 다 같이 비에 작용함.
- 조증약(燥症藥) : 내려가게 하고 수렴하게 함. 냄새가 약한 것은 양 가운데 음으로 발산시켜 나가게 함.
- 한증약(寒症藥) : 가라앉으며 엉키게 함. 맛이 센 것은 음 가운데 음으로 설사하게 함.
- 약재채취(藥材採取) : 사용부위에 따라 구분하여 채취함.
- 양간명목(凉肝明目) : 간 기능을 맑게 하여 눈을 밝게 하는 효능.
- 양강부도(陽强不到) : 양기가 과해 음경이 계속 발기되어 있는 병증.
- 양궐(陽厥) : 담경의 기가 거슬러 올라가 입안에 쓴맛이 느껴지며 가슴과 옆구리에 통증이 있으며 병이 심해지면 얼굴빛에 광택이 없어지고 피부가 건조해지면서 발 바깥쪽은 도리어 열감을 느끼는 병증.
- 양근(養筋) : 근육에 양분을 공급하는 효능.
- 양명경증(陽明輕症) : 수족냉증. 수족냉증은 상한음증과 양면경증의 2가지로 구분하는데 상한음증은 한궐이라 하여 손부터 차가워지는 것이고, 양명경증은 열궐이라 하여 발부터 차가워지는 것을 말함.
- 양산풍열(凉散風熱) : 인체 내에 쌓인 풍열을 푸는 효능.
- 양심안신(養心安神) : 마음을 편안하게 해주고, 신경을 안정시키는 효능.
- 양심정경(凉心定驚) : 심기능을 맑게 하여 놀란 것을 진정시키는 효능.
- 양위 : 아직 신이 쇠약해질 나이가 되지 않았는데도 음경이 역할을 못함.
- 양위생진(養胃生津) : 위를 자양하고 진액을 생성하는 효능.
- 양위음(養胃陰) : 위음을 보하는 효능.
- 양음(養陰) : 음몸의 각종 진액을 보양함.
- 양음생진(陽陰生津) : 음을 양성하고 진액을 보태는 효능.
- 양음양혈(陰陰養血) : 음기(진액)와 혈을 양성하는 효능.
- 양음윤폐(養陰潤肺) : 음을 보양하여 폐를 윤택하게 하는 효능.

- 양폐음(養肺陰) : 폐음을 길러주는 효능.
- 양허(陽虛) : 양이 허함. 성선, 생식기능이 낮아진 상태.
- 양허외한(陽虛外寒) : 신기허와 명문화 부족으로 장부의 기능이 쇠약해져 겉으로 한증 증상을 나타내는 것.
- 양혈(養血) : 피를 양성하는 효능.
- 양혈(凉血) : 냉혈. 혈을 식혀 서늘하게 함.
- 양혈거풍(凉血祛風) : 혈을 식혀 풍사를 물리치는 효능.
- 양혈건비(養血健脾) : 비장에 혈액을 만들어 비장을 건강하게 함.
- 양혈소반(凉血消斑) : 혈을 맑게 하여 몸의 반점을 없애는 효능.
- 양혈소종(凉血消腫) : 혈을 맑게 하여 부종을 가라앉히는 효능.
- 양혈수음(凉血收陰) : 혈을 만들고 음기를 거두어들임.
- 양혈안신(養血安神) : 혈을 만들고 잘 돌게 함으로써 번조한 마음을 안정시키는 효능.
- 양혈양간(養血養肝) : 혈과 간을 양성함.
- 양혈유간(養血柔肝) : 부족해진 간혈을 자양하는 효능으로 혈을 길러 간을 부드럽게 함.
- 양혈제증(凉血除蒸) : 혈을 맑게 하여 열을 내리는 효능.
- 양혈지리(凉血止痢) : 혈분의 열사를 제거하여 설사를 멈추게 하는 효능.
- 양혈지혈(凉血止血) : 혈을 식혀 지혈시키는 효능.
- 양혈퇴열(凉血退熱) : 혈을 서늘하게 하면서 열기를 가라앉히는 효능.
- 양혈활혈(凉血活血) : 혈분의 열을 식혀주고 혈액순환을 원활하게 하는 치료방법.
- 양협허민(兩脇虛悶) : 양 옆구리와 가슴이 답답하며 숨이 차며 괴로운 증상.
- 어체(瘀滯) : 어혈로 인해 혈관이 막힘.
- 어혈(瘀血) : 체내의 혈액이 일정한 자리에 정체되어 노폐물이 많아져 혈액의 엉어리가 생기는 병증.
- 어혈작통(瘀血作痛) : 어혈, 사혈이 심에 몰려 일으키는 위완통.
- 어혈정축(瘀血停蓄) : 어혈이 한곳에 머물러 쌓여 있는 증세.
- 어혈종통(瘀血腫痛) : 어혈로 종기가 생겨 느끼는 통증.
- 억울(抑鬱) : 느낌이나 생각이 억눌러 답답한 병적 상태. 우울감, 불쾌감, 열등감 따위를 품고 의욕이나 흥미가 없어지며 불면, 식욕부진 등의 증상을 보임.
- 억울불해(抑鬱不解) : 억울抑鬱이 풀어지지 않음.
- 언어건삽(言語蹇澁) : 말을 더듬거리고 어눌하게 함.
- 여포(濾胞) : 결결막의 국소 림프 증식으로 인해 나타나는 증상으로 결결막을 뒤집어 보았을 때 깨알같이 작은 무수한 돌기가 관찰되는 것.
- 역독리(疫毒痢) : 전염성이 강하고 병태가 위중한 이질.
- 역종(逆腫) : 종기가 덧남.
- 연견산결(軟堅散結) : 굳고 맺힌 것을 연하게 풀어주는 효능.
- 연밀환(煉蜜丸) : 약재를 꿀과 함께 졸여 환을 만듦.
- 연세(硏細) : 갈아서 잘게 만듦.
- 연주창(連珠瘡) : 경부 임파선염목 부위에 있는 임파선이 감염되는 것인 나력이 연결되어 있는것.
- 열격증(熱隔症) : 태양인의 체질병증으로 음식물을 넘기기가 어렵고 넘어갔다 해도 위에 까지 내려가지 못하고 이내 토하는 증상.
- 열궐(熱厥) : 열이 심해 음이 줄어들어서 생긴 궐증. 열로 인해 양기가 속에 뭉쳐서 열이 나고 머리가 아픔.
- 열담(熱痰) : 화담火痰. 심경열담이라고도 함.
- 열담해수(熱痰咳嗽) : 열사의 침입을 받아 몸에 열이 나면서 기침을 심하게 하고 탁한 가래가 나옴.
- 열리(熱痢) : 어린아이가 열사의 침입을 받아 열이 대장을 침범하여 발생하는 이질. 하혈을 하며 손발에 열이 나고 갈증이 나서 물을 자구 마시게 됨.
- 열림(熱淋) : 열림(임질의 한가지). 습열이 하초에 몰려서 생기는 병증.
- 열병(熱病) : 열이 몹시 오르고 심하게 앓는 병, 두통, 불면증, 헛소리, 식욕부진食慾不振) 등이 따르는 말라리아, 장티푸스 따위.
- 열병상진(熱病傷津) : 열병으로 인해 진액이 손상을 입음.
- 열병한출(熱病汗出) : 열병으로 땀을 많이 흘림.
- 열비(熱痺) : 열독이 관절을 침입하거나 몰려 있는데 다시 풍한습의 사기가 침입해서 생긴 비증으로 관절이 벌겋게 붓고 달아오르면서 아프며 온몸에 열이 나고 갈증이 있으며 바람을 싫어하고 가슴이 답답한 병증.
- 열사(熱邪) : 열로 인해 생기는 몸속의 나쁜 기운.
- 열사입영(熱邪入營) : 열사가 몸속에 침입하여 발열, 전신혈독증, 고열반진 등이 생기는 증세.
- 열상진액(熱傷津液) : 몸의 열로 인해 진액이 상함.
- 열울(熱鬱) : 몸에 열이 쌓여 생기는 울증.
- 열증동통(熱症疼痛) : 내열로 온몸이 쑤시고 아픔.
- 열증출혈(熱症出血) : 몸에 많은 열이 발생하여 그로 인해 생기는 출혈.
- 열해(熱咳) : 열로 인한 기침.
- 염기(鹽基) : 수용액에서 미끈미끈하고 쓴맛이 나며, 적색 리트머스 시험지를 청색으로 변하게 하는 물질.
- 염수(鹽水) : 소금물.
- 염수자(鹽水煮) : 약재를 소금물에 담갔다가 삶음
- 염수초(鹽水炒) : 약재를 소금물에 담갔다가 볶음.
- 염음수한(斂陰收汗) : 음기를 수렴하여 땀을 멎게 하는 효능.
- 염자(鹽炙) : 약재에 소금물을 넣어 볶아주는 법제방법.
- 염좌(捻挫) : 관절을 지탱해 주는 인대가 외부 충격 등에 의해 늘어나거나 일부 찢어지는 것.
- 염창 : 경골(정강이 안쪽과 바깥쪽)부위에 생긴 창양).
- 염창(斂瘡) : 환부를 수렴시켜 치료하는 효능.
- 염창생기(斂瘡生肌) : 창을 수렴시키고 아물게 하며, 새로운 살이 돋게 하는 효능.
- 염탕(鹽湯) : 소금 끓인 물.
- 염폐(斂肺) : 폐기를 수렴하여 기침 등을 멈추게 하는 효능.
- 염폐지해(斂肺止咳) : 폐기肺氣를 수렴하여 기침추게 하는 효능.
- 염폐평천(斂肺平喘) : 폐기를 수렴하여 기침을 멈추게 하는 효능.
- 염한(斂汗) : 표(신체의 겉)가 허하여 저절로 땀이 나고 식은땀이 나는 것을 약을 써서 수렴시키는 방법.
- 염한고정(斂汗固精) : 땀을 멎게 하고 정을 보존하는 효능.
- 염한고표(斂汗固表) : 표허 또는 기음양허氣陰兩虛로 인해 땀이 지나치게 많이 날 때 땀을 그치게 하는 치료 방법.
- 염한생진(斂汗生津) : 땀을 수렴하여 그치게 하고 진액을 만드는 효능.
- 염한욕탈(斂汗欲脫) : 땀을 수렴시켜 그치게 하고 기운의 탈진을 막아줌.
- 영기(營氣) : 음식물에서 생기고 비위에서 발원하여 중초로 나가 경맥을 통해 운행되며, 혈액을 화생하고 혈과 함께 전신을 순환하면서 영양하는 정기.

360

• 영류 : 갑상선이 부어오르는 영과 몸에 종물이나 혹이 생기는 류를 통칭하는 말.
• 영신개울(寧神開鬱) : 정신을 안정시켜 울증을 흩어지게 하는 효능.
• 영심(寧心) : 마음을 안정시키는 효능.
• 영위(榮衛) : 영은 동맥의 피, 위는 정맥의 피를 말함.
• 예독(穢毒) : 전염성이 있는 병독.
• 예장 : 눈의 겉 부분에 예막이 없이 눈동자가 속으로 가려지는 병증.
• 오(熬) : 약재를 볶음.
• 오고(熬膏) : 약재를 볶아서 고약처럼 만듦.
• 오로(五勞) : 허로를 5가지로 나눈 것.
• 오로(惡露) : 분만 후에 나타나는 질 분비물.
• 오로불퇴(惡露不退) : 오로가 없어지지 않음.
• 오미(五味) : 다섯가지 맛. 감미(단맛)는 비, 고미(쓴맛)는 심, 산미(신맛)는 간, 신미(매운맛)는 폐, 함미(짠맛)는 신에 들어감.
• 오발(烏髮) : 머리털을 검게 하는 효능.
• 오심(惡心) : 위가 허하거나 위에 한, 습, 열, 담, 식체 따위가 있어 가슴 속이 불쾌하고 울렁거리며 구역질이 나면서도 토하지 못하고 신물이 올라오는 증상.
• 오심번열(五心煩熱) : 가슴과 양 손바닥, 양 발바닥에 불쾌감이나 열감을 느끼는 것으로 음허에 의해 내열이 쌓여 열만 날뿐 체온은 오르지 않음.
• 오자대(梧子大) : 환제丸劑 크기의 하나. 한약가루에 꿀을 비롯한 결합체를 섞어서 동그랗게 빚은 환제이 1알의 크기가 벽오동 열매만한 것.
• 오장육부(五臟六腑) : 오장은 간장, 심장, 비장, 폐장, 신장임. 육부는 대장, 소장, 쓸개, 위, 삼초, 방광을 일컬음.
• 오조(惡阻) : 임신 초기 속이 메슥거리고 음식을 가려먹으며 음식을 먹으면 즉시 토하고 심하면 쓸물까지 토해 내면서 음식을 먹지 못하는 병증.
• 오증(五蒸) : 몸에서 열이 나는 5가지 중병. 골증, 맥증, 피증, 육증, 내증의 총칭.
• 오풍(惡風) : 바람을 싫어하는 병증. 외감 또는 내상으로 발생함.
• 온경지통(溫經止痛) : 경맥을 따뜻하게 하여 흐름을 원활히 함으로써 통증을 멎게 하는 효능.
• 온경지혈(溫經止血) : 경락을 따뜻하게하여 지혈시키는 효능.
• 온경통맥(溫經通脈) : 온열한 약물을 사용하여 정체된 경맥의 소통을 원활히 하는 효능.
• 온난비신(溫暖脾腎) : 비와 신을 따뜻하게 하는 효능.
• 온리산한(溫裏散寒) : 장부(속)를 덥혀 한증을 흩어지게 함.
• 온병(溫病) : 계절에 관계없이 온사의 침입을 받아 생기는 여러 가지 열병의 총칭. 열이 비교적 가벼우면 온병, 높으면 열병이라 함.
• 온병변증(溫病辨證) : 온병의 진행과정을 위→영→기→혈의 4단계로 나누어 변증한 것임.
• 온보명문(溫補命門) : 장양보화하는 약물로 비신의 양기를 회복시키는 효능.
• 온복(溫服) : 따뜻하게 하여 먹거나 마심.
• 온비(溫脾) : 온중거한법의 일종으로 온보약으로 비위허한을 치료하는 효능.
• 온비양(溫脾陽) : 비장을 따뜻하게 하여 양기를 북돋는 효능.
• 온소장(溫小腸) : 소장을 따뜻하게 하는 효능.
• 온신난간(溫腎暖肝) : 신장과 간장을 따뜻하게 하는 효능.

• 온신산한(溫腎散寒) : 신기를 따뜻하게 하고 한기를 흩어주는 효능.
• 온신양(溫腎陽) : 신에 양기를 불어넣어 따뜻하게 하는 효능.
• 온신장양(溫腎壯陽) : 온신조양. 온열한 약물을 사용하여 신기에 양기를 보태는 효능.
• 온심양(溫心陽) : 심에 양기를 불어넣어 따뜻하게 하는 효능.
• 온양거한(溫陽祛寒) : 양기를 북돋아 한기를 몰아냄.
• 온양내외(溫養內外) : 인체의 표리를 모두 따뜻하게 하고 영양분을 보충하는 효능.
• 온역(溫疫) : 온병의 하나. 유행성 사기로 생기는 급성, 열성 전염병의 총칭.
• 온위조중(溫胃調中) : 위를 따뜻하게 하고 중초를 조화롭게 하는 효능.
• 온위한(溫胃寒) : 위를 따뜻하게 하여 한사를 몰아내는 효능.
• 온장한(溫腸寒) : 장을 따뜻하게 하여 한사를 몰아내는 효능.
• 온조(溫燥) : 약제의 성질이 따뜻하고 건조함.
• 온중거한(溫中祛寒) : 중초를 따뜻하게 하여 한기를 몰아내는 효능.
• 온중난신(溫中暖腎) : 중초와 신장을 따뜻하게 하는 효능.
• 온중보양(溫中補陽) : 중초를 따뜻하게 하여 양기를 보양하는 효능.
• 온중산한(溫中散寒) : 중초를 따뜻하게 하여 한사를 몰아내는 효능.
• 온중조습(溫中燥濕) : 중초를 따뜻하게 하여 습사를 말리는 효능.
• 온중지구(溫中止嘔) : 중초를 따뜻하게 하고 구토를 가라앉히는 효능.
• 온중지통(溫中止痛) : 속을 따뜻하게 하여 통증을 그치게 하는 효능.
• 온중축한(溫中逐寒) : 속을 따뜻하게 하여 추위를 몰아내는 효능.
• 온중통양(溫中通陽) : 따뜻한 성질의 약제를 사용하여 양기를 통하게 함.
• 온중하기(溫中下氣) : 속을 따뜻하게 하여 기를 내려주는 효능.
• 온중행기(溫中行氣) : 속을 따뜻하게 하여 기의 순행을 돕는 효능.
• 온중화위(溫中和胃) : 속을 따뜻하게 하여 위를 편안하게 하는 효능.
• 온폐거담(溫肺祛痰) : 폐를 따뜻하게 하여 담을 몰아내는 효능.
• 온폐정천(溫肺定喘) : 폐를 따뜻하게 하여 기침을 그치게 하는 효능.
• 온폐한(溫肺寒) : 폐기를 따뜻하게 하여 한증을 없애는 효능.
• 온폐화음(溫肺化飮) : 폐를 따뜻하게 하여 수음을 없애는 효능.
• 온학한열(溫瘧寒熱) : 학질로 오한, 발열, 발한이 반복되는 현상.
• 온후(溫煦) : 인체의 각 부분을 따뜻하게 해 주는 효능.
• 옹저(癰疽) : 큰 종기, 곧 몸에 크게 난 부스럼.
• 옹저불합(癰疽不合) : 옹저의 상처가 아물지 않음.
• 옹저이궤(癰疽已潰) : 옹저가 심해서 이미 허물어진 상태.
• 옹저종독(癰疽腫毒) : 부스럼이나 종기가 곪아 독성이 몸에 퍼짐.
• 옹절(癰癤) : 옹은 몸의 표층과 장부가 곪는 것이고, 절은 모낭과 그에 부속된 피지선이 감염된 것임.
• 옹종(癰腫) : 기혈이 통하지 않아 국부적으로 생기는 종창 증세. 곧 작은 종기.
• 옹종창독(癰腫瘡毒) : 옹종, 창양 등 각종 종기의 독성.
• 옹창(癰瘡) : 옹종과 창양.
• 옹창종독(癰瘡腫毒) : 각종 종기로 인한 독성.
• 옹체(壅滯) : 쌓이고 막혀 통하지 못하여 걸리고 마음대로 하지 못함.
• 완급지통(緩急止痛) : 각종 통증을 그치게 함.
• 완민(脘悶) : 복부가 답답한 병증.
• 완민불서(脘悶不舒) : 복부가 답답하여 펴지지 않음.
• 완민탄산(脘悶吞酸) : 복부가 답답하고 신물이 목구멍으로 올라 가슴을

쑤시듯이 자극하여 심한 괴로움을 느낌.
- 완복(脘腹) : 배, 복부
- 완복냉통(脘腹冷痛) : 배가 차서 걸리고 아픈 증상.
- 완복동통(脘腹疼痛) : 배가 쑤시고 걸리면서 아픔.
- 완복작통(脘腹作痛) : 배에 통증이 생김.
- 완비 : 배가 아프고 걸림.
외 : 약재를 불에 묻어서 구움.
- 외감(外感) : 고르지 못한 기후 때문에 생기는 감기 따위의 병.
- 풍열형(風熱型) : 비를 맞거나 습지에 오래 앉아 있거나 혹은 장마철, 만성 위장염을 가진 사람에게 많다. 몸에 열이 나고 땀이 많으며 머리가 터질듯이 아프고 전신 관절이 아프며 가슴과 배가 그득한 느낌이 있음. 음식을 잘 먹지 못하고 토하려 하며 가래가 많고 대변이 묽게 나옴.
- 풍한형(風寒型) : 한랭 혹은 기타 계절의 기후변화 때에 주로 나타나는 일반적인 감기를 말하며, 으슬으슬 춥고 미열이 나며 재채기를 하고 맑은 콧물이 흐르며 목이 간질간질하고 기침이 나며 땀은 없고 두통이 있음.
- 협서형挾暑型) : 여름에 생기며 몸에 열이 나면서 땀이 나도 열이 없어지지 않고 번조증이 나면서 입이 마르고 가슴이 답답하여 토하려 하며 소변이 시원치 않고 황색을 띠며, 설사를 해도 속이 시원하지 않고 으슬으슬 추우면서 땀이 없음.
- 독감(毒感) : 한의학에서 외감형, 즉 유행성 감기의 범주에 속하며, 발병이 급하고 증상이 심하여 전염이 광범위 함.
- 외감풍한해수(外感風寒咳嗽) : 풍한으로 몸에 찬 기운이 침투하여 해수가 생김.
- 외숙 : 약재를 묻은 불에 넣어서 찜.
- 외용(外用) : 피부에 바르는 용도.
- 외한지냉(畏寒肢冷) : 사지가 냉해서 추위를 극도로 싫어하고 두려워 함.
- 요도염(尿道炎) : 요도에 생기는 염증.
- 요독증(尿毒症) : 다양한 원인질환에 의해 신장기능이 감소하여 정상적으로 신장을 통하여 소변을 배출되어야 할 노폐물이 배설되지 못하고 체내에 축적되어 발생하는 다양한 증상을 의미함. 노폐물이 여러 장기에 축적되어 각 신체기관의 기능에 장애를 일으킴.
- 요동(搖動) : 근육이 마음대로 움직여 주지 않아 몸을 심하게 떨거나 움직이는 병증.
- 요붕증(尿崩症) : 비정상적으로 많은 양의 소변이 생성되고 과도한 갈증이 동반되는 질병.
- 요빈(尿頻) : 소변을 보고 싶은 욕구을 자주 느끼거나 자주 소변을 봄.
- 요슬관절 동통(腰膝關節 疼痛) : 허리와 무릎 관절이 쑤시고 아픔.
- 요슬관절 비통(腰膝關節 痺痛) : 허리와 무릎관절이 저리고 마비되면서 아픈 통증
- 요슬산연(腰膝酸軟) : 허리와 무릎이 시큰거리고 힘이 없어지는 증상.
- 요슬심중(腰膝沈重) : 허리와 무릎이 아래로 내려앉듯 무겁고 뻐근하며 아픔.
- 요슬위약 : 허리와 무릎에 바람이 들어 힘이 없음.
- 요슬풍통(腰膝風痛) : 허리와 무릎이 시리고 아픈 신경통.
- 요적(尿赤) : 소변 색깔이 붉음.
- 요탁(尿濁) : 소변 색깔이 탁함.
- 욕열 : 습도가 많아 몹시 무더운 것. 장마철의 후덥지근한 날씨.
- 용설(涌泄) : 게우고 설사시켜 질병을 치료하는 방법.

- 용토(涌吐) : 토하게 하는 효능.
- 우피선(牛皮癬) : 버짐.
- 운비(運脾) : 조습건비하는 약물로써 비의 운화기능을 증강시켜 습이 중하여 비를 곤란하게 한 것을 치료하는 방법.
- 운화(運化) : 인체의 생명유지를 위해 에너지를 발생시키고 운송하는 기능.
- 울담(鬱痰) : 기가 막혀 생긴 담.
- 울모(鬱冒) : 일과성 인사불성에 빠졌다가 회복되는 것.
- 울증(鬱症) : 기울, 습울, 담울, 열울, 혈울, 식울을 6울이라 함.
- 울폐(鬱肺) : 외감풍열이나 담열 등이 폐에 정체되어 가슴이 답답해지는 증상.
- 울화병(鬱火病) : 신체증상을 동반하는 우울증으로서 우울감, 식욕저하, 불면 등의 우울증상 외에도 호흡곤란이나 심계항진, 몸 전체의 통증 또는 명치에 뭔가 걸려 있는 느낌 등의 신체증상이 동반되어 나타남. 환자가 자신의 우울과 분노를 억누르고, 억압된 분노가 신체증상으로 나타나는 것으로 생각됨.
- 옹예 : 꽃을 이루는 기관으로 생식세포인 꽃가루를 만드는 장소.
- 원기(元氣) : 만물이 자라는데 근본이 되는 정기.
- 원기불고(元氣不固) : 원기를 고정시키지 못함.
- 원양(元陽) : 신양. 신의 생리적 기능의 동력이 되며, 생명 활동에서 힘의 근원이 되는 신의 양기.
- 위기(衛氣) : 인체를 외사로부터 방어하는 기능을 가진 기운.
- 위납불가(胃納不可) : 위에서 음식물을 잘 받지 못함.
- 위분(衛分) : 온병변증溫病辨證에서 위에 해당하는 부분과 구 부위에 병이 생기는 단계를 이르는 말.
- 위비(胃痺) : 가슴속이 답답하면서 아픈 병증. 흉비에 속함.
- 위아토니(胃 Atony) : 위의 긴장력이 저하되어 쇠약한 상태.
- 위약(僞藥) : 거짓 약.
- 위완동통(胃脘疼痛) : 배가 몹시 아픈 증세.
- 위음(胃陰) : 위액. 위의 진액.
- 위주수납(胃主受納) : 위가 수곡을 받아들이는 기능.
- 위축신(萎縮腎) : 신장이 정상의 절반 이하로 줄고 굳어져서 기능 장애가 일어난 상태.
- 위하수(胃下垂) : 위장근육이 힘이 없어 중력의 작용을 받아 아래로 하수(처짐)되어 위 운동능력이 저하된 상태.
- 위한(胃寒) : 위가 참.
- 위허식소(胃虛食少) : 위장이 허하여 음식 생각이 없음.
- 위화항성(胃火亢盛) : 위에 화열기가 왕성하여 그 화가 위로 치밀어 오름.
- 유간지통(柔肝止痛) : 간 기능을 부드럽게 하여 통증을 다스림.
- 유뇨증(遺尿症) : 잠자다 무의식중에 자주 오줌을 싸는 야뇨증.
- 유선염(乳腺炎) : 유선의 염증성 질환.
- 유옹(乳癰) : 유종. 젖멍울을 포함, 유방에 생기는 각종 종기.
- 유완(濡緩) : 맥이 한곳에 머무르듯 약하고 느림.
- 유정(遺精) : 성교 없이 정액이 몸 밖으로 나오는 병증.
- 유주성 혈기통(遊走性 血氣痛) : 기와 혈이 온 몸을 돌아다니다 울체되는 곳마다 아픈 것이 마치 온몸이 다 아픈 것 같이 느껴지는 증상.
- 유중풍(類中風) : 안에서 생긴 풍으로 인하여 발생한 중풍증.
- 유즙불통(乳汁不通) : 젖이 잘 나오지 않음.

- 유창(乳脹) : 사열로 인하거나 수유를 못해 나타나는 유방의 창만감.
- 육아종(肉芽腫) : 육아조직으로 이루어진 염증성 결절.
- 육음(六淫) : 풍, 한, 서, 습, 조, 화의 6가지 병사.
- 육증(肉蒸) : 병의 원인이 비에 있음. 몸이 불처럼 뜨겁고 안절부절 못하며 땀이 나지 않고 심복부가 북처럼 더부룩하며 먹으면 게우려 하고 소변이 피 같으며 대변이 막힘. 병이 성하면 몸이 붓고 눈이 붉으며 잠자리가 불안함.
- 육진양약(六陳良藥) : 오래될수록 약제의 효과가 좋아지는 것.
- 윤심폐(潤心肺) : 심, 폐를 윤택하고 촉촉하게 하는 효능.
- 윤장(潤臟) : 오장을 적셔주는 효능.
- 윤장조(潤腸燥) : 마른 장을 적셔주어 윤택하게 하는 효능.
- 윤장통변(潤腸通便) : 장을 윤택하고 부드럽게 하여 배변을 잘 나오게 하는 효능.
- 윤조(潤燥) : 자윤滋潤하는 약물을 사용하여 마른 것을 적셔주는 효능.
- 윤조연견(潤燥軟堅) : 마른 것을 적셔주고 딱딱한 것을 풀어주는 효능.
- 윤조통변(潤燥通便) : 마른 것을 적셔주어 변을 잘 나오게 하는 효능.
- 윤조활장(潤燥滑腸) : 마른 곳을 적셔주고 장을 매끄럽게 하는 효능.
- 윤폐(潤肺) : 폐를 윤택하고 부드럽게 함.
- 윤폐생진(潤肺生津) : 음을 자양하여 폐를 윤택하게 하고 진액이 생기게 함.
- 윤폐양음(潤肺養陰) : 폐를 윤택하고 음액진액을 양성함
- 윤폐자신(潤肺滋腎) : 폐를 윤택하게 하고 신장을 자양함
- 윤폐지해(潤肺止咳) : 폐를 윤택하여 기침을 멈추게 하는 효능
- 윤폐하기(潤肺下氣) : 폐를 윤택하고 기운을 아래로 끌어내리는 효능
- 윤폐화담(潤肺化痰) : 폐를 윤택하여 담을 삭이는 효능
- 융모상피종(絨毛上皮腫) : 태아의 영양섭취에 중요한 작용을 하는 융모상피세포에 발생하는 종양
- 음궐(陰厥) : 양이 휴손되고 정이 모상됨으로써 손발이 차가워지는 병증 사지궐역 증상이 나타남.
- 음양대하(陰痒帶下) : 대하가 있으면서 생식기 주변이 가려운 병증.
- 음양오행(陰陽五行) : 음양이란 지구에 사는 인간이 태양을 중심으로 지구 자전으로 발생하는 낮과 밤이라는 현상에서 출발하는 것이고, 오행이란 지구가 태양을 중심으로 공전하는 것으로 발생하는 사계절에서 나타나는 현상을 풀이한 것임.
- 음예(陰穢) :음의 더럽고 못된 기운
- 음위 : 발기부전. 아직 신이 약해질 나이가 아닌데도 음경이 발기되지 않거나 발기되더라도 단단하지 않은 것.
- 음저(陰疽) : 기육이나 근골에 고름집이 생겨 그곳의 몸 겉면이 현저하게 두드러지지 않은 음증에 속하는 옹저를 말함.
- 음중종통(陰中腫痛) : 여성의 음부에 종기나 습진 등으로 통증이 있음.
- 음허(陰虛) : 음이 허함.
- 음허기약(陰虛氣弱) : 음이 허하고 기가 약함.
- 음허내열(陰虛內熱) : 음허로 몸속에 열이 많아지는 증상.
- 음허노열(陰虛怒熱) : 음허로 열기가 위로 솟구쳐 가슴이 답답하고 얼굴이 붉어지고 조그만 일에도 자주 화를 내는 증상.
- 음허노해(陰虛勞咳) : 음허로 생긴 기침으로 권태감, 조열 등 허로 증상과 함께 기침을 많이 하는 병증.
- 음허도한(陰虛盜汗) : 음허로 도한식은 땀이 생김.

- 음허양성(陰虛陽盛) : 음기가 약하고 양기가 왕성함.
- 음허양항(陰虛陽亢) : 음기가 약해 양기가 위로 오르는 증상.
- 음허열해(陰虛熱咳) : 음허로 몸에 열이 쌓여 거친 기침이 나옴.
- 음허조열(陰虛潮熱) : 음허로 인해 생기는 조열증상.
- 음허폐조(陰虛肺燥) : 음기가 약해 폐가 건조함.
- 음허혈열(陰虛血熱) : 음기가 약해 피가 뜨거워짐.
- 음허화성(陰虛火盛) : 음허열 또는 허열이 위로 솟구쳐 음허 증상인 화기가 맹렬히 위로 솟구쳐 올라 몸이 달고 목 안이 마르며 뺨이 벌겋게 되고 마른 기침을 하게 됨.
- 음혈허(陰血虛) : 음기와 피가 모자람.
- 이관절(利關節) : 관절의 움직임을 편하게 하는 효능.
- 이규(利竅) : 대소변을 잘 통하게 하는 효능.
- 이급후중(裏急後重) : 세균성 이질. 습열로 기가 몰려 생기는 이질의 주요 증상.
- 이기개위(理氣開胃) : 기를 잘 돌게 하여 위를 열어주는 효능.
- 이기건비(理氣健脾) : 기를 통하게 하고 비장을 건강하게 하는 효능.
- 이기관중(理氣寬中) : 기를 통하게 하고 속을 편하게 하는 효능.
- 이기산결(理氣散結) : 기를 통하게 하여 맺힌 것을 풀어주는 효능.
- 이기약(理氣藥) : 익기약, 기를 늘리고 보완하는 약. 몸의 약한 부위를 북돋고 순환을 잘 할 수 있게 만드는 약이며 대체로 맵고 따뜻하고 향기가 있는 것이 특징임.
- 이기조습(理氣燥濕) : 기를 통하게 하여 습한 것을 마르게 하는 효능.
- 이기조중(理氣調中) : 기를 통하게 하여 중초를 고르게 하는 효능.
- 이기지통(理氣止痛) : 기를 통하게 하여 통증을 없애는 효능.
- 이기해울(理氣解鬱) : 기를 통하게 하여 울결鬱結된 것을 푸는 효능.
- 이기화위(理氣和胃) : 기를 통하게 하여 위를 조화롭게 하는 효능.
- 이농(耳膿) : 귀에서 고름이 나옴.
- 이농(耳聾) : 귀가 먹먹하게 막혀 소리가 잘 들리지 않음.
- 이뇨소종(利尿消腫) : 이뇨시키고 부종을 가라앉히는 효능.
- 이뇨통림(利尿通淋) : 이뇨시키고 소변을 잘 나오게 하는 효능.
- 이담(利膽) : 담즙의 분비와 배설을 원활하게 하는 효능.
- 이담퇴황(利膽退黃) : 담기능을 원활하게 하여 황달을 없애는 효능
- 이명(耳鳴) : 귀 울림.
- 이방광(利膀胱) : 방광의 기운을 북돋는 효능.
- 이변불리(二便不利) : 대소변을 잘 보지 못함.
- 이수(利水) : 몸의 수분배설을 도와 이뇨질환을 예방 또는 치료하는 효능.
- 이수삼습 : 체내에 적체된 수분에 의해 관절부종, 이뇨질환, 황달 등에 대해 이뇨시켜 치유하는 작용
- 이수소종(利水消腫) : 이수퇴종利水退腫, 몸의 수분배설을 도와 부종을 없애는 효능.
- 이수제습(利水除濕) : 수분배설을 도와 습을 제거하는 효능.
- 이수지한(利水止汗) : 수분배설을 도와 땀을 그치게하는 효능.
- 이수통림(利水通淋) : 하초습열로 인하여 임증이 생기는 것을 없애는 효능.
- 이수화습(利水化濕) : 소변을 잘 나가게 하고 습사를 없애는 효능.
- 이습(利濕) : 이수약으로 하초의 수습을 소변으로 내보내는 치료방법.
- 이습거탁(利濕去濁) : 소변을 잘 통하게 하여 하초에 막힌 습사를 제거하

여 몸 안의 탁기를 없애는 효능.

- 이습퇴황(利濕退黃) : 소변을 통하게 하여 하초에 막힌 습사를 제거하여 황달을 치료하는 효능.
- 이열증(裏熱症) : 내부 장기에 생긴 열증. 열이 나고 가슴이 답답하며 갈증이 나고 심하면 정신이 흐려지고 헛소리를 하며, 설태가 누렇고 마르며 홍대맥이 나타남.
- 이완불수(弛緩不收) : 사지를 굽혔다 펴는 동작이 안 되거나 부자연스러움.
- 이인(利咽) : 인후를 통하게 하는 효능.
- 이장기(利腸氣) : 장의 기를 통하게 하고 이롭게 하는 효능.
- 이중기(利中氣) : 중기(비장)를 북돋는 효능.
- 이질(痢疾) : 수인성 전염병으로 1-3일간 잠복기간을 거쳐 설사와 발열, 구토 등의 증세를 보이며, 조기에 발견‧치료 받으면 생명에 지장이 없지만 환자 배설물을 통해 신속하게 전염되므로 제1종 법정 전염병으로 분류되어 있음.
- 이출허한(利出虛寒) : 허한한 쪽으로 몸 상태가 점점 좋아지지 않음.
- 이하선염(耳下腺炎) : 이하선(침샘)에 일어나는 염증으로 유행성 이하선염, 급성 화농성 이하선염, 만성 이하선염 등이 있음.
- 익기(益氣) : 기를 도우고 조화롭게 하는 효능.
- 익기건비(益氣健脾) : 기를 조화롭게 하여 비장을 건강하게 함.
- 익기경신(益氣輕身) : 기를 도와 몸을 가볍고 건강하게 하며 머리털을 희지 않게 함.
- 익기보중(益氣補中) : 기를 돕고 중기를 보함.
- 익기삽정(益氣澁精) : 기를 도우고 정이 흩어지지 않도록 모으는 효능.
- 익기생진(益氣生津) : 기와 진액을 동시에 보하는 효능.
- 익신(益腎) : 신장을 도우는 효능.
- 익신고정(益腎固精) : 신장을 도와 정을 견고히 하는 효능.
- 익신보폐(益腎補肺) : 신장을 보익하고 폐장을 도우는 효능.
- 익신삽정(益腎澁精) : 신장을 보익하고 정기를 잡아주는 효능.
- 익위생진(益胃生津) : 위장을 좋게 하고, 위액을 생기게 하는 효능.
- 익정(益精) : 정기를 보익하는 효능.
- 익정보수(益精補髓) : 정기를 보익하고 골수를 보하는 효능.
- 익정수(益精髓) : 정기와 골수를 보익하는 효능.
- 익정혈(益精血) : 정혈을 보익하는 효능.
- 익폐신 조습리수(益肺腎 燥濕利水) : 폐 기능을 돕고 신장을 부드럽고 활성화를 조절함시켜 배설이 잘 되도록 함.
- 익폐지해(益肺止咳) : 폐 기운을 도와 기침을 멈추게 하는 효능.
- 익혈(益血) : 피를 더해주는 효능.
- 익혈복맥(益血複脈) : 피를 더해주고 맥을 강하게 함.
- 익화조양(益火助陽) : 몸의 화기와 양기를 보함.
- 인건(咽乾) : 목구멍이 건조함.
- 인경(引經) : 끌어당기는 약성으로 월경을 잘 나오게 함.
- 인경(鱗莖) : 비늘(뿌리 중 고기비늘처럼 낱개로 갈라지는 것과 줄기.
- 인두종양(咽頭腫瘍) : 인두(목구멍)에 생기는 종양.
- 인두편도(咽頭扁桃) : 인후두의 윗부분이 코 인두의 뒷벽에 붙은 림프조직 덩어리.
- 인설(鱗屑) : 피부의 가장 겉 측에 있는 각층에서 떨어진 박탈소편.
- 인종(咽腫) : 인후에 생기는 종기.

- 인통(咽痛) : 목구멍에 통증이 있음.
- 인항강통(咽項強痛) : 목구멍과 목덜미에 강한 통증이 있음.
- 인혈하행(引血下行) : 피를 끌어당겨 밑으로 보냄.
- 인화귀원(引火歸元) : 하복부의 대동맥을 확장시켜 혈액을 충만케 함.
- 인후골자하(咽喉骨刺下) : 목구멍에 뼈가 걸려 내려가지 않는 것을 내려가게 하는 효능.
- 인후염(咽喉炎) : 감기, 목 감기, 상기도 감염에 해당하는 질병으로 베타 용혈성 사슬알균, 포도알균, 폐렴알균, 헤모필루스균과 같은 세균 또는 인플루엔자 바이러스, 단순포진 바이러스, 파라인플루엔자 바이러스, 콕사키 바이러스, 에코 바이러스 등과 같은 바이러스로 인하여 인두, 후두를 포함한 상기도 점막에 생기는 염증성 반응.
- 일음(溢飮) : 사음의 하나. 땀을 내야 할 때 내지 않았거나 비허로 수액이 운화되지 못해 피하조직에 머물러 사지로 흘러들어가 생김.
- 일절창미파(一切瘡未破) : 종기가 아직 터지지 않고 주위가 벌겋게 부풀어 있는 상태.
- 일포조열(日晡潮熱) : 오후 3시~5시 전후로 열이 나는 병증.
- 임병 : 고림, 냉림, 석림石, 열림을 통틀어 일컫는 말.
- 임병(淋病) : 임증이라고도 함. 오줌이 잘 나오지 않으면서 아프고 방울 방울 끊임 없이 떨어지며, 늘 오줌이 급하게 나오면서 짧고 자주 마려운 병증.
- 임병작통淋病作痛 : 임병으로 통증이 생김.
- 임삽작통(淋澁作痛) : 임병으로 소변이 시원치 않고 소변시 통증을 느낌.
- 임파선염(淋巴線炎) : 병원균이나 독소에 의해 임파선에 생기는 염증.
- 잇몸 염증(炎症) : 치아와 치조골에는 이상이 없고 다만 잇몸에만 염증이 있는 병으로 감기, 인후염, 기관지염, 내분비장애, 비타민C 부족 등이 원인임.

자

- 자(炙) : 약재를 꼬챙이 등에 꿰어 숯불을 이용, 굽는 법제방법.
- 자간(子癇) : 임신, 분만, 산욕기에 발생하는 강직성 및 간대성의 경련과 혼수를 주 증세로 하는 후기 임신중독증의 특수형.
- 자간음(滋肝陰) : 간음을 자양하는 효능.
- 자감초(炙甘草) : 구운 감초.
- 자고제 : 찰떡, 인절미 같이 말랑말랑하게 만든 약제.
- 자궁경부미란 : 자궁경부에 상처가 생긴 상태.
- 자궁내막염(子宮內膜炎) : 자궁내막은 자궁의 제일 안쪽을 이루는 조직으로 자궁경부 및 질을 통해 외부에 노출되어 있음. 이런 해부학적 구조로 세균 등 병원체가 자궁내막을 침범하게 되고 이로 인해 염증이 생기게 됨.
- 자궁하수(子宮下垂) : 자궁이 정상위치보다 아래로 처져서 자궁경부가 질구에 접근한 것. 다산, 과격한 노동, 무력성 체질이 원인이 됨.
- 자백반(炙白礬) : 구운 백반.
- 자반병(紫斑病) : 혈소판 감소, 혈액응고, 기능이상, 혈관염 등으로 피부에 나타나는 크고 작은 출혈 증상.
- 자보간신(滋補肝腎) : 간신을 기르고 보익하는 효능.

364

- 자보양음(滋補養陰) : 몸을 자양하고 음액진액을 양성하는 효능.
- 자신(滋腎) : 신을 기르는 효능.
- 자양주리 : 주리를 자양하는 효능.
- 자윤(滋潤) : 자양시키고 윤택하게 하는 효능.
- 자음(滋陰) : 음기를 기르는 효능.
- 자음강화(滋陰降火) : 신음이 휴손되어 신화편항(신장의 화가 위로 떠오르는 현상)한 것을 치료하는 방법.
- 자음보혈(滋陰補血) : 음액과 혈액을 자양하고 보충하는 효능
- 자음생진(滋陰生津) : 음기을 자양하고 진액을 만드는 효능.
- 자음양혈(滋陰養血) : 음기을 자양하고 혈을 만드는 효능.
- 자음윤조(滋陰潤燥) : 음기를 기르고 마른 것을 적셔주는 효능.
- 자음윤폐(滋陰潤肺) : 음기를 길러 폐를 윤택하게 하는 효능.
- 자음청열(滋陰淸熱) : 음기를 기르고 열을 식히는 효능.
- 자음퇴허열(滋陰退虛熱) : 음기를 자양하여 허열을 물리침.
- 자전풍 : 목이나 몸통 등 땀이 많이 나는 부위에 희고 푸른 반점이 생기는 병증.
- 자통(刺痛) : 찌르는 듯한 통증
- 자한(自汗) : 병적으로 땀을 많이 흘림.
- 잠양(潛陽) : 음허로 인한 간양상항을 치료하는 효능.
- 장관골(壯觀骨) : 팔과 다리에 있는 긴 뼈.
- 장기탈수(臟器脫垂) : 장기가 아래로 쳐져 몸 밖으로 나오는 병증.
- 장도충적(腸道蟲積) : 위장에 기생충이 많이 쌓여 있음.
- 장명(腸鳴) : 배에서 꾸르륵거리는 소리가 나는 것.
- 장수(漿水) : 오래 끓인 좁쌀미음이나 그 웃물. 또는 발효된 좁쌀미음.
- 장양고정(壯陽固精) : 양기와 정기를 튼튼히 하는 효능.
- 장양보화(壯陽補火) : 성질이 따뜻한 약물을 사용하여 신체활동 및 혈액순환의 근원이 되는 양기나 군화를 끌어올리고 보충하는 효능.
- 장옹복통(腸癰腹痛) : 장에 옹저나 옹종이 생겨 배가 아픈 증세.
- 장원양(壯元陽) : 원양을 튼튼히 하는 효능.
- 장조변비(腸燥便秘) : 장이 건조하여 생기는 변비. 노인에게 많이 발생함.
- 장치하혈(腸痔下血) : 장에서나 치질로 인해 생기는 출혈
- 장풍(腸風) : 치질의 하나. 대변을 볼 때마다 대변보다 먼저 맑고 새빨간 피가 나오는 증상.
- 저미(低迷) : 기운이 빠져 활동인 둔하거나 혼미함.
- 저창(疽瘡) : 멍울이 생기는 부스럼.
- 적독리(赤毒痢) : 세균성 이질.
- 적백하리(赤白下痢) : 곱과 피고름이 섞인 대변을 보는 이질.
- 적취(績聚) : 기가 잘 통하지 않아 기가 한 곳에 정체되어 덩어리가 생겨 아픈 병증.
- 전간(癲癎) : 전질 또는 간질. 머리에 생기는 병의 총칭.
- 전광(癲狂) : 일종의 정신착란을 일으키는 질병.
- 전궐(煎厥) : 내열이 음액을 소모하여 허손되거나 정이 끊어짐으로써 기절하는 병증.
- 전근골통(轉筋骨痛) : 염좌로 인하여 생기는 골통.
- 전립선 비대증(前立腺 肥大症) : 과거에는 전립선이 비대해져 방광하부의 소변이 나오는 통로가 막혀 요도폐색을 일으켜 소변 흐름이 감소된 상태로 정의하였으나 최근에는 상기의 정의로는 설명이 안 되는 질병형태가 많아 50세 이상의 남성에게 하루 8회 이상 소변을 보는 빈뇨, 강하고 갑작스런 요의(오줌이 마려운 느낌), 단절뇨(소변이 뚝뚝 끊어짐), 배뇨시 힘을 주어야 하는 현상 등. 방광의 배출장애를 나타내는 증상을 통칭한 하부 요로증상의 병증을 전립선 비대증으로 정의하고 있음.
- 전복(煎服) : 약재를 달여서 복용함.
- 전오(煎熬) : 약재를 삶아서 볶음.
- 전음(前陰) : 음부. 남녀의 바깥 생식기관
- 전측(轉側) : 방향을 바꾸거나 자다가 돌아눕거나 몸을 뒤척이는 것.
- 전탕(煎湯) : 약재를 달여서 탕으로 만듬.
- 절병(癤病) : 부스럼이 연이어 생기거나 재발하는 것.
- 절독(癤毒) : 절병을 발생시키는 열 따위의 독기.
- 절양(癤瘍) : 절종. 살갗에만 나는 화농성 염증.
- 절종(癤腫) : 뾰루지.
- 절학 : 학질을 치료하는 효능.
- 절학리치 : 학질을 다스리고 이질을 치료하는 효능.
- 정경(定痙) : 경련을 그치게 하는 효능.
- 정경(定驚) : 놀란 것을 그치게 하는 효능.
- 정경지경(定驚止痙) : 놀란 것과 경련을 그치게 하는 효능.
- 정경해독(定驚解毒) : 놀란 것을 그치게 하면서 해독하는 효능.
- 정관(精管) : 정소에서 만든 정자를 정낭으로 내 보내는 가늘고 긴 관. 포
- 정기불고(精氣不固) : 정기가 견고하지 못함.
- 정독 : 창양의 하나. 정창, 정종, 자창이라고도 함. 단단하고 뿌리가 깊으며 부스럼의 형태가 마치 못 머리 같이 생긴 종기.
- 정지소상(精智疏上) : 정신과 지혜가 흩어져 위로 올라감으로써 혼이 빠져 있는 상태.
- 정창(丁瘡) : 열독이 몰려서 생기며 초기에 좁쌀알 같은 것이나 딴딴하고 뿌리가 깊이 배기며 이어 벌겋게 부으며 화끈거리고 달아오르며 심한 통증이 생기는 병증.
- 정창종독 : 창양이나 종기의 독기.
- 정충허겁 : 마음이 안정되지 못하고 늘 황겁, 불안, 근심, 걱정, 두려움 등이 가시지 않는 증세.
- 정통(定痛) : 통증을 그치게 하는 효능.
- 제(製) : 약재를 법제함.
- 제감열(除疳熱) : 감증으로 인한 열을 없애는 효능.
- 제담(除痰) : 담을 없애는 효능.
- 제담절학 : 담을 제거하고 학질을 그치게 하는 효능.
- 제번(除煩) : 번조함을 없애는 효능.
- 제번안신(除煩安神) : 번조함을 제거하여 마음을 안정시키는 효능.
- 제번지갈(除煩止渴) : 번조함을 제거하며 갈증을 멎게 하는 효능.
- 제번지구(除煩止嘔) : 번조함을 제거하며 구역을 멎게 하는 효능.
- 제번청열(除煩淸熱) : 열로 인해 생기는 가슴의 답답함을 없애는 것.
- 제복(臍腹) : 배꼽 언저리의 복부.
- 제비지사(除痺止瀉) : 비를 제거하여 설사를 그치게 하는 효능.
- 제산(除酸) : 위산을 없애주는 효능.
- 제습(除濕) : 몸의 습사를 제거하는 효능.
- 제습열(除濕熱) : 몸의 습열을 제거하는 효능.
- 제습지양(除濕止痒) : 습기를 제거하여 피부소양감을 치료함.

- 제습지통(除濕止痛) : 습을 제거하여 통증을 그치게 하는 효능.
- 제식감국(製植甘菊) : 집에서 기른 국화.
- 제열(除熱) : 열을 제거하는 효능.
- 제적냉(除積冷) : 적냉을 제거하는 효능.
- 조갈(燥渴) : 갈증, 구갈, 입술, 입안, 목 따위가 몹시 마름.
- 조갑불영(爪甲不榮) : 손톱과 발톱의 혈색이 흐리고 맑지 못함.
- 조경(調經) : 월경을 순조롭게 조정함.
- 조경안태(調經安胎) : 월경을 순조롭게 조정하고 태아를 안정시킴.
- 조경지통(調經止痛) : 월경을 순조롭게 조정하여 월경으로 인한 통증을 멈추게 하는 효능.
- 조기 활혈(調氣活血) : 기를 조화롭게 하여 혈을 활발하게 하는 효능.
- 조담(燥痰) : 담이 폐에 머물러 발생하는 담증.
- 조동(躁動) : 조급하고 망령되게 움직임.
- 조말(粗末) : 약재를 빻아서 거칠게 가루 내는 것.
- 조사(燥邪) : 몸을 건조시키는 나쁜 기운.
- 조산(燥散) : 습한 기운을 말리고 흩어지게 하는 치료 방법.
- 조성(燥性) : 약재가 몸의 습한 기운을 건조시키는 성질을 지니는 것.
- 조습거담(燥濕祛痰) : 폐장의 습기를 마르게 하여 담을 삭임.
- 조습건비(燥濕建脾) : 비장의 습기를 마르게 하여 비장을 건강하게 하는 효능.
- 조습온중(燥濕溫中) : 습을 말리고 중초를 따뜻하게 해주는 효능.
- 조습지양(燥濕止痒) : 습을 말리고 가려움증을 멎게 하는 효능.
- 조습화담(燥濕化痰) : 몸의 조습(건조함과 습함)을 조화롭게 하여 담음을 삭이는 효능.
- 조습화중(燥濕和中) : 습을 말리고 중초를 조화롭게 하는 효능.
- 조양(助陽) : 양기를 도와주는 효능.
- 조양익정(助陽益精) : 양기를 도우고 정을 더하는 효능.
- 조양화기(助陽化氣) : 양기를 도우며 기를 화하는 효능.
- 조열(潮熱) : 조수처럼 매일 일정한 시간에 발열되어 체온이 상승하는 병증.
- 조열(燥熱) : 몸이 건조하고 메말라 열이 많이 남.
- 조열도한(燥熱盜汗) : 몸에 열이 나 가슴이 답답하고 더우며 식은땀을 흘림.
- 조열상위(燥熱傷胃) : 열이 많아 진액이 모자라서 위가 상함.
- 조열상폐(燥熱傷肺) : 열이 많아 진액이 모자라서 폐가 상함.
- 조열해수(燥熱咳嗽) : 열이 많아 진액이 모자라서 몸이 메마르고 열이 나서 해수咳嗽가 있음.
- 조영 위(調營衛) : 영기와 위기를 조화롭게 하는 효능.
- 조잡 : 명치 아래가 쌀쌀하면서 아픈 병증. 배가 고픈듯하면서 고프지 않고 아픈듯하면서 아프지 않으면서 오뇌懊惱하여 편하지 못한 병증.
- 조중(調中) : 중초를 조화롭게 하는 효능.
- 조혈(造血) : 피를 만듦.
- 조혈(調血) : 혈의 생성과 순환을 조화롭게 하는 효능.
- 조혈맥(調血脈) : 혈과 맥을 조화롭게 하는 효능.
- 조화제약(調和諸藥) : 감초의 효능으로 모든 약을 조화시키는 효능.
- 종기(腫氣) : 모낭이 세균에 감염되어 노란 고름이 잡히면 모낭염이라 하는데 모낭염이 심해지고 커져서 결절이 생긴 것을 종기라 함.
- 종독(腫毒) : 종기로 인한 독기.

- 종루유목(腫瘻瘤目) : 혈이 통하지 않아 생기는 각종 종기, 부스럼, 혹
- 종류(腫瘤) : 종기로 생긴 혹.
- 종장(腫腸) : 장에 종기가 생김.
- 종창(腫脹) : 곪거나 부스럼 따위로 부어오름.
- 종통(腫痛) : 종기의 독기로 인해 생기는 통증.
- 종핵(腫核) : 종기의 핵.
- 좌 : 약재를 아주 잘게 저미듯이 꺾어서 부수는 방법 또는 부순 약재.
- 좌섬(挫閃) : 좌상과 섬상을 합해 이른 말.
- 좌혈우기(左血右氣) : 기와 혈.
- 주담(酒痰) : 주습이 쌓여 발생한 담증. 마신 술이 소화되지 않거나 술을 마신 후 찬물을 많이 마심으로써 발생하는데 술을 마시기만 하면 다음날 바로 토하고 입맛이 나지 않으며 신물이 넘어오는 등의 증상이 나타남.
- 주대황(酒大黃) : 대황을 쪼개어 황주를 고루 뿌린 후 약한 불에 초하여 매달아 바람에 건조한 대황.
- 주리 : 피부, 기육, 장부의 문리 및 피부와 기육을 연결시키는 결체조직.
- 주사비(酒渣鼻) : 주독으로 얼꽃으로 생긴 빨간 코.
- 주세(酒洗) : 약재를 술에 담구거나 술을 뿌려 씻음.
- 주세배건(酒洗焙乾) : 약재를 술로 씻은 후 불에 쬐어 건조시킴.
- 주자(酒炙) : 약재에 술을 뿌려 불에 구움.
- 주자(酒煮) : 약재를 술에 넣어 삶음.
- 주전(酒煎) : 약재를 술로 달임.
- 주제(酒製) : 주증酒蒸, 주초酒炒, 주침酒浸 등 술을 사용하여 약재의 성질을 변화시키는 것.
- 주증(酒蒸) : 약재를 술의 증기로 찜.
- 주찬(走竄) : 구멍을 찾아 잘 달린다는 뜻으로 개규의 의미임.
- 주초(酒炒) : 약재에 술을 뿌려 볶음.
- 주침(酒浸) : 약재를 술에 담가서 불림.
- 주침초(酒浸炒) : 약재를 술에 담근 뒤 볶음.
- 중기(中氣) : 비위의 기. 음식물을 소화하고 운송하는 기능.
- 중기하함(中氣下陷) : 비위의 기가 허하여 발생하는 병증.
- 중서(中暑) : 서사暑邪를 감수하여 발생하는 급성 병증.
- 중서번갈(中暑煩渴) : 여름에 더위를 먹어서 가슴에 열감이 있으면서 입 안이 마르고 갈증이 나는 것.
- 중이염(中耳炎) : 중이에 생기는 염증. 화농성이 연쇄상구균과 포도상구균의 병원균에 의해 발생하며 급성과 만성으로 구분함.
- 중진안신약(重鎭安神藥) : 안신약 중 광물류, 개각류가 여기에 속하며 중은 진정작용이 우수하여 심계실면, 전광, 심양부평, 심신불안에 적용하는 약물.
- 중풍담용(中風痰湧) : 중풍으로 담이 생겨 넘치는 병증.
- 중허(中虛) : 유중풍의 하나. 체질이 허약한 사람이 너무 힘든 일을 해서 원기가 소모되고 비기가 상하거나 담기가 몰려서 생기는 증상.
- 증건(蒸乾) : 약재를 증기로 쪄서 건조시킴.
- 증숙(蒸熟) : 약재를 증기로 찜.
- 증한(憎寒) : 겉으로는 추워 떨고 속으로는 번열이 나는 증세.
- 증한장열(憎寒壯熱) : 몸이 으슬으슬 떨리고 열이 몹시 심하게 남.
- 지경(止痙) : 경련을 멈추게 하는 효능.
- 지경(止驚) : 놀라는 등의 경증을 치료하는 효능.
- 지구지혈(止嘔止血) : 구역을 그치게 하고 지혈하는 효능.

- 지대(止帶) : 대하를 그치게 하는 효능.
- 지사(止瀉) : 설사를 멈추게 함.
- 지사리(止瀉痢) : 설사와 이질을 치료하는 효능.
- 지사건비(止瀉健脾) : 설사를 멈추게 하고, 비장을 건강하게 함.
- 지양(止痒) : 양증가려움 증을 치료하는 효능.
- 지음(支飮) : 음사(飮邪)가 흉격부에 고였다가 올라가 폐를 압박하면 폐가 숙강하지 못하여 발생함.
- 지절동통(枝節疼痛) : 사지 관절이 끊어질 듯이 아픈 통증.
- 지체산연(肢體酸軟) : 몸과 팔다리가 시리고 연약함.
- 지통(止痛) : 통증을 멈추게 하는 효능.
- 지한(止汗) : 땀을 그치게 하는 효능.
- 지한퇴열(止汗退熱) : 땀을 그치게 하고 열을 물러나게 하는 효능.
- 지해(止咳) : 기침을 그치게 하는 효능.
- 지해거담(止咳祛痰) : 지해화담, 기침을 그치고 담을 삭이는 효능.
- 지해평천(止咳平喘) : 기침을 멈추고 천식을 안정되게 하는 효능.
- 지혈(止血) : 출혈을 멈추게 하는 효능.
- 지혈삽장(止血澁腸) : 출혈을 멈추게 하고 설사를 그치게 하는 치법.
- 지혈생기(止血生肌) : 지혈하고 새살을 돋게 하는 효능.
- 진경(鎭痙) : 과도한 위장관 운동을 억제시켜 위장관의 경련을 잡아 줌.
- 진경통규(鎭痙通竅) : 힘줄이 당기고 경련이 이는 것을 진정시키고 9규를 통하게 하는 효능.
- 진경식풍(鎭痙熄風) : 경련을 진정시키고 몸의 풍기를 삭임.
- 진경안신(鎭驚安神) : 잘 놀라는 것을 진정시키고 안신시키는 효능.
- 진상구갈(津傷口渴) : 진액침, 위액 등이 모자라서 생기는 목마름.
- 진심안신(鎭心安神) : 심을 진정시키고 정신을 안정케 하는 효능.
- 진열가한(眞熱假寒) : 내부에는 진열이 있는데 외표로는 가한의 증후가 나타나는 것.
- 진음(眞陰)과 원양(元陽) : 선천적으로 타고난 음과 양으로 모든 생리적 조절이 유지되고 적당한 신진대사가 영위되는 무형적 힘.
- 진정(鎭靜) : 중추신경의 지각, 신경, 운동신경의 이상으로 생기는 흥분을 눌러 안정시킴.
- 진해거담(鎭咳祛痰) : 기침을 진정시키고 가래를 없애는 효능.
- 질염(膣炎) : 질염에 걸릴 경우 가장 흔하게 나타나는 증상은 냉, 대하증임.
- 세균성 질염(細菌性 膣炎) : 주 증상은 냉, 대하증과 함께 생선 비린내가 나는 것이 특징임.
- 크리코모나스 질염(膣炎) : 기생충의 일종으로 성관계를 통해 전파되는 성병으로 전파력이 강력함.
- 칸디다성 질염(膣炎) : 가장 흔한 질염으로 증상은 흰색의 걸쭉한 냉과 심한 가려움을 들 수 있으며 냉의 형태가 비지나 두부를 으깬 것 또는 치즈 같다는 표현 쓰기도 함.
- 위축성 질염(萎縮性 膣炎) : 폐경이후의 여성에게 나타나는데 여성호르몬인 에스트로겐의 결핍으로 질벽이 얇아지면서 다량의 냉과 성교통을 유발하며 질 상피세포의 위축으로 인해 건조감이 생기고 성관계 후에는 소량의 출혈을 보이기도 함.
- 질타손상(跌打損傷) : 넘어지거나 맞거나 부딪혀서 입은 상처.
- 징가 : 뱃속에 덩어리가 생기는 병.
- 징결 : 몸속에 사기나 병사가 몰려서 쌓여 뭉친 것.
- 징하적취 : 징가로 뱃속에 결괴(덩어리)가 생겨 항상 배가 더부룩하거나 아픈 병증.

차

- 착비(着脾) : 풍한습의 사기가 팔다리의 뼈마디와 경락에 침범하여 생기는데 그중에서 습사가 성한 비증임.
- 창(瘡) : 종기.
- 창독(瘡毒) : 종기로 인해 생기는 독기.
- 창만(脹滿) : 배가 부풀어 오르면서 속이 그득한 감이 있는 증상.
- 창상(瘡傷) : 각종 부스럼으로 입은 상처.
- 창상(創傷) : 외부압력에 의해 조직의 연속성이 파괴되는 상태로 창상에는 찰과상, 타박상, 열상, 칼날에 의한 절창, 자창, 할창, 총창, 폭창, 교창 등이 있고, 창상의 형태로 표피발리창, 피하출혈, 좌상, 좌창, 변상창 등이 있으나 크게 나누면 폐쇄창과 개방창으로 나누어짐.
- 창양(瘡瘍) : 창진. 몸 겉에 생기는 각종 외과적 질병과 피부병.
- 창양종독(瘡瘍腫毒) : 창옹종독. 창양, 옹종 등의 종기로 인한 독성이 몸에 퍼짐.
- 창옹해독(瘡癰解毒) : 창양과 옹저 등 각종 종기 증세를 해독함.
- 창종(瘡腫) : 부스럼과 종기
- 창통(脹痛) : 복부에 액체나 가스가 차서 헛배가 불러 일어나는 통증.
- 천식 : 숨이 차고 기침을 심하게 함.
- 천연두(天然痘) : 천연두 바이러스에 의해 일어나는 악성 전염병으로 두창, 마마라 부름.
- 천촉(喘促) : 날숨과 들숨이 짧아 넉넉히 숨을 쉬지 못하여 움직이기만 하면 숨이 가빠지는 병증.
- 첨정종자(添精種子) : 몸속에 좋은 진액(정액, 호르몬 등)을 더해 주어 자손을 이을 수 있는 능력을 강하게 함.
- 청간명목(淸肝明目) : 간의 열을 식혀 눈을 맑게 하는 효능.
- 청간사화(淸肝瀉火) : 간열을 식히고 화의 기운을 밖으로 빼내는 효능.
- 청간열(淸肝熱) : 간열을 내려주는 효능.
- 청간제예(淸肝除예) : 간을 씻어 깨끗하게 함으로써 흐린 눈을 맑게 하는 효능.
- 청간화(淸肝火) : 간화를 식혀주는 효능.
- 청규(淸竅) : 머리와 얼굴에 있는 7개의 구멍
- 청두목(淸頭目) : 머리와 눈을 맑게 해 주는 효능.
- 청리두목(淸利頭目) : 머리와 얼굴, 눈 등에 열이 치솟는 것을 차가운 성질의 약으로 식히는 효능.
- 청리습열(淸利濕熱) : 열기를 식히면서 소변을 잘 나오게 하여 습을 동시에 제거하는 효능.
- 청선폐기(淸宣肺氣) : 폐기를 맑게 하고 선통시키는 효능.
- 청소장(淸小腸) : 소장의 열을 내리는 효능.
- 청습열(淸濕熱) : 습열의 사기로 인한 열을 식히면서 소변을 통해 습사를

빼내는 효능.
- 청심(淸心) : 열사가 심포에 침입한 것을 치료하는 방법
- 청심안신(淸心安神) : 청심안심. 심장의 열을 내려 정신을 맑게 하고 안정시키는 효능.
- 청심익신(淸心益腎) : 심장의 열을 내리고 신장의 기운을 돕는 효능.
- 청심정경(淸心定驚) : 마음을 편안히 하여 경기 없애는 효능.
- 청심제번(淸心制煩) : 열을 내려 마음의 번조를 없애는 효능.
- 청심화(淸心火) : 심화를 가라앉히는 효능.
- 청열(淸熱) : 몸속의 열을 식히는 효능.
- 청열강화(淸熱降火) : 열을 식혀 화를 내리는 효능.
- 청열거담(淸熱祛痰) : 열을 식혀 담을 삭이는 효능.
- 청열량혈(淸熱凉血) : 몸의 열을 식혀 피의 열을 삭이는 효능.
- 청열명목(淸熱明目) : 열기를 식혀 열기가 위로 치솟아서 생긴 눈의 병을 다스리는 효능.
- 청열배농(淸熱排膿) : 열기를 식히고 고름을 빼내는 효능.
- 청열사화(淸熱瀉火) : 열기를 식혀 화기를 제거하는 효능.
- 청열산결(淸熱散結) : 열을 내리고 맺힌 것을 풀어주는 효능.
- 청열생진(淸熱生津) : 열기를 식히고 열로 인해 고갈된 진액을 회복시키는 효능.
- 청열수렴(淸熱收斂) : 몸의 열을 식히고 손상된 상처를 수렴시켜 아물게 함
- 청열안태(淸熱安胎) : 몸의 열을 식혀 태아를 편안하게 함.
- 청열양간(淸熱凉肝) : 혈을 식혀 간의 열기를 가라앉힘.
- 청열양음(淸熱養陰) : 열기를 식히고 음을 양성하는 효능.
- 청열양혈(淸熱凉血) : 열기를 식혀 열로 인해서 생긴 혈열을 식히는 효능.
- 청열윤폐(淸熱潤肺) : 열을 식혀 폐를 윤택하게 하는 효능.
- 청열이뇨(淸熱利尿) : 열을 식히고 소변을 잘 나가게 하여 이를 통해 열기를 빼내는 효능.
- 청열이수(淸熱利水) : 열을 식히고 수분을 빼내 주는 효능.
- 청열이습(淸熱利濕) : 열을 식히고 습사를 제거하는 효능.
- 청열제번(淸熱除煩) : 열을 식혀 번조함을 없애는 효능.
- 청열조습(淸熱燥濕) : 열기를 식히고 습을 말리는 효능.
- 청열지통(淸熱止痛) : 몸의 열을 내려 통증을 없애는 효능.
- 청열지혈(淸熱止血) : 몸의 열을 씻어 출혈을 그치게 하는 효능.
- 청열투진(淸熱透疹) : 몸의 열을 식힘으로써 각가지 열병을 치료함.
- 청열평간(淸熱平肝) : 열을 식히고 간기를 다스려 경기를 예방하는 효능.
- 청열해독(淸熱解毒) : 열독병증의 열을 내리고 독을 없애는 방법으로 치료하는 것.
- 청열화담(淸熱化痰) : 사열이 폐에 쌓여 진액이 말라 생긴 열담을 치료하는 효능.
- 청위지구(淸胃止嘔) : 위를 편안하게 하여 구토를 멈추게 함.
- 청위화(淸胃火) : 위열을 식혀 속을 편안히 하는 효능.
- 청장소치(淸腸消痔) : 열기를 식혀 장의 소통을 돕고 치질을 치료하는 효능.
- 청장열(淸腸熱) : 장의 열을 식히는 효능.
- 청장통변(淸腸通便) : 열기를 식혀 장의 소통을 원활히 하는 효능.
- 청폐강기(淸肺降氣) : 폐기를 맑게 하고 치밀어 오르는 기를 아래로 내리는 효능.
- 청폐강화(淸肺降火) : 폐기를 맑게 하여 화기를 가라앉히는 효능.
- 청폐거담(淸肺祛痰) : 폐를 깨끗하게 하여 담을 삭임.
- 청폐열(淸肺熱) : 폐열을 식히는 효능.
- 청폐위열(淸肺胃熱) : 폐와 위의 열을 내려줌.
- 청폐윤조(淸肺潤燥) : 열에 의해 손상된 폐기를 맑게 식히고 손상된 진액을 보충하는 효능.
- 청폐화담(淸肺化痰) : 폐의 열기를 식혀 열로 인해 생긴 담을 제거하는 효능.
- 청해표사(淸解表邪) : 표의 풍열사기를 맑게 식히면서 사기를 밖으로 날리는 효능.
- 청허열(淸虛熱) : 음액부족으로 허열이 떴을 때 음액을 보태면서 열을 식혀주는 효능.
- 청혈(淸血) : 피를 맑고 깨끗하게 함.
- 청화산결(淸火散結) : 몸의 화를 식혀 맺힌 기혈을 풀어줌.
- 청화소종(淸火消腫) : 화기를 식혀주어 화기로 인해 생긴 조직의 붓기를 가라앉히는 효능.
- 청화열담(淸化熱痰) : 열기를 식혀 열담을 없애는 효능.
- 체권신피(體倦身疲) : 신체가 권태롭고 몸이 피로함.
- 체약음허(體弱陰虛) : 몸이 약하고 음진액이 부족함.
- 체표(體表) : 신체의 겉 부분. 즉, 피부
- 체허한(體虛寒) : 몸이 차고 허약함.
- 초(炒) : 약재를 볶음.
- 초(焦) : 약재를 태움.
- 초자(醋炙) : 일정량의 식초에 약재를 섞어서 불린 다음 식초가 완전히 약재에 흡수된 후 용기에 약재를 넣어 볶는 법제방법.
- 초자(醋煮) : 약재를 식초에 졸임.
- 초제(醋製) : 약재를 식초에 담가 약성을 변화시킴.
- 초초(醋炒) : 약재를 식초에 담가 불려서 볶음.
- 초초(炒焦) : 약재를 볶아서 태움.
- 초침(醋浸) : 약재를 식초에 담가 불림.
- 초탄(炒炭) : 약재를 연기가 나도록 까맣게 볶음.
- 초황(炒黃) : 약재를 유황불에 볶음.
- 초흑(炒黑) : 약재를 연기가 나도록 검게 볶음.
- 총이명목(聰耳明目) : 귀와 눈을 밝게 하는 효능.
- 최산하태(催産下胎) : 태아를 밑으로 내려서 출산을 재촉함.
- 최유(催乳) : 젖을 잘 나게 함.
- 최토(催吐) : 구토를 유발시켜 사기를 제거하는 효능.
- 추흑 : 계종. 힘줄이 늘어나고 오므라드는 증상이 반복되어 팔다리 근육이 줄어들기도 하고 늘어나기도 하며 계속 움직이는 병증. 줄여 '흑' 이라 함.
- 축뇨(縮尿) : 소변이 너무 잦을 때 하초의 기운을 공고히 하여 이를 다스리는 효능.
- 축담(逐痰) : 담을 제거하는 효능.
- 축수소종(逐水消腫) : 몸속의 수기를 빼내 주어 수기로 인한 부종을 제거하는 효능.
- 축수통변(逐水通便) : 수기를 제거하고 소변을 잘 나오게 하는 효능.
- 축어통경(逐瘀通經) : 어혈을 풀어주어 월경을 순조롭게 하는 효능.

368

- 축어해독(逐瘀解毒) : 어혈을 풀고 혈분의 독을 제거함.
- 축혈(蓄血) : 열병을 외감하여 사열이 속으로 들어가 혈과 엉켜 죽은피와 열이 안에 쌓이고 맺힘으로써 발생하는 증후.
- 충복(沖服) : 물이나 술에 타서 복용하는 것.
- 충수염(蟲垂炎) : 맹장염.
- 충임허한(沖任虛寒) : 포궁(자궁)이 한사의 침입을 받았거나 혹은 양허로 온후(따뜻)하게 하는 것이 무력해진 병증.
- 충적복통(蟲積腹痛) : 장에 기생충이 쌓이고 뭉침으로써 발생하는 복통.
- 취후(取朽) : 오래된 종기나 치루를 치료하는 방법.
- 치골경(治骨硬) : 뼈나 생선가시가 목에 걸리는 것.
- 치근막염(齒根膜炎) : 이 뿌리가 부으며 주위에 염증이 생기는 병증.
- 치매 : 일상생활을 정상적으로 유지하던 사람이 뇌기능장애로 후천적으로 지적능력이 상실되는 것.
- 치열(治熱) : 몸속의 열을 다스림.
- 치정활(治精滑) : 유정을 다스림.
- 치조(齒槽) : 치근이 박혀있는 상하 악골의 공간. 악골 가장자리의 치조돌기 위에 치아의 수만큼의 치조가 활모양으로 되고.
- 치주염(齒周炎) : 이를 둘러싼 연조직인 잇몸, 치근막, 백악질, 치조 등에 생기는 염증. 잇몸이 붓고 딱딱해지며 나중에는 이가 빠지는데 주위 조직을 침식하는 치석이 잇몸 밑의 이에 침착하여 생김. 한의학에서는 풍치라 함.
- 치질(痔疾) : 항문에 가해지는 압력으로 항문 괄약근 주위의 혈관이 파열되어 발생함.
- 치창종통(痔瘡腫痛) : 치질을 포함한 각종 종기와 부스럼으로 인한 통증.
- 치출혈(痔出血) : 치질로 인한 출혈.
- 치통악창(齒痛惡瘡) : 치통과 악성종기로 인한 통증.
- 칠상(七傷) : 노상의 7가지 병의 원인
- 침맥(沈脈) : 맥관을 꾹 눌러야만 느껴지는 맥상.
- 침세(浸洗) : 약재를 일정시간 동안 담구어서 씻음.
- 침초(浸炒) : 약재를 일정시간 동안 담구어서 볶음.
- 침한고냉(侵寒古冷) : 한사가 이속에 침범하여 장부가 차가워지는 것.

카

- 칸디다증(Candida症) : 진균의 일종인 칸디다(Candida)에 의해 신체의 일부 또는 여러 부위가 감염되어 발생하는 질환.

타

- 타담(墮痰) : 담을 강하게 깨뜨려 빼내는 효능.
- 타담하기(墮痰下氣) : 오래도록 맺혀 있는 담을 제거하고 하기시키는 효능.
- 타태(墮胎) : 분만기가 되기 전에 태아를 모체 밖으로 배출하는 일.
- 탁독합창(托毒合瘡) : 독을 제거하여 종기를 삭힘.
- 탄(炭) : 약재를 연기가 나도록 까맣게 태움.
- 탄산(呑酸) : 신물이 목구멍으로 올라 심부를 쑤시듯이 자극하여 심한 괴로움을 느끼는 병증.
- 탄자대(彈子大) : 오자대 크기의 10배가 되는 알약.
- 탄탄 : 팔다리를 쓰지 못하는 질병. 탄탄풍이라고도 함.
- 탈항(脫肛) : 직장 탈출증. 직장의 점막이나 직장벽이 항문으로 빠지는 증상
- 탕산환법(湯散丸法) : 탕약, 가루약, 알약을 짓는 방법.
- 탕약(湯藥) : 달임 약.
- 탕화상 : 끓는 물, 국 등에 입은 화상.
- 태산제질(胎産諸疾) : 임신과 출산 관한 모든 질병.
- 태선(苔癬) : 피부주름이 두꺼워지는 현상. 피부를 지속적으로 긁을 경우 많이 발생하며 만성습진의 대표적 증상.
- 태양경증(太陽經症) : 한사, 풍사 등 외사가 족태양경에 침입하여 생긴 병증으로 태양병의 하나.
- 태양인(太陽人) : 폐기능은 잘 발달되어 있고 간기능은 허약한 체질로 금기는 지나치고 목기는 모자람.
- 태음인(太陰人) : 간기능은 잘 발달되어 있고 폐기능은 허약한 체질로 목기는 지나치고 금기는 모자람.
- 태잉(胎孕) : 양태된 태아.
- 태황(胎黃) : 신생아에게 황달이 나타나는 것.
- 토뉵 : 토하듯이 쏟아지는 코피.
- 토풍담숙식(吐風痰宿食) : 풍담과 오래도록 소화되지 않고 정체된 음식물을 토해내게 하는 효능.
- 통경(通經) : 월경을 통하게 함.
- 통경락(通經絡) : 경락을 소통시키는 효능.
- 통경지통(通經止痛) : 경맥의 흐름을 원활히 하여 통증을 멎게 하는 효능.
- 통경활락(通經活絡) : 경맥의 흐름을 소통시키고 낙맥을 원활하게 하는 효능.
- 통규(通竅) : 9규九竅를 잘 통하게 하는 효능.
- 통규벽예 : 9규를 열어 몸속의 더러운 기운을 몰아내는 효능.
- 통규지통(通竅止痛) : 9규를 잘 통하게 하여 통증을 멎게 하는 효능.
- 통기하유(通氣下乳) : 기운을 소통시키고 유즙이 잘 나오게 하는 효능.
- 통락(通絡) : 낙맥을 소통시키는 효능.
- 통락지통(通絡止痛) : 낙맥을 소통시켜 통증을 멎게 하는 효능.
- 통리관절(通利關節) : 관절의 기운을 소통시키고 운동을 원활히 하는 효능.
- 통리이변(通利二便) : 대소변을 잘 나오게 하는 효능.
- 통리혈맥(通利血脈) : 혈맥을 잘 통하게 하는 효능.
- 통림(通淋) : 소변을 잘 통하게 함.
- 통림지통(通淋止痛) : 소변을 잘 통하게 하고 통증을 멎게 하는 효능.
- 통변(通便) : 변을 무르게 하여 배변을 시원하게(통하게) 함.
- 통변해독(通便解毒) : 변을 통하게 하여 해독하는 효능.

- 통비(痛痺) : 풍한습의 사기가 팔다리의 뼈마디와 경락에 침범해 뼈마디가 아픈 한사가 심한 비증의 하나임.
- 통비규(通鼻竅) : 코막힘을 뚫어주는 효능.
- 통심안신(通心安神) : 마음과 정신을 안정시켜 편안하게 함.
- 통양산결(通陽散結) : 양기를 잘 흐르게 하여 뭉쳐있는 것을 흩어주는 효능.
- 통양산한(通陽散寒) : 양기를 잘 흐르게 하여 한기를 흩어주는 효능.
- 통유(通乳) : 젖을 잘 나게 하는 효능.
- 통이변(通利便) : 대소변을 잘 나오게 하는 효능.
- 통장폐(通腸閉) : 막힌 장을 뚫어주는 효능.
- 통풍(痛風) : 단백질 일종의 푸린체의 대사이상 질환.
- 통혈맥(通血脈) : 혈맥을 잘 흐르게 하는 효능.
- 퇴열창독(退熱瘡毒) : 종기로 인한 몸의 열을 내리게 하고 해독함.
- 퇴황달(退黃疸) : 황달을 물리치는 효능.
- 퇴예 : 눈에 막이 낀 듯 가려서 잘 보이지 않는 것을 제거하는 효능.
- 퇴허열(退虛熱) : 허열을 제거하는 효능.
- 투발(透發) : 농이나 두창 따위를 통하게 하여 발산시키는 효능.
- 투진(透疹) : 진독을 배설시켜 진자가 쉽게 나오게 하는 치료법.
- 투진지사(透疹止瀉) : 마진의 독기와 고름을 배출시키고 멎게 하는 효능.

파

- 파기산비 : 정체된 기를 소통시켜 비기를 흩어지게 하는 효능.
- 파기행담(破氣行痰) : 울체된 기운을 순환시켜 담을 없애는 효능.
- 파상풍(破傷風) : 파상풍균이 일으키는 급성전염병.
- 파어(破瘀) : 어혈을 없애는 효능.
- 파어소종(破瘀消腫) : 어혈을 없애고 종기를 가라앉힘.
- 파징 : 오랜 체기로 인해 생긴 몸 안의 덩어리를 풀어주는 효능.
- 파혈(破血) : 비교적 독한 어혈을 강한 거어약으로 없애는 방법.
- 파혈거어(破血祛瘀) : 혈을 풀어 어혈을 없애는 효능.
- 파혈축어(破血逐瘀) : 어혈을 깨뜨리고 몰아내는 효능.
- 파혈통경(破血通經) : 어혈을 풀어 월경을 순조롭게 하는 효능.
- 파혈행기(破血行氣) : 어혈을 깨뜨려 정체된 기를 풀어 순행시켜 주는 효능.
- 편강(偏降) : 약성이 밑으로 내려가려는 성질로 치우침.
- 편고(偏枯) : 편풍, 반신불수. 한쪽 팔다리를 쓰지 못하는 병증.
- 편도선(扁桃腺) : 구강 안쪽 인두와의 경계에 있는 한 쌍의 타원형 융기로 구개편도라고도 함.
편도선비대(扁桃腺肥大) : 편도가 비정상적으로 커진 상태로 호흡곤란, 수면장애 등의 증상을 초래함.
- 편신동통(遍身疼痛) : 반신이 쑤시고 아픔.
- 편한성(偏寒性) : 수족이나 몸 일부에 기나 혈이 통하지 않아 차가워지는

증세.
- 평간(平肝) : 간기가 몰리거나 치밀어 올라 간양이 왕성할 때 간기를 화평케 하는 효능.
- 평간식풍(平肝息風) : 간장의 기운을 조화롭게 하여 몸 안에서 만들어지는 비정상적인 풍을 그치게 하는 효능.
- 평간약(平肝藥) : 치밀어 오르는 간기를 아래로 내려 평정시키는 약.
- 평간억양(平肝抑陽) : 왕성한 간의 양기를 억제시킴.
- 평간잠양(平肝潛陽) : 간의 기운을 조화롭게 하여 비정상적으로 부월하는 양사를 잠재우는 효능.
- 평간정경(平肝定驚) : 간 기운을 조화롭게 하여 경풍, 경기를 안정시키는 효능.
- 평간해독(平肝解毒) : 간 기운을 조화롭게 하여 체내의 독을 풀어주는 효능.
- 평간해울(平肝解鬱) : 간 기운을 조화롭게 하여 울체를 흩어주는 효능.
- 평천(平喘) : 숨이 찬 것을 편안하게 하는 효능.
- 폐기종(肺氣腫) : 폐 내의 공기공간의 크기가 정상보다 커지는 병.
- 폐기천수(肺氣喘嗽) : 폐의 기운이 나빠 천식과 해수가 생김.
- 폐기허(肺氣虛) : 폐허의 일종. 폐기가 부족하거나 약한 것.
- 폐렴(肺炎) : 세균, 바이러스, 곰팡이 등의 미생물로 인한 감염으로 발생하는 폐의 염증.
- 폐로구수(肺勞久嗽) : 폐가 상해 해수가 오래됨.
- 폐신음허(肺腎陰虛) : 폐와 신장의 음기가 허함.
- 폐열옹농(肺熱癰膿) : 폐에 열이 쌓여 폐옹이 되어 농양 생김.
- 폐열조해(肺熱燥咳) : 폐에 열이 쌓여 폐가 건조해짐으로써 마른기침을 하게 됨
- 폐열해수(肺熱咳嗽) : 폐에 열이 쌓여 해수가 생김.
- 폐옹(肺癰) : 폐부에 생기는 옹양(폐종양, 폐암 등).
- 폐위 : 기침을 하면서 입안에 끈끈한 가래침이 나오며 촌구맥.
- 폐음(肺陰) : 폐의 음기. 즉, 폐 속에 있는 진액.
- 폐조열담(肺燥熱痰) : 폐가 건조하여 열이 쌓임으로써 가래가 생김.
- 폐조음허(肺燥陰虛) : 음허로 폐 내부가 건조해짐.
- 폐조자윤(肺燥滋潤) : 건조한 폐를 윤택하게 하는 효능.
- 폐조해수(肺燥咳嗽) : 폐결핵 등으로 폐 내부가 건조하여 잦은 마른기침과 가래를 뱉어내는 증세.
- 폐한해수(肺寒咳嗽) : 폐에 한사가 침범하여 해수가 생김.
- 폐허자한(肺虛自汗) : 폐기가 허하여 식은땀을 많이 흘림.
- 폐허해수(肺虛咳嗽) : 폐음허로 인해 해수가 생김.
- 폐혈증(肺血症) : 세균과 미생물 등이 혈액에 침입하여 증식함으로써 각 장기가 장애를 전신화농성 질병임.
- 폐음허(肺陰虛) : 폐에 양의 기운을 다스릴 수 있는 음의 기운이 부족한 증상.
- 폐조해수(肺燥咳嗽) : 폐가 건조하여 기침과 가래가 생김.
- 포 : 약재를 통째로 구움.
- 포도태(葡萄胎) : 이상 임신의 하나. 융모막융모가 상피세포의 증식으로 부종 및 퇴행변성 때문에 포상으로 변화하는 것.
- 포상기태(葡狀奇胎) : 태반의 영양막 세포가 비정상적으로 증식하는 질환.

- 포양실의(哺養失宜) : 어린아이에게 불규칙한 시간 간격으로 젖을 먹이는 것.
- 포의불하(胞衣不下) : 태아를 분만한 후 태반이 잘 나오지 않는 것.
- 포제 : 약제를 통째로 구워서 법제함.
- 폭건(暴乾) : 매우 말림.
- 폭음증 : 갑자기 목이 쉬거나 말을 하지 못하는 증상.
- 표실증(表實症) : 몸의 겉 부분에 외사가 침범하여 생긴 실증.
- 표증(表症) : 신체의 외부에 외사가 침범하여 생긴 병증.
- 표한증(表寒症) : 한사가 표에 침범하여 생긴 병증으로 표증의 하나임.
- 표허유한(表虛有汗) : 신체 바깥쪽인 피부가 허하여 땀을 많이 흘림.
- 풍간(風癎) : 근본이 허하여 쌓인 열이 있었는데 다시 풍사가 올라오거나 간경에 열이 있어 발생하는 간질 증상.
- 풍담(風痰) : 담이 간경을 뒤흔들어 발생하는 병증. 간경풍담이라고 함.
- 풍독각기(風毒脚氣) : 풍독의 침입을 받아 발생하는 각기. 다리가 무겁고 부으며, 겸하여 팔다리가 갑갑하면서 아프고 심신이 막혀 답답함.
- 풍비(風痺) : 뇌척수의 장애로 몸과 팔다리가 마비되고 감각과 동작에 탈이 생기는 병.
- 풍수맥부(風水脈浮) : 몸이 무겁고 맥박이 빨라지고 땀이 나는 악성 감기.
- 풍습비통(風濕痺痛) : 풍습으로 인해 전신이 저리고 마비되는 병증.
- 풍습제(風濕劑) : 몸속의 풍기와 습기를 제거하는 약제.
- 풍진(風疹) : 홍역과 비슷한 발진성 급성 피부염의 하나. 흔히 어린이들에게 많으며 엷은 붉은색 뾰루지가 얼굴이나 머리를 비롯하여 온 몸에 퍼졌다가 3~4일 만에 낫는 병으로 잠복기는 20일 가량 되며 바이러스 감염으로 발생함.
- 풍한습비 : 풍, 한, 습으로 인해 관절이 저리고 쑤시며 마비되는 병증.
- 풍한외사(風寒外邪) : 풍한 등 외부의 사기로 6음六淫 등을 일컫는 말. 풍, 한, 서, 습, 조, 화의 6가지 병사를 말함.
- 풍한표증(風寒表症) : 풍한으로 인해 생긴 병증이 몸의 겉 부분에 드러남.
- 피수위병(皮水爲病) : 사지가 붓고 수기가 피부에 있어 사지가 떨리는 병.
- 피증(皮蒸) : 병의 원인이 폐에 있음.
- 핍력(乏力) : 전신이 무기력하여 힘이 없음.

하

- 하기(下氣) : 위로 솟구치는 화기를 가라앉히는 효능.
- 하기거담(下氣祛痰) : 하기소담. 위로 솟구치는 화기를 내려 담을 삭임.
- 하기관중(下氣寬中) : 기운을 아래로 내려 중초를 편안하게 하는 효능.
- 하기정천(下氣定喘) : 기운을 아래로 내려 기침을 멈추게 하는 효능.
- 하리복통(下痢腹痛) : 심한 설사로 인한 복통.
- 하분 : 약재 가루를 물에 넣어 따뜻하게 데움.
- 하소(下消) : 소갈증의 하나, 몸이 야위고 이가 마르며 얼굴빛이 까맣게 되며 오줌이 많고 뿌연 증세를 보임.

- 하원허냉(下元虛冷) : 하초가 허하고 참.
- 하유(下乳) : 산모의 젖이 잘 나오게 하는 효능.
- 하초습열(下焦濕熱) : 허리 밑 부분의 습기와 열기.
- 하초허약(下焦虛弱) : 신체하부가 허약함.
- 하행(下行) : 약성이 아래쪽으로 내려가 허리 이하 아픈 곳을 치료하는 효능.
- 학질 : 말라리아를 일으키는 모기에 의해 전파되고 잠복기간은 2주 수개월이며 발병 후 감염증상이 순차적으로 나타남.
- 학질한열 : 학질로 인한 오한과 발열.
- 한궐(寒厥) : 양기가 쇠하고 음기가 성하여 팔다리가 차가워지는 병증.
- 한담(寒痰) : 냉담. 한사로 천해, 객담하는 것 위경한담이라고도 함.
- 한담해수(寒痰咳嗽) : 한사의 침입을 받아 몸이 냉해져 기침을 심하게 하면서 묽은 가래가 나옴.
- 한산(寒疝) : 음낭이 차고 아픈 증.
- 한열(寒熱) : 오한과 발열증상. 한증과 열증.
- 한열사기 : 모든 한기, 열기와 나쁜 기운.
- 한열왕래(寒熱往來) : 몸이 추웠다 더웠다 함.
- 한열통(寒熱痛) : 한증과 열증으로 통증이 있는 것.
- 한응기체(寒凝氣滯) : 몸에 한기가 응결되어 기흐름이 막힘.
- 한출(汗出) : 땀을 나게 함.
- 항강(項强) : 목덜미가 뻣뻣해 옆으로 돌리지 못하는 증세.
- 항배강수수(項背强) : 목덜미와 등이 뻣뻣해서 목을 움츠리는 자세를 취하는 증상임.
- 항배부(項背部) : 목과 등을 아울러 이르는 말.
- 항어외사(抗御外邪) : 외사로부터 인체를 지키고 저항하는 효능.
- 항(抗)히스타민(Histamine) : 신체가 스트레스를 받거나 염증, 알레르기가 있을 때 신체조직에 분비되는 유기물질.
- 항심근결기혈(抗心筋缺氣血) : 심장근육을 튼튼히 하고, 흩어진 기혈을 바로잡음.
- 해기(解肌) : 기표의 사기를 제거하여 외감증 초기에 발한시켜 치료하는 방법.
- 해기청열(解肌清熱) : 땀구멍을 열어 열을 식힘.
- 해독염창(解毒斂瘡) : 독성을 없애주고 악창이 곪은 것을 수렴시켜 새살이 돋게 하는 효능.
- 해독요창(解毒療瘡) : 독성을 없애주고 악창을 치료하는 효능.
- 해독산결(解毒散結) : 독성을 없애주고 뭉친 것을 풀어주는 효능.
- 해독산종(解毒散腫) : 독성을 없애주고 종창을 식히는 효능.
- 해독생기(解毒生肌) : 독성을 없애주고 새 살이 돋게 하는 효능.
- 해독소종(解毒消腫) : 해독하여 종기를 가라앉힘.
- 해서치학 : 더위 먹은 것을 풀어주고 학질을 치료하는 효능.
- 해수(咳嗽) : 소리만 있고 가래가 없는 것을 咳라 하고, 가래만 있고 소리가 없는 것을 嗽라 함. 따라서 해수란 소리와 가래가 모두 있는 것임.
- 해수담다(咳嗽痰多) : 해수에 가래가 많이 섞여 나옴.
- 해수상기(咳嗽上氣) : 폐기가 거슬러 올라와 호흡이 촉박하고 기침이 나는 증세.
- 해수일구(咳嗽日久) : 해수가 있은지 오래됨.
- 해수해혈(咳嗽咳血) : 기침에 가래와 피가 섞여 나오는 병증.
- 해어성독(海魚腥毒) : 물고기로 먹고 생긴 독을 푸는 효능.

- 해역상기(咳逆上氣) : 해천. 기침과 기천이 함께 나타나는 병증.
- 해역증(解疫症) : 온몸에 권태감이 심하여 노곤하고 움직이기 싫어하며 다리가 풀리고 몸이 여위며 말하기도 싫어하는 증상.
- 해열생진(解熱生津) : 열을 내리고 진액을 만듦.
- 해열약(解熱藥) : 몸의 열을 내리는 약.
- 해울(解鬱) : 가슴속의 답답한 증세를 풀어줌.
- 해천(咳喘) : 해역상기咳逆上氣.
- 해천객혈(咳喘喀血) : 해수와 천식을 하면서 객혈함.
- 해타(咳唾) : 기침을 하거나 침을 뱉음.
- 해표(解表) : 외사를 풀어헤쳐 표증을 제거함.
- 해표약(解表藥) : 피부에 침입한 병균을 제거하고 피부의 표증을 치료하는 약으로 땀을 나게 하는 효능과 해수, 천식을 삭이고 이뇨, 소염, 피부발진, 통증을 완화시키는 작용을 함.
- 해표이기(解表理氣) : 표증을 풀어주고 기를 늘리고 보완하는 효능.
- 해표지통(解表止痛) : 표부를 풀어 통증을 그치게 하는 효능.
- 해혈(咳血) : 기침할 때 가래에 피가 섞여 나옴.
- 행기(行氣) : 기를 운행시킴.
- 행기관중(行氣寬中) : 기를 소통시켜 중초를 뚫어주는 효능.
- 행기도체(行氣導滯) : 기를 소통시켜 체한 것을 통하게 하는 효능.
- 행기산결(行氣散結) : 기를 소통시켜 뭉친 것을 풀어주는 효능.
- 행기소창(行氣消脹) : 기를 소통시켜 부은 것을 가라앉히는 효능.
- 행기소적(行氣消積) : 기를 소통시켜 적취를 없애는 효능.
- 행기안태(行氣安胎) : 기를 소통시켜 태를 안정시키는 효능.
- 행기온중(行氣溫中) : 기를 소통시켜 비위를 따뜻하게 하는 효능.
- 행기이비(行氣利脾) : 기를 소통시켜 비장을 도우는 효능.
- 행기조습(行氣燥濕) : 기를 소통시켜 습을 말리는 효능.
- 행기지통(行氣止痛) : 기를 소통시켜 통증을 그치게 하는 효능.
- 행기파어(行氣破瘀) : 기를 소통시켜 어혈을 풀어주는 효능.
- 행기해울(行氣解鬱) : 기를 소통시켜 울체된 것을 풀어주는 효능.
- 행기활혈(行氣活血) : 기를 소통시켜 혈을 잘 돌게 하는 효능.
- 행비(行痺) : 비증의 하나. 허사와 혈기가 서로 뭉쳐 일어남.
- 행수(行水) : 기기를 잘 통하게 하고 수도를 소통, 조절하여 이수화습利水化濕하는 방법.
- 행수산습(行水散濕) : 수기를 소통시켜 습사를 날려주는 효능.
- 행수소종(行水消腫) : 수기를 소통시켜 종기를 낫게 하는 효능.
- 행수청열(行水淸熱) : 수기를 소통시켜 열을 내리는 효능.
- 행혈(行血) : 치법의 하나. 혈액순환을 촉진하는 방법으로 주로 어혈증에 적용함.
- 행혈거어(行血祛瘀) : 혈을 소통시켜 어혈을 제거하는 효능.
- 행혈보혈(行血補血) : 혈을 소통시켜 주고 아울러 보해주는 효능.
- 행혈소종(行血消腫) : 혈을 소통시켜 몸이 부은 것을 가라앉히는 효능.
- 행혈진통(行血鎭痛) : 피의 흐름을 좋게 하여 통증을 진정시킴.
- 허결(虛結) : 몸이 허약해져 변비가 생김.
- 허계(虛悸) : 몸이 허약해져 가슴이 두근거리는 것.
- 허로(虛勞) : 허손노상虛損勞傷의 약칭. 정기와 기혈이 허손된 병증.
- 허로요통(虛勞腰痛) : 몹시 힘든 일로 신이 상했거나 신기부족으로 기화작용이 장애되어 생기는 요통.

- 허로토혈(虛勞吐血) : 중초의 기가 부족할 때 사열이 위를 자극하여 생기는 토혈.
- 허롱(虛聾) : 이롱耳聾의 하나. 오랜 기간에 걸쳐 설사를 하거나 또는 중병을 앓아 허약해졌을 때 풍사가 귀에 침입하여 생긴 난청.
- 허리기약(虛痢氣弱) : 기혈이 허하여 나타나는 이질.
- 허만(虛滿) : 비만의 하나. 가슴과 배가 그득한 감이 있는 증세.
- 허맥(虛脈) : 맥상의 하나. 가볍게 짚으면 힘이 없이 뛰고 세게 눌러 짚으면 속이 빈 것 같은 감을 주는 맥.
- 허번(虛煩) : 음이 허하고 속에 열이 있어 가슴이 답답하고 안타까워하며 불안해서 편안히 잠자지 못하는 증세.
- 허복만(虛腹滿) : 헛배 부름.
- 허비(虛肥) : 음식조절을 못하고 지나친 정신‧육체적 피로로 비, 위, 심, 신이 허약하고 음양기혈이 부족하여 생기는 비만.
- 허사적풍(虛邪賊風) : 몸이 허할 때 침입하여 병을 일으키는 풍사.
- 허설(虛泄) : 몸이 허약하거나 비신의 양기가 허하여 생기는 설사.
- 허손비뉵 : 장부의 허손으로 생기는 코피.
- 허아후(虛啞喉) : 목안에 붉은 반점이 생기면서 목이 쉬는 증상.
- 허약혈붕(虛弱血崩) : 기혈이 허약해져 충, 임맥의 기능이 약해 지면서 생기는 여성성기의 출혈.
- 허양상부(虛陽上浮) : 정혈이 부족하여 양기가 위로 떠오르는 증세.
- 허열(虛熱) : 몸이 허해서 나는 열. 음양기혈이 부족해서 생김.
- 허열소갈(虛熱消渴) : 허열로 생기는 갈증을 물리침.
- 허좌조책(虛坐勞責) : 대변을 자주 보고 싶어 변소에 가서 힘을 주나 대변은 조금 밖에 나오지 않는 증세.
- 허증(虛症) : 인체의 정기가 부족하고 저항능력이 약해지며 생리기능이 감퇴된 증세.
- 허증협실(虛症挾實) : 정기가 부족한 허증일 때 사기가 왕성한 실증증상이 같이 나타나는 현상.
- 허창(虛脹) : 비신의 양기가 허하거나 또는 간신의 음기가 허하여 생기는 창만.
- 허천(虛喘) : 정기가 허하여 발생하는 기천.
- 허풍(虛風) : 풍, 한, 습으로 가려운 증세.
- 허한(虛寒) : 정기가 허해 속이 찬 증후가 나타나는 것.
- 허한구사(虛寒久瀉) : 몸이 허하고 한하여 고벽이 된 설사병.
- 허해(虛咳) : 몸이 허약하여 마른기침을 함.
- 허화(虛火) : 진음이 부족하여 생기는 화火.
- 허화상염(虛火上炎) : 신음 부족으로 몸의 열기가 위로 떠오르는 것.
- 허화아통(虛火牙痛) : 신허로 인한 치통.
- 허화천급(虛火喘急) : 본래 체질이 허약하거나 오랜 병으로 신음이 상하여 허화가 치밀어서 생기는 숨이 차고 가쁜 병증.
- 허화후비(虛火喉痺) : 음허후비陰虛喉痺, 폐신음허肺腎陰虛로 허화虛火가 올라서 생기는 후비喉痺.
- 허훈(虛暈) : 내상으로 기혈이 부족하여 생기는 현훈眩暈 또는 옹저, 궤양, 창양 등 피부가 헐어서 상한 자리.
- 현벽 : 적취의 하나. 배꼽 양쪽 옆이나 옆구리에 막대기 또는 덩어리 모양으로 뭉쳐진 것이 만져지며 가끔 통증이 있는 병.
- 현음(懸飮) : 사음四飮의 하나. 음사가 흉협에 정류하는 병.

- 현휘안흑(眩暈眼黑) : 눈앞에 별이 오락가락 하고 나비나 곤충 같은 것이 날아 다니는듯하다가 눈앞이 캄캄해지는 등 머리가 어지럽고 정신이 없음.
- 현훈(眩暈) : 현은 안목이 혼혼함을 말하고 훈은 두뇌의 훈전을 뜻함.
- 혈결적괴(血結積塊) : 피가 뭉쳐 덩어리가 생긴 것.
- 혈관염(血管炎) : 혈관벽에 염증이 생기고 이에 따른 조직손상이 발생하는 질환.
- 혈담(血痰) : 가래에 혈편(핏덩어리)이 섞여 나오는 증상.
- 혈리(血痢) : 대 소변에 피가 섞여 나오는 병증.
- 혈림(血淋) : 임증의 하나. 소변이 껄끄럽고 아프면서 피가 섞여 나오는 증세.
- 혈붕(血崩) : 붕루, 월경기간이 아닌 때 갑자기 많은 량의 피가 멎지 않고 나오는 병증.
- 혈비(血痺) : 비증의 하나. 사기가 혈분으로 들어가 발생하는 비증.
- 혈소판감소성 자반병(血小板減少性 紫斑病) : 혈액속의 혈소판이 줄어들어 출혈이 생기는 병증. 감염, 항암제 사용 따위가 원인으로 피부에 혈반이 나타남.
- 혈어경폐(血瘀經閉) : 핏속에 어혈이 생겨 월경이 막힘.
- 혈어창통(血瘀脹痛) : 핏속에 어혈이 생겨 부풀어 올라 아픈 통증.
- 혈열어체(血熱瘀滯) : 혈에 열이 쌓여 어혈이 생겨 막힘.
- 혈울(血鬱) : 혈체로 생긴 울증.
- 혈전(血栓) : 혈관 속에서 피가 굳어진 덩어리.
- 혈전용융(血栓熔融) : 혈전을 녹임.
- 혈조생열(血燥生熱) : 피가 마르고 굳어 몸에 열이 남.
- 혈체경폐(血滯經閉) : 피가 막혀 잘 통하지 않아 월경이 막힘.
- 혈탈익기(血脫益氣) : 많은 실혈로 허약한 몸에 기를 크게 보익하여 혈허를 치료하는 방법.
- 혈한경폐(血寒經閉) : 몸이 냉하여 혈이 차가워져 월경이 막힘.
- 혈해(血海) : 족태음비경의 경혈로서 무릎 뼈 위 2촌, 넓적다리 대퇴골 안쪽의 넓다리 빗근 갈래의 불룩한 곳에 위치.
- 혈허(血虛) : 피가 모자람.
- 혈허내열(血虛內) : 혈액이 부족해서 체내에 생기는 열.
- 혈허발경(血虛發痙) : 혈허로 경련이 발작함.
- 혈허유열(血虛有熱) : 혈허로 몸에 열이 많음.
- 혈허폐조(血虛肺燥) : 피가 부족하여 폐가 건조해짐.
- 혈허화동(血虛火動) : 혈허로 화가 움직여 위로 솟구침.
- 혈허화치(血虛火熾) : 혈허로 화가 치열하게 위로 솟구침.
- 혈훈(血暈) : 음혈모손으로 생긴 현훈.
- 혈휴(血虧) : 피가 모자라 어지러운 증상.
- 협륵작통(脇肋作痛) : 가슴과 옆구리에 통증이 일어남.
- 협륵창통(脇肋脹痛) : 가슴과 옆구리가 뻐근하면서 아픈 병증.
- 협심증(狹心症) : 심장은 크게 3개의 심장혈관에 의해 산소와 영양분을 공급받아 활동함.
- 협통울증(脇痛鬱症) : 가슴이 걸리고 아프며 답답한 증상.
- 호위기표(護衛肌表) : 사기가 체표로 들어오지 못하도록 피부를 보호하고 지키는 효능
- 혼궐(昏厥) : 궐증의 하나. 갑자기 정신을 잃고 넘어지면서 팔다리가 싸늘해지는 것.
- 혼삽증(昏澁症) : 눈의 병증. 눈이 흐리고 껄끄러우며 가려운 증상.

- 혼화(昏花) : 정신이 희미하고 눈앞에 검정 꽃이 핀 것 같이 눈이 어둡고 아찔함.
- 홍건(烘乾) : 약재를 불에 쬐거나 그슬려서 건조시킴.
- 홍역(紅疫) : 홍역 바이러스에 의한 감염으로 발생하며 전염성이 강하여 감수성 있는 접촉자의 90% 이상이 발병함.
- 화건(火乾) : 약재를 불로 건조시킴.
- 화농(化膿) : 외상을 입은 피부나 각종 장기에 고름이 생기는 증세.
- 화담(化痰) : 담을 삭이는 효능.
- 화담개규(化痰開竅) : 담이 성하여 정신이 혼미해질 때 담을 제거하고 개규開竅시켜 치료하는 방법.
- 화담산결(化痰散結) : 담을 삭여 뭉친 것을 풀어주는 효능.
- 화담식풍(化痰熄風) : 담을 삭이고 풍을 그치게 하는 효능.
- 화담지해(化痰止咳) : 담을 삭이고 기침을 멈추게 하는 효능.
- 화담해수(化痰咳嗽) : 담과 해수를 없애는 효능.
- 화동정류(火動停留) : 몸 안에 화가 동하여 머물러 있음.
- 화부(化腐) : 썩은 피부를 치료하는 효능.
- 화습(化濕) : 방향성 있는 거습약으로 습사를 없애는 방법.
- 화습개위(化濕開胃) : 습을 말리고 위장의 기능을 좋게 하는 효능.
- 화습벽탁(化濕僻濁) : 습을 없애고 탁한 기운을 몰아냄.
- 화습소비 : 습을 말리고 비증을 없애는 효능.
- 화습지대(化濕止帶) : 몸의 습기를 조화롭게하여 대하를 그치게 함.
- 화안(火眼) : 몸의 열이 머리 쪽으로 몰려 눈이 충혈되는 증상.
- 화어지혈(化瘀止血) : 어혈을 풀어 출혈을 멈추게 함.
- 화왕(火旺) : 몸 안에 화기가 왕성함.
- 화위강역(和胃降逆) : 위를 편안하게 하여 구역을 내리게 하는 효능.
- 화위소담(和胃消痰) : 위를 편안하게 하여 담을 삭이는 효능.
- 화위이기(和胃理氣) : 기, 담, 식, 습 등의 병사가 중완에 쌓였을 때 위기를 고르게 하는 효능.
- 화위지구(和胃止嘔) : 위를 편안하고 조화롭게 하여 구토를 그치게 함.
- 화위화습(和胃化濕) : 위장을 조화롭게 하여 습을 말리는 효능.
- 화음(化飮) : 몸 안에 생긴 수음을 없애는 효능.
- 홍종열통(紅腫熱痛) : 종기 부위가 붉게 부어오르고 열이 나면서 아픈 병증.
- 화중(和中) : 중초를 조화롭게 하여 기능을 정상적으로 만드는 효능.
- 화중소식(和中消食) : 중초를 조화롭게 하여 소화를 잘 되게 하는 효능.
- 화중완급(和中緩急) : 중초를 조화롭게 하여 급박한 것을 이완시키는 효능.
- 화중지구(和中止嘔) : 중초를 조화롭게 하여 구토를 멈추게 하는 효능.
- 화해(火咳) : 몸에 열이 쌓여 생기는 기침.
- 화해퇴열(和解退熱) : 발산이나 공하의 방법을 쓰지 않고 열사를 잘 풀어서 없애는 효능.
- 화혈(和血) : 혈의 운행을 조화롭게 하는 효능.
- 화혈산어(和血散瘀) : 혈의 운행을 조화롭게 하여 어혈을 풀어주는 효능.
- 활담(豁痰) : 담을 걷어내는 효능.
- 활리(滑利) : 부드럽고 매끄럽게 하여 잘 흐르게 하는 효능.
- 활설(滑泄) : 물찌똥을 몹시 누는 병증.
- 활장(滑腸) : 장을 윤택하게 하여 대변을 잘 보게 하는 효능.

- 활장통변(活腸通便) : 장을 원활하게 하여 배변이 잘 나가게 하는 효능.
- 활정(滑精) : 평소 깨어있는 동안 성적충동으로 정액을 저절로 흘리는 증상.
- 활탈(滑脫) : 정기가 심하게 빠져나가 몹시 허약한 상태로 되는 것.
- 활탈불금(滑脫不禁) : 활탈을 막지 못함.
- 활혈거어(活血祛瘀) : 혈을 활발하게 순환시켜 어혈을 풀어주는 효능.
- 활혈거풍(活血祛風) : 혈을 활발하게 순환시켜 풍기를 몰아내는 효능.
- 활혈보혈(活血補血) : 혈을 활발하게 하고 혈을 보충시키는 효능.
- 활혈산어(活血散瘀) : 활혈거어.
- 활혈소종(活血消腫) : 혈을 활발하게 운행하여 부종을 가라앉히는 효능.
- 활혈어체(活血瘀滯) : 활혈거어活血祛瘀.
- 활혈조경(活血調經) : 혈을 활발하게 하여 월경을 조화롭게 하는 효능.
- 활혈지통(活血止痛) : 혈을 활발하게 하여 통증을 없애주는 효능.
- 활혈통경(活血通經) : 혈을 활발하게 하여 월경을 통하게 하는 효능.
- 활혈통락(活血通絡) : 혈을 잘 돌게 하여 기를 통하게 하는 효능.
- 활혈행기(活血行氣) : 혈을 사방천지로 잘 돌게 하고 기의 순환을 순조롭게 함.
- 활혈화어(活血化瘀) : 활혈거어活血祛瘀.
- 황달(黃疸) : 혈색소와 같이 철분을 포함하고 있는 특수단백질이 체내에서 분해되는 과정에서 생성되는 황색의 담즙색소가 몸에 필요 이상으로 과다하게 쌓여 눈의 공막鞏膜과 피부, 점막 등이 노랗게 착색되는 병증.
- 황색점조(黃色粘稠) : 가래의 색깔이 누렇고, 농도가 짙어 빽빽함.
- 황정즙(黃精汁) : 둥굴레 즙.
- 황주(黃酒) : 정종.
- 황토초(黃土炒) : 약재를 황토에 싸서 볶음.
- 회궐(蛔厥) : 회충으로 발작성 복통, 번조煩燥, 수족궐냉手足厥冷 등이 나타나는 병증.
- 회양(回陽) : 잃었던 양기를 다시 돌아오게 함.
- 회양통맥(回陽通脈) : 양기를 회복시켜 맥이 잘 통하게 하는 효능.
- 회양구역(回陽救逆) : 양을 다시 돌아오게 하여 사지가 궐역厥逆 증상을 치료한다는 뜻으로 망양증亡陽症에 주로 응용됨.
- 회유(回乳) : 젖이 다시 나오게 하는 효능.
- 횡격막(橫隔膜) : 가슴과 배를 나누는 근육으로 된 막으로 횡격막의 위쪽을 가슴, 아래쪽을 배로 구분하며 가로막이라고도 함.
- 효천(哮喘) : 가래 끓는 소리가 나며 숨이 차는 증상.
- 후비(喉痺) : 후폐喉閉. 목구멍 속에 종기가 나거나 목 안이 벌겋게 붓고 아프며 막힌 감이 있는 병증.
- 후중담명(喉中痰鳴) : 목구멍에 담이 차서 가래 끓는 소리가 남.
- 훈궐(暈厥) : 갑자기 현기증이 나면서 쓰러지고 정신이 혼미한 증상.
- 훈세(熏洗) : 약물을 물에 넣고 끓여서 이때 나오는 증기에 환부를 쏘이고 다음에 그 물에 환부를 씻거나 그 물에 천을 적셔 따뜻하게 하여 환부에 붙이는 방법.
- 휴손(虧損) : 기준에 미치지 못함.
- 흉격만민(胸膈滿悶) : 번조하고 근심이 가득하면서 가슴이 아픈 온갖 증세.
- 흉격비만 : 가슴과 배가 부르고 속이 답답하여 숨이 가빠지는 병증.
- 흉격창민(胸膈脹悶) : 번민이 가득하여 가슴이 답답하고 울적한 증세.
- 흉민(胸悶) : 가슴이 답답한 증세. 중초에 습열이나 습담이 막히고 사기가 가슴 속을 어지럽혀 일어남.

- 흉민복창(胸悶腹脹) : 가슴이 답답하고 배가 창만한 증세.
- 흉민불창(胸悶不脹) : 가슴은 답답하나 팽팽하게 부풀어 오르지는 않은 증세.
- 흉민창통(胸悶脹痛) : 가슴이 답답하고 부풀어 오르면서 아픈 증세.
- 흉비 : 가슴이 막히는 듯하면서 아픈 것을 위주로 하는 병증.
- 흉협고만(胸脇苦滿) : 가슴과 옆구리가 그득하고 누르면 저항감과 압통을 느끼는 상태.
- 흉협역만(胸脇逆滿) : 가슴 밑으로부터 치밀어 오르는 듯한 가슴 팽만감.
- 흉협창통(胸脇脹痛) : 가슴과 옆구리가 결리고 헛배가 불러 일어나는 통증.
- 흑두(黑豆) : 검은 콩.
- 흑발열안(黑髮悅顔) : 머리카락이 검어지고 얼굴에 즐거운 빛이 돌게 됨.
- 흔종동통(炘腫疼痛) : 종기가 아직 터지지 않고 벌겋게 부어올라 화끈거리면서 아픈 증세.
- 히스테리(Hysterie) : 정신적, 심리적 갈등으로 일어나는 정신신경증. 신경증이나 심적반응의 한 형을 말하는 경우와 정신병질 또는 이상성격의 한 형)으로 보는 경우로 나눔.

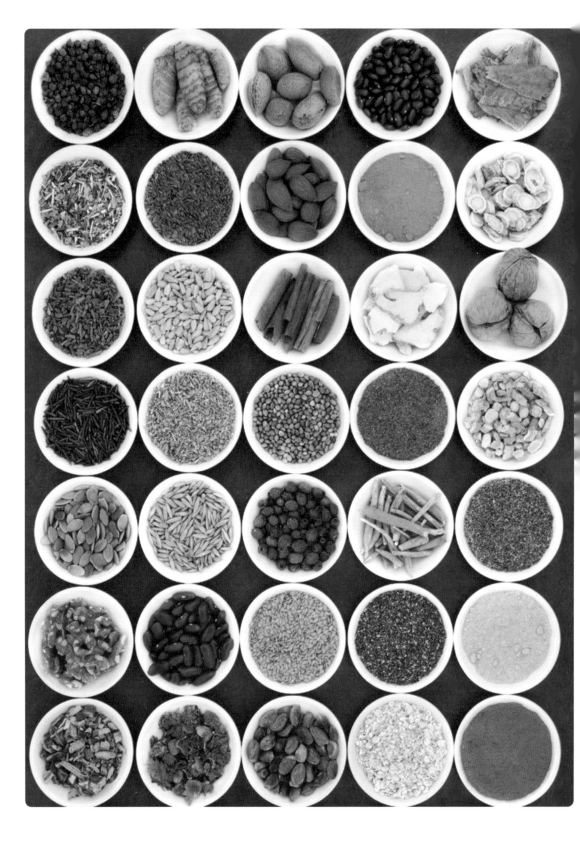

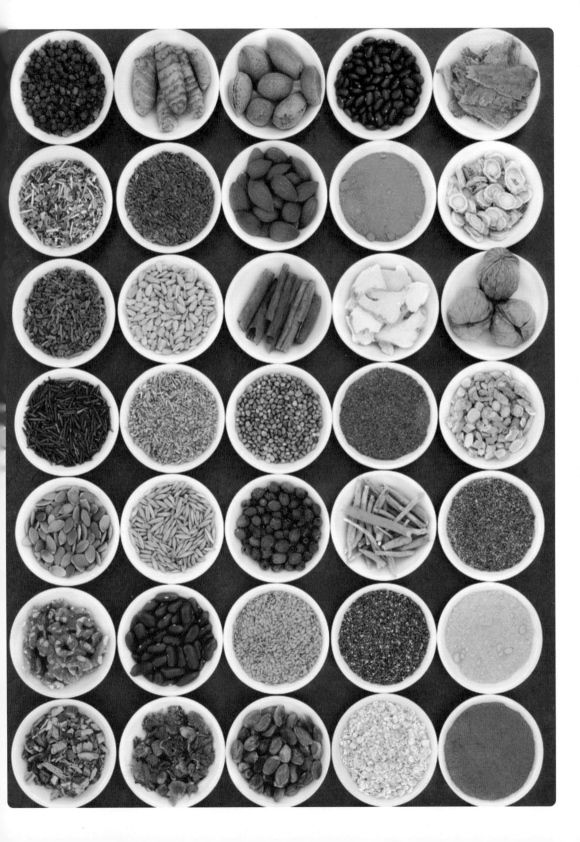